Typ-2-Diabetes

Pathogenese – Diagnostik
Therapie – Folgeschäden

Hellmut Mehnert

Typ-2-Diabetes

Pathogenese - Diagnostik
Therapie - Folgeschäden

3. aktualisierte und erweiterte Auflage

MEDIKON

MEDIKON VERLAG MÜNCHEN 2002

Prof. Dr. med. Hellmut Mehnert
Institut für Diabetesforschung
am Krankenhaus Schwabing
Kölner Platz 1
80804 München

Die Deutsche Bibliothek – CIP-Einheitsaufnahme
Mehnert, Hellmut:
Typ-2-Diabetes : Pathogenese – Diagnostik – Therapie -
Folgeschäden / Hellmut Mehnert. – 3. Aufl. – München : Medikon, 2002
ISBN 3-923866-71-2

ISBN 3-923866-71-2

Berner Straße 144, D-81476 München
Telefon (089) 7 59 10 27, Telefax (089) 7 59 36 32
eMail info@medikon.de
Printed in Germany

Gestaltung: summa summarum · Gesellschaft für moderne Kommunikation, München
Druck und Bindung: Memminger MedienCentrum, Druckerei und Verlags AG, Memmingen

Für die Mehrzahl der Typ-2-Diabetiker gelten die folgenden Ausführungen meines verehrten Lehrers ELLIOTT PROCTOR JOSLIN (1869–1962), dem ich das vorliegende Buch in dankbarer Erinnerung widme:

„Heredity determines the susceptible individuals, but since the disease is rarely present at birth, search must be made for precipitating factors which help to bring out the inherited disposition. Of all these factors obesity is by far the most important. For this we should be grateful, because obesity is preventable.“

JOSLIN EP in: The Treatment of Diabetes Mellitus. Edit: Joslin EP, Root HF, White P, Marble A. 10th edition, Lea and Febiger, Philadelphia p.63 (1959)

Vorwort

In diesem Buch wird zu aktuellen praktischen und klinischen Problemen des Typ-2-Diabetes Stellung genommen, indem Pathogenese, Diagnostik, vor allem Therapie sowie Folgeschäden dieser Hochrisiko-Erkrankung dargestellt werden. Zahlreiche Abbildungen und Tabellen sollen dabei die Übersichtlichkeit gewährleisten. Neben dem üblichen Literaturverzeichnis soll ein Anhang mit der Auflistung aktueller Diabetes-Studien dem Leser eine zusätzliche Hilfe geben.

Bereits nach zwei Jahren war es erforderlich, nach der zweiten eine dritte Auflage des Buches herauszubringen. Der Grund hierfür war neben der weiten Verbreitung der ersten beiden Auflagen vor allem auch die Tatsache, daß mit der großen englischen Studie zum Typ-2-Diabetes (United Kingdom Prospective Diabetes Study = UKPDS) Ergebnisse vorgelegt wurden, die im Hinblick auf die Therapie des Typ-2-Diabetes von entscheidender Bedeutung sind: Hat es sich doch gezeigt, daß auch diese Diabetes-Form – was für den Typ-1-Diabetes schon länger bekannt war – unbedingt einer guten Einstellung des Diabetes und auch einer optimalen Behandlung der Hypertonie bedarf, um eine längere Lebenserwartung und verringerte Folgeschäden zu garantieren. Dieser Studie wurde erneut ein eigenes Kapitel gewidmet. Das gleiche gilt auch für die Code 2-Studie, die vor allem zu den Kosten des Typ-2-Diabetes Stellung nimmt. Im übrigen wurden die anderen Kapitel des Buches zum Teil stark erweitert, ohne daß darunter der Charakter des Buches – als eine rasche Hilfe für den in Praxis und Klinik tätigen Arzt bzw. für den Studenten – verloren gehen sollte. Neue Literatur wurde bis in die zweite Jahreshälfte 2001 berücksichtigt.

Zusammengefaßt läßt sich die Krankheit kurz wie folgt beschreiben: Der in den Familien vererbte Typ-2-Diabetes ist in seiner Vorphase als „metabolisches Syndrom" erkennbar, bei dem Insulin-Resistenz und Hyperinsulinämie, Stammfettsucht, Dyslipoproteinämie, Hypertonie und frühe Arteriosklerose imponieren. Mit fortschreitender Insulin-Resistenz und mit ersten frühen Störungen der Insulin-Sekretion entwickelt sich schließlich der manifeste Typ-2-Diabetes, indem zu den genannten Risikofaktoren die Hyperglykämie hinzutritt. An diesem Parameter wird die Krankheit diagnostiziert, die wohl sechs Millionen Patienten in Deutschland betrifft. Mehr als 10% dieser Diabetiker sind normal- oder untergewichtig (früher: Typ-2a-Diabetes), während annähernd 90% der Betroffenen übergewichtig sind (vormals: Typ-2b-Diabetes). Ernährungs- und Bewegungstherapie bestimmen deswegen weitgehend die durch eine gründliche Schulung eingeleitete Behandlung, die – je nach Stadium der Erkrankung – durch nicht-insulinotrope Antidiabetika (Acarbose, Miglitol, Metformin, Glitazone), insulinotrope Substanzen, also Sulfonylharnstoffe (in erster Linie Glimepirid) bzw. Glinide oder aber Insulin (zunächst kombiniert mit oralen Antidiabetika) ergänzt wird.

Die Betrachtungen zur Therapie des Typ-2-Diabetes stellen gewissermaßen das Herzstück des Buches dar und lassen sich – wie folgt – zusammenfassen:

Die alte Joslin'sche „Troika" für die Diabetes-Therapie „Diät, Muskelarbeit, Insulin" reicht als Behandlungsziel nicht mehr aus. Die drei „Zugpferde" müssen vielmehr umbenannt werden in

1. Schulung des Patienten,
2. Therapie der Stoffwechselstörung (im engeren Sinne mit Diät, Muskelarbeit, oralen Antidiabetika, Insulin) und
3. Sicherstellung des Therapieerfolgs durch Selbstkontrolle der Patienten (je nach Behandlungsart Blutzucker- bzw. Harnzucker-Selbstkontrolle sowie in jedem Falle Kontrolle des Körpergewichts, dies alles nicht anstelle der ärztlichen Untersuchungen sondern in Ergänzung hierzu).

Ernährungs- und Bewegungstherapie sind – wie gesagt – die wichtigste Grundlage der Behandlung des Typ-2-Diabetes; eine vorangehende adäquate Schulung des Patienten bildet die unabdingbare Voraussetzung für das Erlernen dieser wichtigsten Behandlungsformen. Die überwiegende Mehrzahl der – übergewichtigen – Typ-2-Diabetiker könnte bei entsprechender Mitarbeit allein mit Änderungen der Ernährungsweise und der körperlichen Betätigung erfolgreich behandelt werden. Für eine zusätzlich gegebenenfalls erforderliche medikamentöse Therapie stellen Ernährungs- und Bewegungstherapie überdies stets die unentbehrliche Basisbehandlung dar.

Wann werden welche Medikamente verabreicht? Nur wenn die diätetischen Maßnahmen allein nicht zum Ziele führen, sind orale Antidiabetika am Platze. Dabei gilt, daß in frühesten Stadien des Typ-2-Diabetes (mit ausgeprägter Insulin-Resistenz und Hyperinsulinämie) die erwähnten nicht-insulinotropen Antidiabetika (Acarbose, Miglitol, Metformin und Glitazon-Präparate) dominieren und daß bei fortgeschrittenem endogenen Insulin-Mangel Sulfonylharnstoffe (vor allem Glimepirid) oder auch Glinide und nicht zu spät Insulin zu ihrem Recht kommen. Wegen der leider oft über viele Jahre verzögerten Diagnose des Typ-2-Diabetes werden letztere Behandlungsformen häufig schon unmittelbar nach der Feststellung der Erkrankung nötig werden. Manche Autoren setzen sie aber auch gezielt bereits in den frühen Phasen der Erkrankung ein. Dabei ist – wie auch die UKPDS lehrte – besonderer Wert auf die äußerst sinnvollen Kombinationen oraler Antidiabetika untereinander bzw. von Tabletten mit Insulin zu legen: Durch suboptimale Dosierung verschiedener oraler Antidiabetika gelingt eine Minimierung der Nebenwirkungen bei Maximierung der Hauptwirkung, da der unterschiedliche Wirkungsmechanismus der Einzelsubstanzen einen additiven Effekt auf die Blutzuckersenkung garantiert. Das gilt nicht nur für die Kombination nicht-insulinotroper Antidiabetika untereinander, sondern vor allem auch für die sehr erfolgreiche Kombination dieser Substanzen mit Sulfonylharnstoffen bzw. mit Gliniden. Besonders hat sich aber bei weiter fortgeschrittenem endogenen Insulin-Mangel die Kombination von kleinen Dosen Insulin mit oralen Antidiabetika bewährt: Gelingt es doch hiermit, eine Insulin-Monotherapie mit überhohen Insulin-Dosen zu vermeiden und damit der sonst praktisch unausweichlichen Gewichtszunahme entgegenzuwirken. Erst nach „Ausbrennen“ der Insulin-produzierenden Beta-Zellen bei Diabetes mellitus (senilis) erfolgt eine alleinige Insulin-Behandlung, die nunmehr – z.B. im Senium – in der Regel auch nicht mehr zu einer relevanten Gewichtszunahme führt.

Wichtig ist, daß in der Therapie des Typ-2-Diabetes nicht nur die Hyperglykämie behandelt wird, sondern daß im Therapieschema auch die Risikofaktoren Dyslipoproteinämie und Hypertonie beachtet werden und daß unter differentialtherapeutischen Erwägungen die „richtigen“ Lipidsenker und Antihypertensiva Berücksichtigung finden. Als „Hochrisiko-Erkrankung“ wird der Typ-2-Diabetes deswegen bezeichnet, weil neben der frühen und ausgeprägten Makroangiopathie auch Mikroangiopathie und Neuropathie (diabetischer Fuß!) das Schicksal der Patienten bestimmen. Hierbei interessieren vor allem drei Fragen, auf die in diesem Buch ausführlich Antwort gegeben wird: In welchen Präventionsstufen (Primär-, Sekundär- oder Tertiärprävention) und mit welchen Maßnahmen kann den Folgeschäden entgegengewirkt werden? Welche Kontrolluntersuchungen garantieren eine möglichst lückenlose Überwachung zur Vermeidung bzw. zur Bekämpfung von Mikro- und Makroangiopathie sowie Neuropathie? Welche Pflegemaßnahmen sind nötig bzw. möglich, wenn sich – vor allem im höheren Alter – die Folgeschäden immer stärker bemerkbar machen?

Die Kenntnis all dieser Zusammenhänge soll eine wissenschaftlich orientierte und die praktischen Belange erfüllende Diagnostik und Therapie des Typ-2-Diabetes ermöglichen – im Sinne der ärztlichen Kunst und zum Wohle der Patienten.

München, im Februar 2002 *Hellmut Mehnert*

Inhaltsverzeichnis

I. Pathogenese und Diagnostik

1. Klassifikation

Typ-1- und Typ-2-Diabetes

Der Diabetes mellitus ist eine erbliche chronische Stoffwechselkrankheit, die auf einem absoluten oder relativen Mangel an Insulin beruht und in deren Folge – zumeist erst nach längerer Krankheitsdauer – Schäden vornehmlich an Blutgefäßen und Nervensystem auftreten können [HEPP und HÄRING]. Der absolute Insulin-Mangel betrifft dabei den Typ-1-Diabetes, während die 20 mal häufigeren Typ-2-Diabetiker an einem relativen Insulin-Mangel leiden. Letztere Patienten – in Deutschland mindestens sechs Millionen Menschen – weisen eine Unterempfindlichkeit gegenüber ihrem körpereigenen Insulin auf, was über längere Zeit nur durch eine Mehrsekretion von Insulin kompensiert werden kann.

8,2% Diabetiker in Deutschland

Nach einer Studie von PALITZSCH et al. beträgt die Prävalenz des Diabetes in Deutschland insgesamt bereits 8,2% (9,2% bei Männern und 7,2% bei Frauen) mit einem signifikanten Anstieg der Diabeteshäufigkeit zwischen der 5. und 6. Lebensdekade. Fast 20% aller diagnostizierten Diabetiker wußten bei dieser epidemiologischen Untersuchung auf der Basis einer HbA_{1c}-Analyse nichts von ihrer Erkrankung.

Vier Gründe für die Zunahme der Diabetiker-Zahlen

Wichtig ist, dass sich die Diabetiker-Zahl in Deutschland und anderswo bis zum Jahr 2010 auf etwa 10% erhöhen soll, wofür im wesentlichen vier Gründe verantwortlich sind:

1. Die nach wie vor unbefriedigende Lebensführung mit Überernährung und Bewegungsarmut,
2. die deutlich verlängerte Lebenserwartung und damit die Möglichkeit, die Diabetes-Manifestation im späten Alter noch zu erleben,
3. die genetischen Voraussetzungen, das Erbgut in Diabetiker-Familien weiterzugeben, und
4. die Verschärfung der diagnostischen Kriterien, die eine frühere Diabetes-Diagnose bei Millionen von Menschen im Gefolge haben werden (siehe unten).

WHO-Kriterien 1980 und 1985

Neue Kriterien

Die Klassifikation des Diabetes mellitus gemäß den Vorschlägen der WHO von 1980 und 1985 (gekürzt und modifiziert) wird aus historischen Gründen in **Tabelle 1** wiedergegeben. Wichtiger ist, dass inzwischen neuere Kriterien, wie sie von der American Diabetes Association (ADA) erarbeitet wurden und weitgehend Anerkennung gefunden haben, in **Tabelle 2** aufgezeigt werden. Die darin gebrachte, logische Neueinteilung des Diabetes hat inzwischen auch seitens der Weltgesundheitsorganisation offiziell Anerkennung gefunden.

Tabelle: 1

Klassifikation des Diabetes mellitus
(nach Vorschlägen der WHO 1980 und 1985, gekürzt und modifiziert)

- Typ-1-Diabetes (Insulin-abhängiger Diabetes = IDDM)
- Typ-2-Diabetes (Nicht-Insulin-abhängiger Diabetes = NIDDM)
- Malnutrition-related diabetes mellitus (MRDM), in den Tropen
  weitere Diabetes-Typen (z.B. MODY = Maturity onset diabetes in the young, Pankreaserkrankungen, hormonale Störungen, Veränderungen durch Arzneimittel oder Chemikalien etc.)
- Gestörte Glucose-Toleranz
- Schwangerschafts-Diabetes (Gestations-Diabetes)

Überholt: IDDM und NIDDM

Die Eliminierung der überfälligen, irreführenden Begriffe IDDM *(insulin-dependent diabetes mellitus) und NIDDM (non-insulin-dependent diabetes mellitus)* zugunsten der Bezeichnungen Typ-1- bzw. Typ-2-Diabetes ist vernünftig und wurde auch in diesem Buch berücksichtigt. Der neuen Empfehlung, für die Beschreibung der beiden Diabetes-Typen arabische Ziffern zu verwenden, wird Rechnung getragen [HENRICHS et al.].

Typ-2-Diabetes: Fettsucht und Bewegungsarmut

Häufiger Gestations-Diabetes

Wichtig sind die manifestationsfördernden Faktoren des Typ-2-Diabetes (**Tab. 3**), bei denen die Fettsucht ganz im Vordergrund steht (siehe Widmung dieses Buches an E.P. JOSLIN). 80-90% aller Typ-2-Diabetiker sind übergewichtig und wurden im Gegensatz zu den 10-20% normal- oder untergewichtigen *Typ-2a-Diabetikern* früher als *Typ-2b-Diabetiker* bezeichnet. Zu bedenken ist dabei, dass eine Fehlernährung (mit einem Übermaß an Kalorien und einem Mangel an Ballaststoffen) sowie das hohe Lebensalter der Bevölkerung, aber auch die oben erwähnte Verschärfung der Diagnosekriterien im Sinne einer „früheren Frühdiagnose“ eine Zunahme des Diabetes (in erster Linie des Typ-2-Diabetes) bedingen. Inwieweit die Lebensweise (z.B. Bewegungsarmut) eine Rolle spielt, ist von Fall zu Fall zu entscheiden. Sicher ist, dass Pankreas-schädigende Agenzien wie Alkohol und bestimmte Arzneimittel in Sonderfällen einen Diabetes fördern. Der *Gestations-Diabetes* (mindestens 3% aller Schwangeren!) wird allgemein als prädiabetische Phase für den Typ-2-Diabetes angesehen und führt im Laufe des weiteren Lebens der Frauen in 50% zur Manifestation eines Typ-2-Diabetes. Deshalb wird die Bedeutung eines selektiven Screenings im Hinblick auf einen Gestationsdiabetes von WILLIAMS et al. betont. Andere endokrine Erkrankungen spielen eher eine untergeordnete Rolle.

Tabelle: 2

Neue (ätiologische) Klassifikation des Diabetes mellitus (ADA 1997)

1. Typ-1-Diabetes (Beta-Zell-Destruktion, die üblicherweise zum absoluten Insulin-Mangel führt)
A: immunologisch vermittelt
B: idiopathisch

2. Typ-2-Diabetes (kann sich erstrecken von einer vorwiegenden Insulin-Resistenz mit relativem Insulin-Mangel bis zu einem vorwiegend sekretorischen Defekt mit Insulin-Resistenz)

3. Andere spezifische Typen
A: Genetische Defekte der Insulin-Wirkung
- Chromosom 12, HNF-1a (frühere Bezeichnung MODY 3)
- Chromosom 7, Glucokinase (frühere Bezeichnung MODY 2)
- Chromosom 20, HNF-4a (frühere Bezeichnung MODY 1)
- Mitochondriale DNA
- Andere

B: Genetische Defekte der Insulin-Wirkung
- Typ-A-Insulin-Resistenz
- Leprechaunismus
- Rabson-Medenhall-Syndrom
- Lipatrophischer Diabetes
- Andere

C: Krankheiten des exokrinen Pankreas
- Pankreatitis
- Trauma/Pankreatektomie
- Neoplasie
- Cystische Fibrose
- Hämochromatose
- Fibrosierend verkalkende Pankreatitis
- Andere

D: Endokrinopathien
- Akromegalie
- Cushing-Syndrom
- Glucagonom
- Phäochromozytom
- Hyperthyreodismus
- Somatostatinom
- Aldosteronom
- Andere
- LAWRENCE-MOON-BIEDEL-Syndrom
- Myotone Dystrophie
- Porphyrie
- PRADER-WILLI-Syndrom
- Andere

E: Drogen- oder Chemikalien-induziert
- Vacor
- Pentamidin
- Nikotinsäure
- Glucocorticoide
- Schilddrüsenhormone
- Diazoxid
- beta-adrenerge Agonisten
- Thiazide
- Dilantin
- alpha-Interferon
- Andere

F: Infektionen
- Kongenitale Rötelninfektion
- Zytomegalie-Virus
- Andere

G: Seltene Formen eines immunvermittelten Diabetes
- „Stiff-man"-Syndrom
- Anti-Insulin-Rezeptor-Antikörper
- Andere

H: Andere genetische Syndrome, die gelegentlich mit Diabetes vergesellschaftet sind
- DOWN-Syndrom
- KLINEFELTER-Syndrom
- TURNER-Syndrom
- WOLFRAM-Syndrom
- FRIEDREICH-Ataxie
- CHOREA HUNTINGTON

IV. Gestations-Diabetes (GDM)

Tabelle: 3

Manifestationsfördernde Faktoren des Typ-2-Diabetes	
• Fettsucht	Insulinresistenz nimmt zu
• Ernährung	Überernährung Mangel an ballaststoffhaltiger Kost
• Alter	Diabetes-Morbidität nimmt zu Glucose-Toleranz nimmt ab
• Lebensweise	Streß Infektionen Operationen Akut bedrohliche Zustände Mangel an Bewegung
sowie	
• Alkohol (s. S. 58)	Pankreatitis Fettleibigkeit Leberzirrhose
• Iatrogener Diabetes	Corticosteroide Thiazid-Präparate Ovulationshemmer
• Schwangerschaft	
• Endokrine Erkrankungen	

2. Metabolisches Syndrom und Entwicklung zum manifesten Typ-2-Diabetes

Insulin-Resistenz / Hyperinsulinämie

Die Rolle der Glucose-Transporter

Bevor ein Typ-2-Diabetes auftritt, liegt das sogenannte metabolische Syndrom [HANEFELD et al., REAVEN u.a.] vor. Es ist gekennzeichnet durch eine angeborene, vorwiegend muskuläre Unterempfindlichkeit gegenüber dem körpereigenen Insulin, die durch eine erworbene Insulin-Resistenz infolge Übergewicht und Bewegungsmangel bei vielen Patienten verstärkt wird (**Abb. 1**). Die biochemischen Defekte in der Signaltransduktion des Insulins, die letztlich zur Insulin-Resistenz führen, wurden unter anderem von HÄRING et al. und KELLERER et al. erarbeitet und beschrieben. Enzyme wie die Tyrosin-Kinase und die Glykogen-Synthase sowie die Glucose-Transporter GLUT1 und GLUT4 stehen dabei im Mittelpunkt der Betrachtungen. ABEL et al. konnten zeigen, dass die spezifische Downregulation von GLUT4 sowie des Glucosetransports im Fettgewebe eine Insulinresistenz verursachen und dadurch das

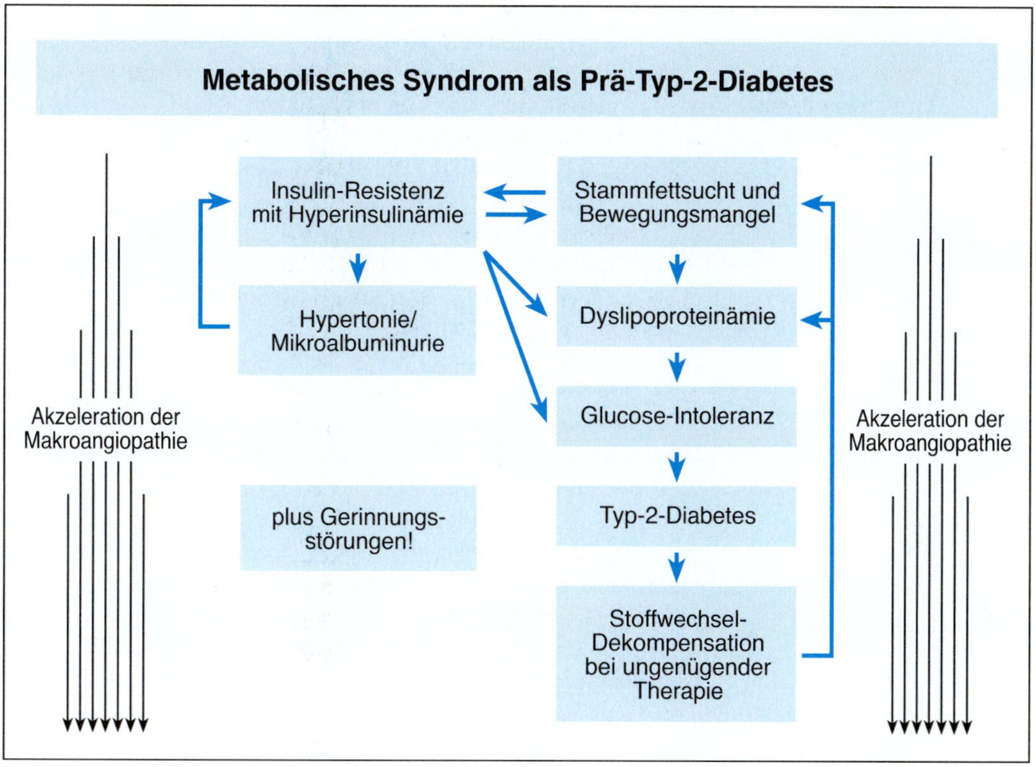

Abb. 1: Metabolisches Syndrom als Prä-Typ-2-Diabetes

Risiko zur Manifestation eines Diabetes erhöhen kann. Für die Aufrechterhaltung einer normalen Glucosehomöostase ist der durch den Glucosetransporter GLUT4 vermittelte Glucosetransport in die Muskeln von überragender Bedeutung; seine Inaktivierung führt zu Insulinresistenz und Glucoseintoleranz (ZISMAN et al.). Die Insulin-Resistenz des Muskels entsteht wahrscheinlich durch ein Zusammenspiel von genetischen Faktoren mit sekundären Resistenzmechanismen. Zu letzteren zählen die Adipositas, die mangelnde Muskelarbeit sowie später die Glucose-Toxizität bei Hyperglykämie als metabolischer Resistenzfaktor. Zum Verständnis des gesamten pathologischen Geschehens wäre es wichtig, die einzelnen Schritte der Insulin-Signalübertragung und deren Regulation durch verschiedene Komponenten aufzuklären [KELLERER].

Glucose-Toxizität als metabolischer Resistenzfaktor

Im Januar 2001 haben STEPPAN et al. die Entdeckung des Hormons „Resistin" beschrieben, die, wenn die vorliegenden Ergebnisse sich bestätigen lassen, bedeutsam für das Verständnis der Insulinresistenz sein könnten. Insbesondere haben die Ergebnisse beleuchtet, warum Übergewicht mit Insulinresistenz und Störung des Kohlenhydrat- und Fettstoffwechsels einhergeht. Dass das Übergewicht mit Insulinresistenz verknüpft und das Risiko für die Manifestation

Die Entdeckung des Resistin

eines Typ-2-Diabetes erhöht, ist längst bekannt, nicht aber der genaue Mechanismus, der die Verbindung zwischen erhöhter Fettgewebsmasse und verminderter Insulinwirkung verbindet. So haben die Autoren die Gentranskription von Mäuseadipozyten im Hinblick auf ihre Differenzierung und auf die Exposition gegenüber Thiazolidindionen bzw. Placebo verglichen. Dabei wurde ein Gen gefunden, das im Hinblick auf die Adipozytendifferenzierung vermehrt und unter dem Einfluß von Rosiglitazon vermindert exprimiert wurde. Dieses Peptid („Resistin“) wurde im Experiment ins Medium sezerniert, und die sezernierte Menge ließ sich durch Rosiglitazon vermindern. Die intraperitoneale Gabe von spezifischen Anti-Resistin-Antikörpern vermochte die Plasmaglucose bei diabetischen adipösen Mäusen zu senken und verstärkte überdies die Blutzuckersenkung nach Insulininjektion, also die Insulinwirkung, wie es so häufig in der Therapie mit den Glitazonen am Menschen gezeigt werden konnte. Konsequenterweise verschlechterte die intraperitoneale Gabe von Resistin die Glucosetoleranz und schwächte die Blutzuckersenkung nach Insulingaben ab. Die Inkubation von Fettzellen mit und ohne Antiserum gegenüber Resistin bewirkte eine Verstärkung bzw. eine Abschwächung der Insulinwirkung auf den Glucosetransport solcher Fettzellen. Resistin wäre damit als ein hormonelles Signal aus dem Fettgewebe anzusehen, dessen Expression durch Thiazolidindione deutlich reduziert wird.

Tierexperimentelle Befunde

Widersprüchliche Ergebnisse der Resistin-Forschung

Neueste Publikationen haben jedoch eine wichtige Rolle von Resistin im Sinne der ersten Veröffentlichung (STEPHAN et al.) nicht bestätigen können (WAY et al.) bzw. am Menschen sogar widerlegt (NAGAEV, SMITH). Resistin wäre sonst sozusagen der dritte Faktor, der aus dem Fettgewebe (von Mäusen) stammt und in irgendeiner Weise in das Problem der Insulinresistenz verwickelt ist: Da sind in erster Linie die freien Fettsäuren zu nennen, die gemäß dem RANDLEschen Glucose-Fatty-Acid-Cycle als metabolische Vermittler zwischen Adipositas und Insulinresistenz firmieren. Freie Fettsäuren vermindern bekanntlich die Aufnahme der Glucose in die Muskulatur und bewirken an der Leber eine vermehrte Glucosefreisetzung. Der zweite Faktor, der im Sinne einer Förderung der Insulinresistenz wirksam ist, ist der Tumor-Nekrose-Faktor α, der vor allem für die Freisetzung der freien Fettsäuren verantwortlich ist. Auch das Fettgewebshormon Leptin kann – wenn es fehlt – bei Nagetieren und Menschen eine extreme Adipositas mit Insulinresistenz hervorrufen. Hier sind die Mechanismen allerdings nicht klar. Als vierter Faktor und als drittes vom Fettgewebe gebildetes Hormon käme nun das Resistin noch hinzu.

Adiponectin

Mehr noch: Mit dem Fettgewebe-spezifischen Protein Adiponectin wurde ein weiterer Faktor beschrieben (KIKUKO, HOTTA et al.), der antiatherogene Eigenschaften entfalten soll. Zumindest scheint festzustehen, dass niedrige Adiponectin-Konzentrationen bei Typ-2-Diabetikern mit einem vermehrten Auftreten von Makroangiopathie (nicht aber Mikroangiopathie) einhergehen.

Auch der klinisch manifeste Typ-2-Diabetes ist durch eine Insulin-Resistenz der wichtigsten Zielgewebe der Insulin-Wirkung, nämlich des Skelettmuskels, der Leber und des Fettgewebes, gekennzeichnet [KELLERER und HÄRING]. Man findet außerdem von der Norm abweichende Sekretionsmuster für Insulin. Beide Faktoren – Insulin-Resistenz und Störung der Insulin-Sekretion – sind – wie auch MATTHAEI betont – bei den verschiedenen Patienten unterschiedlich stark ausgeprägt und können sich gegenseitig bedingen. Man muß die Entwicklung des pathophysiologischen Bildes des Typ-2-Diabetes als Wechselspiel zwischen Pankreas und Zielgewebe verstehen. Naheliegend ist, dass eine primäre Insulin-Resistenz der häufigere Ausgangspunkt sein dürfte. Andererseits herrscht Übereinstimmung darüber, dass auch die Störung der Insulinsekretion ein relativ früh auftretendes Phänomen darstellt. Prinzipiell könnten verschiedene primäre oder sekundäre Defekte das uneinheitliche Bild des Typ-2-Diabetes erklären helfen.

Insulin-Resistenz an den Zielgeweben

Frühe Störung der Insulin-Sekretion

Die Insulin-Resistenz betrifft in Abhängigkeit vom Krankheitsstadium und von der Stoffwechseleinstellung – wie gesagt – Skelettmuskel, Fettgewebe und Leber. Führend ist sicherlich die Rolle des Skelettmuskels, da hier 80% der postprandialen Glucose-Verwertung stattfindet. Die Bedeutung der Leber dominiert in der Nüchternphase. Die Skelettmuskel-Resistenz wird durch das Zusammentreffen mit anderen Resistenzfaktoren, wie der Adipositas, verstärkt. Auch die körperliche Aktivität wirkt modifizierend auf die Insulin-Sensitivität. Während endokrine Drüsen, wie Nebennieren und Schilddrüse, aber auch die Leber sowie Infektions- und Operationsstreß weniger bedeutsam sind, spielt die Schwangerschaft, die ebenfalls eine Insulin-Resistenz erzeugt, gegebenenfalls eine wesentliche Rolle. Häufig ist die Insulin-Resistenz mit einer arteriellen Hypertonie assoziiert.

Besonders wichtig: Resistenz am Skelettmuskel

Jedes Element der Signaltransduktions-Kette kann nach KELLERER und HÄRING prinzipiell eine Störung in der Weitergabe des Insulin-Signals vom Insulin-Rezeptor zu den Effektorsystemen, hier besonders dem Glucose-Transportsystem und der Glykogen-Synthase, bedingen. Eine prinzipielle Schwierigkeit der Deutung bei diesem Vorgehen stellt die Tatsache dar, dass der Typ-2-Diabetes – wie gesagt – ein ätiopathogenetisch buntes Krankheitsbild bietet. Die Fettsucht und die sie bedingenden Lebensfaktoren sind mit großer Wahrscheinlichkeit die wichtigsten manifestationsfördernden Faktoren beim Typ-2-Diabetes. Die überragende Bedeutung des Übergewichts für die Entwicklung eines Typ-2-Diabetes und die eminent wichtige Herausforderung an alle Therapeuten, dass Ausmaß der Adipositas zu reduzieren, wird u.a. in einer Arbeit von WANNAMETHEE et al. deutlich. Die Zusammenhänge sind lange bekannt und werden weiter unten noch besprochen. Auch sind Beziehungen

Signaltransduktions-Kette

Bedeutung der Fettsucht

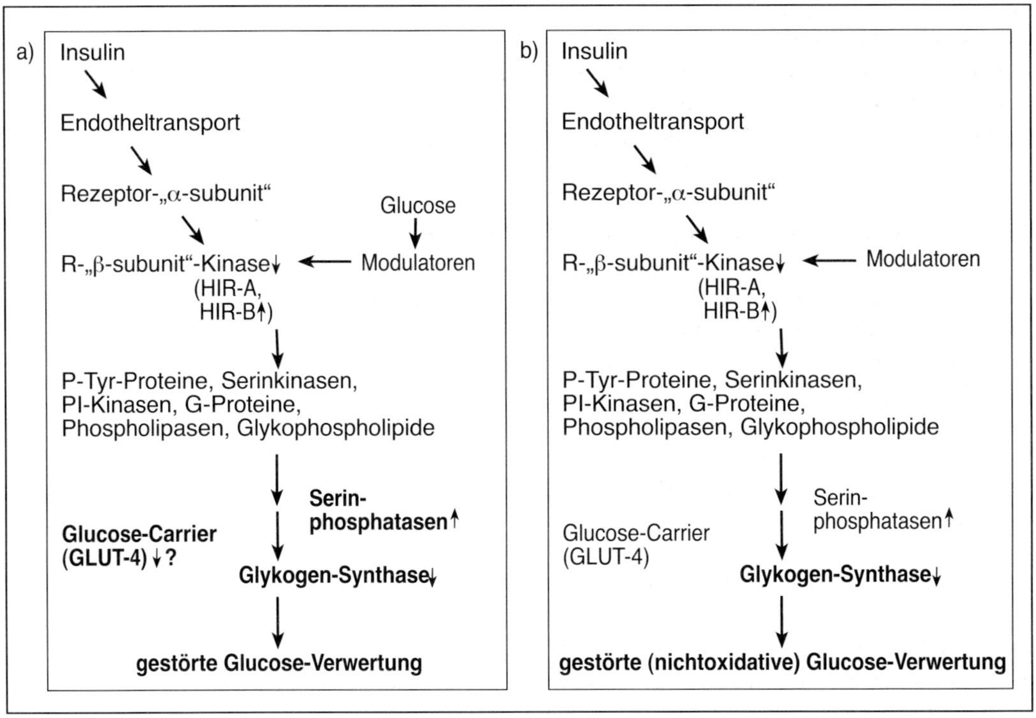

Abb. 2a,b: Störungen der Signaltransduktion im Skelettmuskel beim Typ-2-Diabetes (a) und beim metabolischen Syndrom (b). Die Abbildung faßt schematisch die im Text beschriebenen Defekte in der Signaltransduktion am Skelettmuskel zusammen. HIR = Humaner Insulin-Rezeptor, PI-Kinasen = Phosphatidylinositolkinasen

zwischen dem ätiologischen Faktor „genetischer Defekt" und dem manifestationsfördernden „Übergewicht" zueinander bekannt. Im Gegensatz zur Wirkung auf Adipozyten, an denen Insulin eine vermehrte Lipogenese bewirkt, soll die Wirkung von Insulin im zentralen Nervensystem eine Gewichtsabnahme begünstigen [BRÜNING et al.]

Molekulare Ursachen der Insulin-Resistenz

Die molekularen Ursachen der Insulin-Resistenz am Skelettmuskel beim metabolischen Syndrom und beim Typ-2-Diabetes, also die primären und sekundären Effekte, sollen hier nur kurz abgehandelt werden und sind im wesentlichen den **Abbildungen 2a** und **2b** zu entnehmen. Im Skelettmuskel vom Patienten mit Typ-2-Diabetes wurde eine verminderte Aktivität des Insulin-Rezeptors gefunden. Alle Untersuchungen sprechen jedoch gegen eine primäre, genetisch determinierte Störung des Insulin-Rezeptors. Eine sekundäre, regulatorisch bedingte Störung des Insulin-Signals auf Rezeptorebene ist hingegen wahrscheinlich. Zusammenfassend kann man sagen, dass für die Entstehung eines Typ-2-Diabetes Insulin-Resistenz und gestörte Insulin-Sekretion bei der Pathogenese entscheidend

Wechselspiel zwischen Insulin-Resistenz und Störung der Insulin-Sekretion

sind und sich gegenseitig im Wechselspiel bedingen (siehe oben). Die primäre Störung bei der Mehrzahl der Typ-2-Diabetiker dürfte – wie gesagt – eine Insulin-Resistenz sein, wobei jedoch fast immer auch eine frühe Sekretionsstörung vorliegt. Insbesondere bei dem familiär gehäuften MODY-Diabetes (siehe **Tab. 2**) scheinen primäre Sekretionsstörungen obligat zu sein.

Wissenslücken bei den molekularen Defekten

Die Insulin-Resistenz ist wohl auch die Ursache des metabolischen Syndroms, das ein Vorstadium für einen Großteil der Typ-2-Diabetiker darstellt. Die molekularen Defekte, die die Ursachen einer primären Insulin-Resistenz sein könnten, sind bis heute nicht verstanden. Allerdings gibt es erste Anhaltspunkte, dass Störungen der Signaltransduktions-Kaskade auf den dem Insulin-Rezeptor nachgeschalteten Ebenen, so auch der Phosphatidylinositol-3-Kinase und der Proteinkinase B (PKB/AKT), zum genetischen Hintergrund zu rechnen sind. Hier könnten zusätzliche sekundäre Mechanismen, insbesondere Adipositas-abhängige Vorgänge zusammen mit Mutationen der Phosphatidylinositol-3-Kinase oder der Proteinkinase B zur Entwicklung eines Typ-2-Diabetes führen.

Die Insel-Amyloid-Hypothese

Die molekularen Ursachen, die eine Sekretions-Anomalie bedingen, sind weitgehend unbekannt. Das bei längerem Verlauf des Typ-2-Diabetes beobachtete Sekretionsversagen ist letztlich vom Mechanismus her ebenfalls noch nicht verstanden. Hier könnte jedoch die Insel-Amyloid-Hypothese eine Erklärungsmöglichkeit bieten. Hat sich doch gezeigt, dass die bei Typ-2-Diabetikern häufigste morphologische Veränderung an den LANGERHANS-Inseln in der Ablagerung eines Amyloids besteht, wobei ein Polypeptid isoliert und sequenziert werden konnte. Das Polypeptid wird auch bei Gesunden in den Beta-Zellen des Pankreas gebildet und vermutlich zusammen mit Insulin sezerniert. Dieses Polypeptid mit der Folge extrazellulär abgelagerten Insel-Amyloids könnte bei der Pathogenese des Typ-2-Diabetes und der erwähnten Entstehung von Insulin-Sekretions-Anomalien eine Rolle spielen [KAHN et al.]. Ein weiterer Mechanismus, der zu einer Störung der Insulin-Sekretion führt, ist wieder in der sogenannten Glucose-Toxizität zu sehen (siehe oben). Ebenso wie die Hyperglykämie eine Resistenz der Zielgewebe auslöst, führt sie auch zu einer Störung der Signaltransduktion auf die Insulin-Sekretion.

Wohlstand und intrauterine Unterernährung

Auf die pathogenetischen Zusammenhänge mit der Lebensweise wurde durch die Kennzeichnung der Situation als „Wohlstands-Syndrom“ [MEHNERT et al.] bereits 1968 hingewiesen. In jüngster Zeit diskutierten MCGARRY und DOBBINS die Bedeutung von gesättigten Fettsäuren auf die Hypersekretion des Insulins. Diese Stimulierung der Insulin-Sekretion könnte nach Ansicht der Autoren zu den klassischen Befunden des metabolischen Syndroms – wie Hyperinsulinämie, Dyslipoproteinämie und Insulin-Resistenz – beitragen. Also: „Wohlstands-Syndrom", begünstigt durch die in Zeiten des Wohlstands vermehrte Fettzufuhr? Aber auch die intrauterine Ernährung des Feten könnte die spätere Prävalenz des metabolischen Syndroms beeinflussen: Bei niedrigem Geburtsgewicht (< 2.500 g) und bei Wohlstand im späteren Leben ist das Risiko, ein metabolisches Syndrom zu erleiden, zehnmal grösser als bei einem Geburtsgewicht von mehr als 4.000 g. Niedriges Geburtsgewicht ist im übrigen nach BYBERG et al. zusammen mit Hochdruck, Insulinresistenz, Hüftfettsucht und erhöhter PAI-1-Aktivität, nicht aber mit Stammfettsucht oder Dyslipoproteinämie zu beobachten, wie sie ja ebenfalls im metabolischen Syndronm vorhanden sind. Hierdurch wirken die Zusammenhänge zwischen niedrigem Geburtsgewicht und späterem Typ-2-Diabetes eher noch komplizierter als bisher angenommen.

Bedeutung des Geburtsgewichtes

Die Insulin-Resistenz führt zu einer kompensatorischen Mehrsekretion von Insulin, die vorübergehend verhindert, dass der Patient schon jetzt diabetisch wird: Die Hyperinsulinämie dient also zu diesem Zeitpunkt der Normalisierung der sonst erhöhten Blutzucker-Werte. Zugleich hat aber das Tandem Insulin-Resistenz/Hyperinsulinämie (und womöglich Hyperproinsulinämie (WAREHAM et al.) sowie andere noch unbekannte Faktoren) verschiedene Nachteile im Gefolge: Durch die Einschaltung adrenerger Mechanismen und die Beeinflussung des Natrium-Stoffwechsels wird möglicherweise das Entstehen einer Hypertonie begünstigt. Auf die Zusammenhänge zwischen Hypertonie und Hyperinsulinämie hatten DIETERLE, FEHM et al. bereits 1967 aufmerksam gemacht, ehe diese Befunde zwei Jahrzehnte später von FERRANNINI bestätigt wurden. Salzsensitive Hypertoniker sind besonders Insulin-resistent, wie andererseits eine Aggravation der Insulin-Resistenz mit Zunahme der Mikroalbuminurie festzustellen ist. Übergewicht und Hochdruck steigern unabhängig voneinander im übrigen das Langzeitrisiko für das Nierenzellkarzinom bei Männern (CHOW et al.).

Hypertonie / Dyslipoproteinämie

Gleichzeitig wird durch die Hyperinsulinämie (immer in Zusammenhang mit der Insulin-Resistenz und anderen, womöglich unbekannten Faktoren) eine Dyslipoproteinämie (Hypertriglyceridämie, Anstieg des LDL-Cholesterins, Absinken des HDL-Cholesterins) induziert. Schon jetzt, noch vor der Manifestation des Typ-2-Diabetes, ist eine Zunahme der Arteriosklerose, d.h. der Makroangiopathie zu beobachten, die vielleicht auch durch die vermehrte Einlagerung von Lipiden in die Gefäßwand und eine verstärkte Proliferation der glatten Muskulatur unter dem Einfluß der erhöhten Insulin-Spiegel zu erklären ist. LEHTO et al. unterstützen jedenfalls mit ihren Untersuchungen die These, dass kardiovaskuläre Risikofaktoren im Cluster mit endogener Hyperinsulinämie die kardiovaskuläre Mortalität bei Patienten mit Typ-2-Diabetes ohne Insulinbehandlung erhöhen. Aufgrund dieser Studie müsste man die endogene

Begünstigung der Arteriosklerose

Hyperinsulinämie bei nicht-insulinpflichtigen Patienten mit gestörter Glucosehomöostase zu den kardiovaskulären Risikofaktoren zählen. Bei den Folgeergebnissen der *Framingham-Studie* zeigte sich, dass erhöhte Nüchterninsulinwerte mit einer verminderten Fibrinolyse und einer entsprechenden Hyperkoagulabilität sogar bei Personen mit normalen Glucosetoleranztest assoziiert sind. Wenn eine Störung der Glucosetoleranz zusätzlich vorliegt, ist die Hyperinsulinämie besonders stark mit einer reduzierten Fibrinolyse verknüpft. Damit erklären die Autoren (MEIGS et al.) das Risiko von Patienten mit hohen Insulinwerten, an kardiovaskulären Leiden zu erkranken, teilweise durch eine erhöhte Gefahr einer akuten Koronarthrombose. Auf die zwingenden Zusammenhänge zwischen kardiovaskulärer Morbidität und Mortalität zum metabolischen Syndrom weisen erneut auch ISOMAA et al. hin.

Ist die Hyperinsulinämie schädlich?

Interessant sind in diesem Zusammenhang vergleichende Untersuchungen, die BONORA et al. in der sogenannten Bruneck-Studie im Hinblick auf die Beziehungen zwischen Insulin-Resistenz und anderen Stoffwechselstörungen erstellt haben. Die Autoren widmeten sich den Zusammenhängen zwischen der mit einem speziellen Modell ermittelten Insulin-Resistenz und dem Auftreten von gestörter Glucose-Toleranz, Typ-2-Diabetes, Dyslipoproteinämie, Hyperurikämie und Hochdruck. Dabei zeigte sich, dass die Prävalenz der Insulin-Resistenz besonders ausgeprägt ist bei Patienten mit gleichzeitigen Fettstoffwechselstörungen (Hypertriglyceridämie 84,2%, niedriges HDL-Cholesterin 88,1%, Hypercholesterinämie 53,5%). Dieses Ausmaß der Insulin-Resistenz wurde nur noch bei Typ-2-Diabetikern erreicht, die in 83,9% (im Vergleich zu Patienten mit gestörter Glucose-Toleranz 65,9%) eine Insulin-Resistenz aufwiesen. Den Unterschied zwischen Typ-2-Diabetes und gestörter Glucose-Toleranz mit der eher unerwarteten höheren Zahl von Insulin-Resistenzen im fortgeschrittenen Diabetes-Stadium erklären die Autoren mit der dabei auftretenden zusätzlichen Insulin-Resistenz infolge der Glucose-Toxizität bei manifester Diabetes-Erkrankung (siehe oben). Das Auftreten der Insulin-Resistenz bei Menschen mit einer Kombination von Glucose-Intoleranz, Dyslipoproteinämie, Hyperurikämie und Hypertonie lag erwartungsgemäß am höchsten, nämlich bei 95,2%. Immerhin hatten aber auch fast 10% der gesamten Untersuchten eine Insulin-Resistenz, jedoch keine der anderen eben zitierten Störungen aufzuweisen. Die Autoren schließen aus ihren Untersuchungen, dass also Patienten mit Hypertriglyceridämie und niedrigem HDL-Cholesterin ebenso häufig eine Insulin-Resistenz aufweisen wie Typ-2-Diabetiker, während die Frequenz bei Hypercholesterinämie, Hyperurikämie und Hypertonie geringer ist. Ferner weisen sie darauf hin, dass die überwiegende Mehrheit der Patienten mit den erwähnten verschiedenen Störungen insulinresistent ist, dass aber bei isoliert auftretender Hypercholesterinämie, Hyperurikämie oder Hochdruck die Insulin-Resistenz nicht

Die Bruneck-Studie

Fettstoffwechselstörungen und Insulin-Resistenz

In 10% der Fälle Insulin-Resistenz als singulärer Faktor

häufiger auftritt, als sie zufällig zu erwarten ist. Allerdings kann auch in der Gesamtbevölkerung eine Insulin-Resistenz gefunden werden, sogar in Abwesenheit von irgendwelchen der genannten metabolischen Störungen.

Exzessive Häufigkeit von Typ-2-Diabetikern in Polynesien

Bei Polynesiern wurden außergewöhnlich hohe Zahlen für die Prävalenz eines Typ-2-Diabetes (20-25% bei 40-59jährigen Probanden) und für das Auftreten von Übergewicht (BMI > 31 kg/m^2 bei 60-70%) im Vergleich zu Europäern (7,5% bzw. 26%) gefunden. Die Hyperinsulinämie spielte dabei in dem polynesischen Kollektiv nur eine geringe Rolle, was auf die immer wieder beschriebenen rassisch unterschiedlichen Facetten des weltweit untersuchten metabolischen Syndroms und des Typ-2-Diabetes hinweist (SIMMONS et al.). Bei nicht-diabetischen Nachkommen von Typ-2-Diabetikern haben VOLK et al. aus der Arbeitsgruppe von HÄRING in Tübingen eine Prävalenz für die Insulin-Resistenz in immerhin 40% der 400 ca. 35jährigen Probanden ermittelt.

Die atherogene Stammfettsucht

Auch die als Stammfettsucht (synonym: *androide Fettsucht, Bauchfettsucht, zentrale hypertrophe Fettsucht, „Apfelform"*) gefürchtete Adipositas [HAUNER] wird durch die Hyperinsulinämie gleichsam konserviert, da durch die anabolen Einflüsse und die Appetitanregung unter der Hyperinsulinämie die Gewichtsabnahme erschwert ist. *Vice versa* wird die Hyperinsulinämie ihrerseits durch die Stammfettsucht verstärkt, da der portale Anstrom von Fettsäuren, die aus dem Peritonealfett stammen, den Insulin-Abbau in der Leber inhibiert [HAUNER, WECK]. Eine andere Form der Adipositas, die mit einem geringeren Arteriosklerose-Risiko einhergeht, ist die Hüftfettsucht (synonym: *gynäkoide Fettsucht* [das oft verwendete Wort „gynoid" ist sprachlich falsch], *periphere hyperplastische Fettsucht, „Birnenform"*). Beide Formen der Fettsucht kann man unterscheiden durch die Bestimmung des Quotienten aus Taillenumfang durch Hüftumfang *(Waist-to-hip-ratio)*. Je grösser der Quotient ist – also z.B. 1,2; 1,4 oder 1,8 – desto ausgeprägter ist die Stammfettsucht. Normalerweise entspricht die abdominelle Fettverteilung bei Frauen einem Quotienten von weniger als 0,85, bei Männern von weniger als 1,0 [WECK, MATTHAEI]. Je höher das Körpergewicht der Patienten ist (also z.B. bei einem Body Mass Index (**Tab. 60**) von mehr als 30-35), desto mehr vermischen sich die Unterschiede der beiden Fettsuchtformen im Hinblick auf die Atherogenese: Extreme Adipositas bedeutet in jedem Fall einen bedrohlichen Risikofaktor, gleichgültig, ob eine Stamm- oder Hüftfettsucht vorliegt.

Hüftfettsucht

Waist-to-hip-ratio

Extreme Adipositas stets schädlich

Bei japanischstämmigen Amerikanern konnten BOYKO et al. zeigen, dass eine grössere viszerale Fettverteilung mit der Entwicklung eines Typ-2-Diabetes signifikant einhergeht. Dieser Befund zeigt erneut die Bedeutung der Stammfettsucht im Rahmen des metabolischen Syndroms. MOOY et al. weisen darauf hin, dass nicht selten chronischer psychischer Stress assoziiert ist mit einem noch unentdeckten Typ-2-Diabetes und mit viszeraler Adipositas.

Erhöhte Werte der γ-Glutamyltransferase im Serum haben sich als ein unabhängiger Risikofaktor für den Typ-2-Diabetes erwiesen. Insbesondere können sie als Marker für den Gehalt an viszeralem und hepatischen Fett sowie für die hepatische Insulin-Resistenz dienen [PERRY et al.].

γ-Glutamyltransferase

Die Forschungen der letzten Jahre haben gezeigt, dass Fett als durchaus hormonell aktives Gewebe – weit über seine Speicherfunktion hinaus – anzusehen ist. Die Entdeckung des ob – *obesity* – Genproduktes Leptin hat dies eindrucksvoll bestätigt. Leptin wird vom Fettgewebe produziert und sezerniert und löst über spezifische Rezeptoren verschiedenartige Effekte im zentralen Nervensystem, wahrscheinlich aber auch in peripheren Geweben aus. Die zirkulierenden Leptin-Spiegel korrelieren mit dem Körpergewicht. Eine kurze Isoform des Leptin-Rezeptors wird über die Blut-Hirn-Schranke transportiert und scheint über die lange Isoform im Hypothalamus verschiedene neuronale Funktionen zu modifizieren. So bewirkt Leptin über den Hypothalamus offenbar eine Sympathikus-Aktivierung und damit eine Reduzierung des Körpergewichts [GRIES]. Zuerst beschrieben wurde die Regulation des Sättigungsverhaltens über Interaktion mit dem Neuropeptid Y, wobei sich das Leptin der CFR-ACTH-Achse, der TRH-TSH-Achse sowie der hypothalamisch-hypophysären Achse der Gonadotropine zur Regulation zu bedienen scheint. Zunächst nur im Tiermodell konnte als Ursache einer Adipositas das Fehlen von Leptin nachgewiesen werden. Beim Menschen scheint eher eine Resistenz der zentralen nervösen Wirkung von Leptin vorzuliegen. Tierexperimentelle Daten lassen annehmen, dass die Ursache hierfür eine Leptin-Transportstörung durch die erwähnte kurze Isoform des Leptin-Rezeptors an der Blut-Hirn-Schranke sein könnte. Es liegt aber noch viel im unklaren, z.B. auch, ob Leptin der direkte oder indirekte Mediator einer Adipositas-abhängigen Insulin-Resistenz des Skelettmuskels sein könnte. Als weiterer potentieller Mediator einer Adipositas-induzierten Insulin-Resistenz am Muskel wird das Zytokin TNFα angesehen. Allerdings sind auch hier die Zusammenhänge mit der Insulin-Resistenz und der Fettsucht beim Menschen noch sehr unklar. MANNUCCI et al. diskutieren den Einfluß von GLP-1 (glucagon-like peptide-1) und Leptin bei übergewichtigen Typ-2-Diabetikern und kommen zu dem Schluß, dass nur die GLP-1-Konzentrationen bei Typ-2-Diabetikern reduziert sind. Außerdem zeigen Diabetiker eine gestörte Antwort von GLP-1 auf die oral zugeführte Glucose. Dies mag zur Pathogenese der Hyperglykämie bei Typ-2-Diabetikern beitragen. Von LÖFFLER stammen einfache, eindrucksvolle Abbildungen über die sekretorischen Aktivitäten des Fettgewebes (**Abb. 3**) sowie über Leptin und die Konstanz der Fettgewebsmasse

Was ist Leptin?

Regulierung des Sättigungsverhaltens

Leptin und Insulin-Resistenz

Was bewirkt GLP-1?

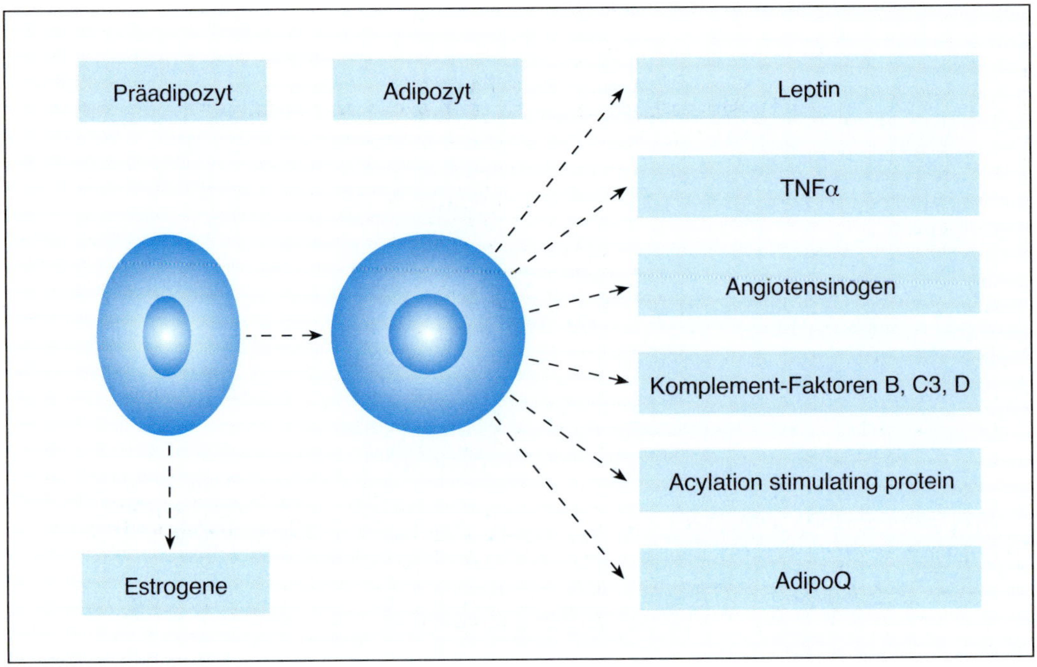

Abb. 3: Sekretorische Aktivitäten des Fettgewebes. Estrogene werden überwiegend in Stromazellen aus Fettgewebe (Prä-Adipozyten) synthetisiert, die anderen aufgeführten Hormone, Zytokine, hormonähnliche Faktoren oder Komplement-Faktoren überwiegend in Adipozyten

(**Abb. 4**). Außerdem sei in Analogie zu **Abbildung 1** eine andere, vor allem auf das Fettgewebe zielende Darstellung von LÖFFLER wiedergegeben (**Abb. 5**), die den Zusammenhang zwischen genetischen Faktoren, Bewegungsmangel und Nahrungszufuhr sowie viszeraler Adipositas, muskulärer Insulin-Resistenz, Hyperinsulinismus und metabolischem Syndrom charakterisiert. Auf die eher kritischen Ausführungen zu dem neuentdeckten Hormon Resistin (S. 17) sei verwiesen.

Das „Eisberg-Phänomen"

Unterschiedlich lang – je nachdem wie sich ein zusätzlicher angeborener Defekt auf die Insulin-Sekretion bei diesen Prä-Typ-2-Diabetikern auswirkt – wird sich früher oder später aus dem metabolischen Syndrom der Typ-2-Diabetes entwickeln. Dieser Diabetes ist also nur die Spitze eines Eisbergs, der einem komplexen pathologischen Geschehen entspricht, induziert durch verschiedene Stoffwechselstörungen. Damit hat sich die Situation ergeben, dass noch vor Ausbruch des Typ-2-Diabetes, der durch den erwähnten zusätzlichen genetischen Defekt der Insulin-Sekretion ausgelöst wird, bereits Gefäßschäden vorhanden sein können, gefördert durch andere Risikofaktoren [JANKA et al.]. Es wäre aber unzulässig, deswegen die spätere Behandlung des Typ-2-Diabetes zu vernachlässigen. Denn die ungenügend behandelte Stoffwechselstörung würde dann

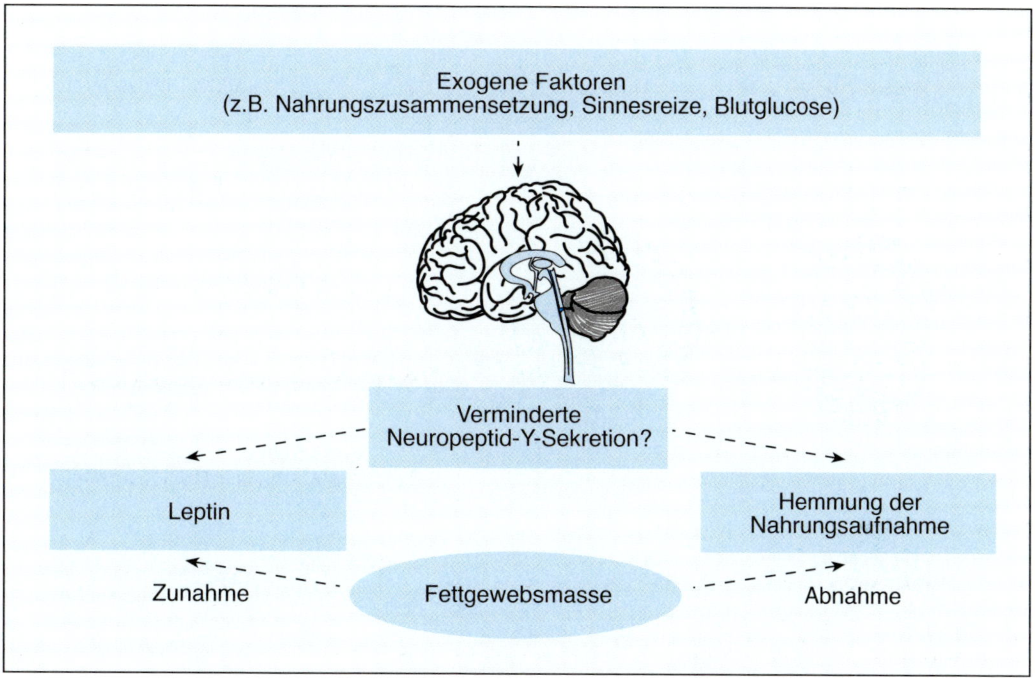

Abb. 4: Leptin und die Konstanz der Fettgewebsmasse. Vom Fettgewebe wird proportional zur Fettmasse das Hormon Leptin freigesetzt, welches u.a. im Hypothalamus eine Verminderung des Hungergefühls bzw. eine Verstärkung des Sättigungsgefühls auslöst. Eine Hemmung der Neuropeptid-Y-Sekretion spielt dabei möglicherweise eine Rolle. Die dadurch ausgelöste Hemmung der Nahrungsaufnahme führt zur Abnahme der Fettgewebsmasse (und der Leptin-Freisetzung)

ihrerseits eine Hyperglykämie bedingen, die Hyperinsulinämie, die Stammfettsucht und die Dyslipoproteinämie verstärken und somit die Makro- und Mikroangiopathie verschlimmern (**Abb. 1**).

Gerinnungsstörungen

Von zunehmender Bedeutung sind die Gerinnungsstörungen bei metabolischem Syndrom und bei Typ-2-Diabetes [TSCHÖPE]. Die Thromboseneigung ist bei solchen Patienten an exponierten Läsionsstellen zweifellos erhöht. Es besteht eine plasmatische Hyperkoagulabilität und Hypofibrinolyse sowie ein Verlust der endothelialen Thromboseresistenz. Die Thrombogenität der subendothelialen Matrix ist gesteigert, die Thrombozyten sind hyperreaktiv. Es ergibt sich also ein präthrombotischer Zustand beim metabolischen Syndrom: Eine gesteigerte Gerinnungsneigung führt zur Strömungsunterbrechung, die ihrerseits eine Mikroischämie sowie natürlich makrovaskuläre Ereignisse bedingen kann [TSCHÖPE]. Noch ist die veränderte Hämostase bei Diabetikern durchaus nicht in allen Aspekten verstanden. Hierüber – so auch über die Bedeutung der stark prokoagulanten Faktoren, wie von Willebrand-Faktor, Fibrinogen und Plasminogen-Aktivator-Inhibitor (PAI-1) – hat TSCHÖPE an anderer Stelle ausführlich berichtet.

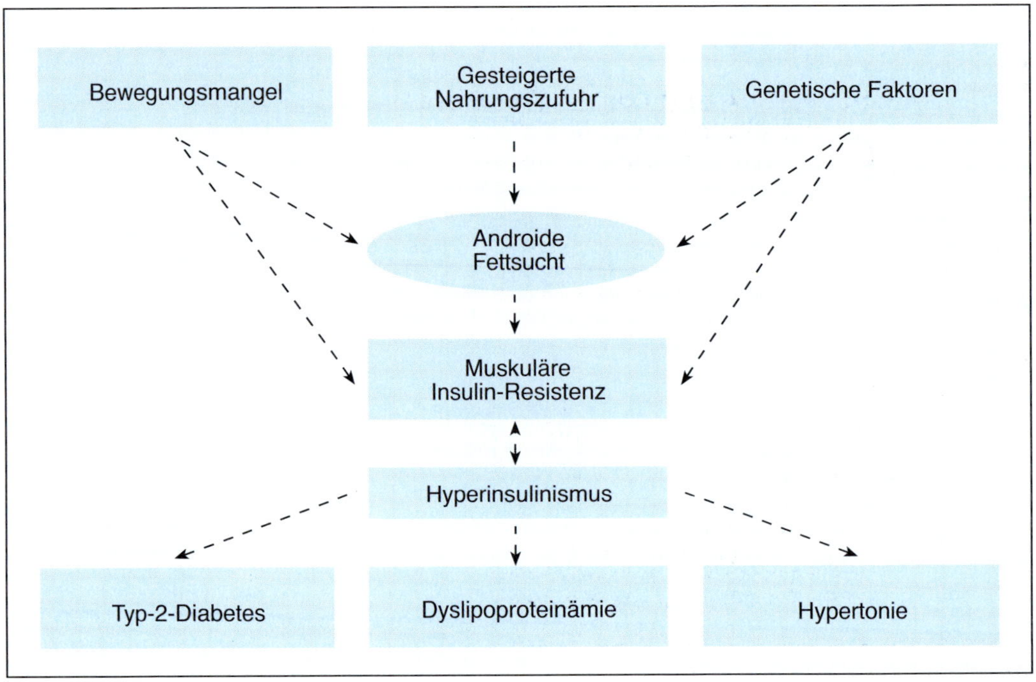

Abb. 5: Zusammenhang zwischen genetischen Faktoren, Bewegungsmangel und Nahrungszufuhr einerseits und viszeraler Adipositas (androider Fettsucht), muskulärer Insulin-Resistenz, Hyperinsulinismus sowie metabolischem Syndrom andererseits

Prädiabetische Hyperfibrinogenämie

Insbesonders die Hyperfibrinogenämie wird als bedeutsamer pathogener Faktor bei metabolischem Syndrom angesehen (IMPERATORE).

Prädiabetische Balance und diabetische Imbalance

Auf **Abbildung 6** und **7** ist am Beispiel einer Waage das komplexe Geschehen beim metabolischen Syndrom und beim Typ-2-Diabetes noch einmal schematisch dargestellt: Wir sprechen von einer ***prädiabetischen Balance*** beim metabolischen Syndrom, wenn die Gewichte der angeborenen und der erworbenen Resistenz das Gewicht der normalen Insulin-Sekretion und das der Mehrsekretion von Insulin noch ausbalancieren (**Abb. 6**). Wenn es aber dann zur ***diabetischen Imbalance*** beim Typ-2-Diabetes, also zur Hyperglykämie kommt, dann deswegen, weil die Waagschale jetzt „kippt": Die Gewichte der Resistenz ziehen die Waagschale nach unten, da der zusätzliche Effekt bei der endogenen Insulin-Sekretion das Gleichgewicht entscheidend stört (**Abb. 7**). Die Verhältnisse im Hinblick auf Sekretionsstörung und Resistenz sind vereinfacht nach HÄRING in **Abbildung 8** dargestellt: Es zeigt sich, dass schon im Normalzustand mit fortschreitendem Alter die Insulin-Sekretion nachläßt und die Insulin-Resistenz zunimmt. Noch treffen sich aber die Pfeile nicht, d.h. es kommt nicht zu einem manifesten Krank-

Insulin-Resistenz und Nachlassen der Insulin-Sekretion

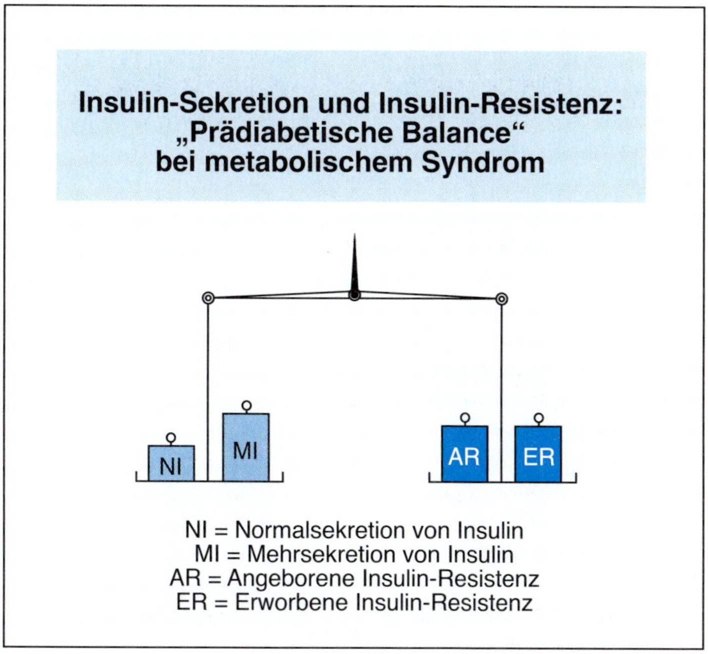

Abb. 6: Insulin-Sekretion und Insulin-Resistenz: „Prädiabetische Balance“ bei metabolischem Syndrom. (Abkürzungen: NI = Normalsekretion von Insulin, MI = Mehrsekretion von Insulin, AR = angeborene Insulin-Resistenz, ER = erworbene Insulin-Resistenz)

heitsbild. Beim metabolischen Syndrom ist abzusehen, dass die Pfeile einander sehr nahe kommen, ohne dass die Hyperglykämie bereits auftritt. Beim Typ-2-Diabetes hingegen ist der Pfeil der Insulin-Resistenz noch stärker ansteigend und der der Insulin-Sekretion erheblich stärker abfallend, so dass es frühzeitig um das 50. bis 60. Lebensjahr zur Diabetes-Manifestation kommt. Hier – mit Auftreten der Hyperglykämie – macht sich die dritte oben bereits erwähnte Ursache der Insulin-Resistenz, die sogenannte Glucose-Toxizität, bemerkbar, nachdem schon vorher die ebenfalls bereits oben beschriebene angeborene muskuläre Insulin-Resistenz sowie die erworbene, im Fettgewebe lokalisierte Resistenz für eine Unterempfindlichkeit gegenüber dem körpereigenen Insulin gesorgt hatten. Die verschiedenen Überaktivitäten bestimmter Krankheitsbilder und Parameter hat PANZRAM in einem Schaubild als „atherogenes Risikobündel bei Typ-2-Diabetes“ bezeichnet und auf die Förderung der Atherogenese hingewiesen (**Abb. 9**). Untersuchungen von NORHAMMER et al. zeigten, dass sogar bei Nichtdiabetikern die bei Krankenhausaufnahme nach einem Herzinfarkt gemessene Plasmaglucose einen unabhängigen Risikofaktor für die Langzeitprognose darstellt. Offenbar ist die erhöhte Plasmaglucose nicht nur ein Ausdruck des akuten Stress des pathologischen Geschehens, son-

Risikofaktor Hyperglykämie

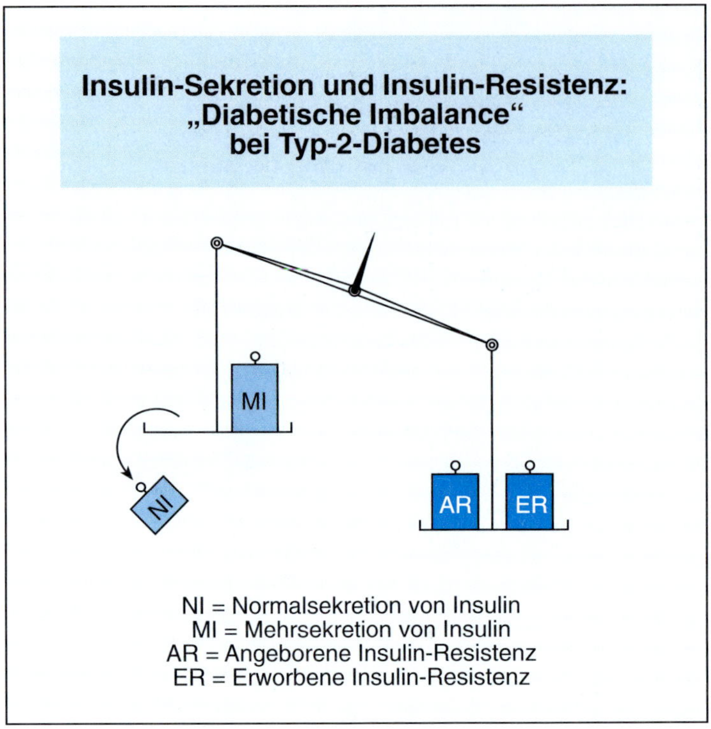

Abb. 7: Insulin-Sekretion und Insulin-Resistenz: „Diabetische Imbalance“ bei Typ-2-Diabetes. (Abkürzungen: NI = Normalsekretion von Insulin, MI = Mehrsekretion von Insulin, AR = angeborene Insulin-Resistenz, ER = erworbene Insulin-Resistenz)

dern auch ein Marker des gestörten Glucosestoffwechsels, der die Prognose verschlechtert und der Intervention bedarf.

Frühe und späte Phase der Insulin-Sekretion

Wenn man ein Stück Brot ißt oder etwas Zucker zu sich nimmt, bietet sich ein endogenes Insulin-Sekretionsmuster in folgender Weise dar: Es kommt zu einer ersten, schwachen, kurzen Insulin-Sekretion und anschließend zu einer zweiten, starken, verzögerten Ausschüttung des Hormons (**Abb. 10**). Wenn man die beiden Insulin-Sekretionsmuster analysiert, sieht man ein interessantes Verhalten: Die Sekretion des *first phase insulin* nimmt vom Normalzustand über das metabolische Syndrom, die gestörte Glucose-Toleranz, den frühen Typ-2-Diabetes und den späten Typ-2-Diabetes beständig ab (**Abb. 11**). Ein völlig anderes Verhalten zeigt sich beim Sekretionsmuster des *second phase insulin* (**Abb. 12**). Hier nimmt die Insulin-Sekretion parallel zur zunehmenden Insulin-Resistenz vom Normalzustand über das metabolische Syndrom zur gestörten Glucose-Toleranz zunächst zu. Erst beim frühen Typ-2-Diabetes wird – trotz noch vorhandener Mehrsekretion von Insulin und nun auch von Proinsulin [vgl. auch WAREHAM et al.] – die Insulin-Sekretion allmäh-

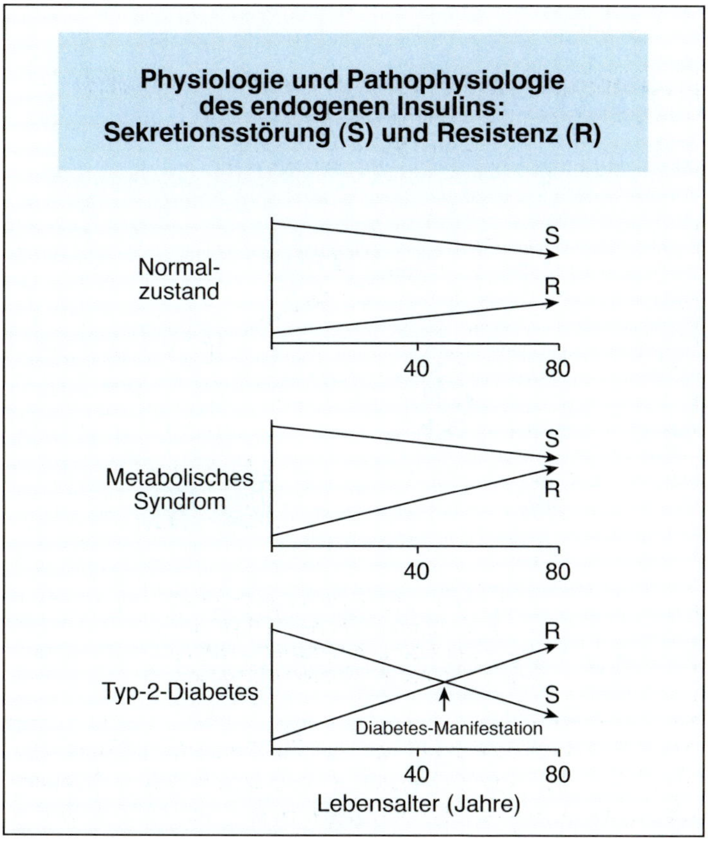

Abb. 8: Physiologie und Pathophysiologie des endogenen Insulins: Sekretionsstörung (S) und Resistenz (R)

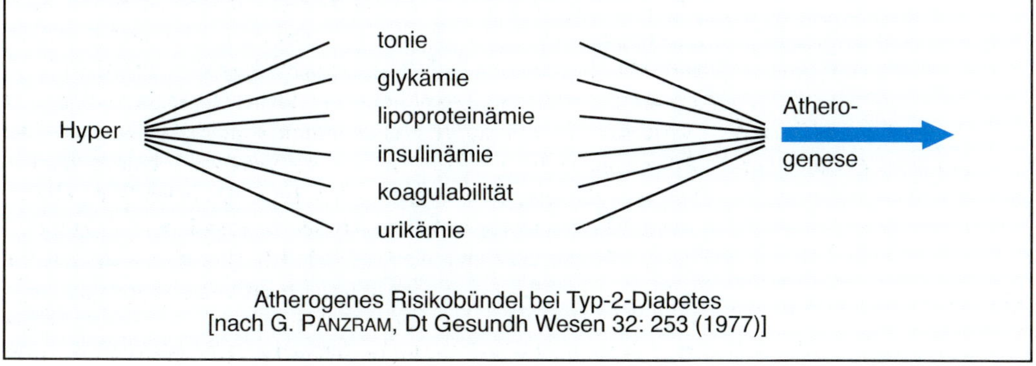

Abb. 9: Atherogenes Risikobündel bei Typ-2-Diabetes [PANZRAM G: Dt Gesundh Wesen 32:253 (1977)]

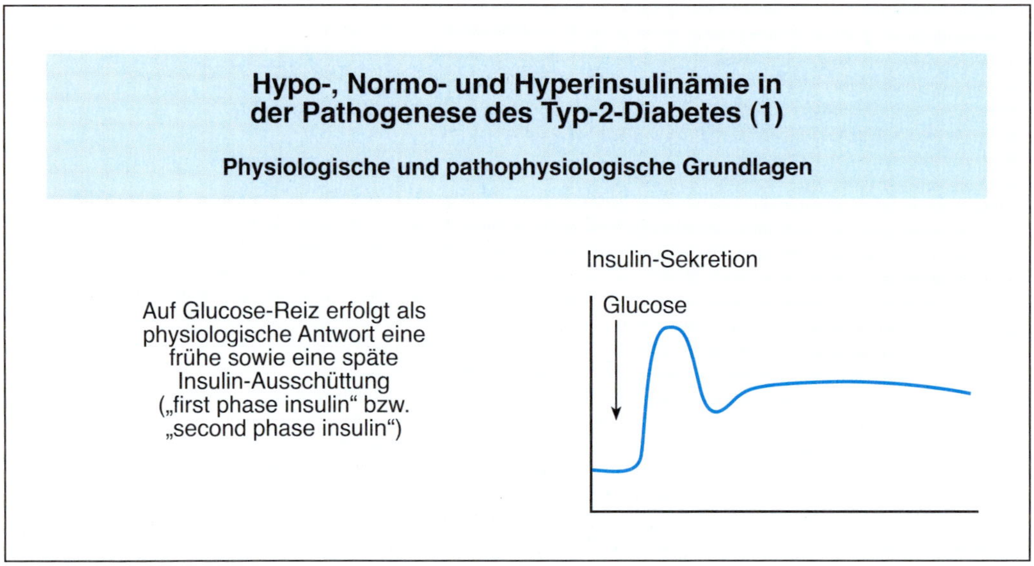

Abb. 10: Hypo-, Normo- und Hyperinsulinämie in der Pathogenese des Typ-2-Diabetes: Physiologische und pathophysiologische Grundlagen. Auf Glucose-Reiz erfolgt als physiologische Antwort eine frühe sowie eine späte Insulin-Ausschüttung (*first phase insulin* bzw. *second phase insulin*)

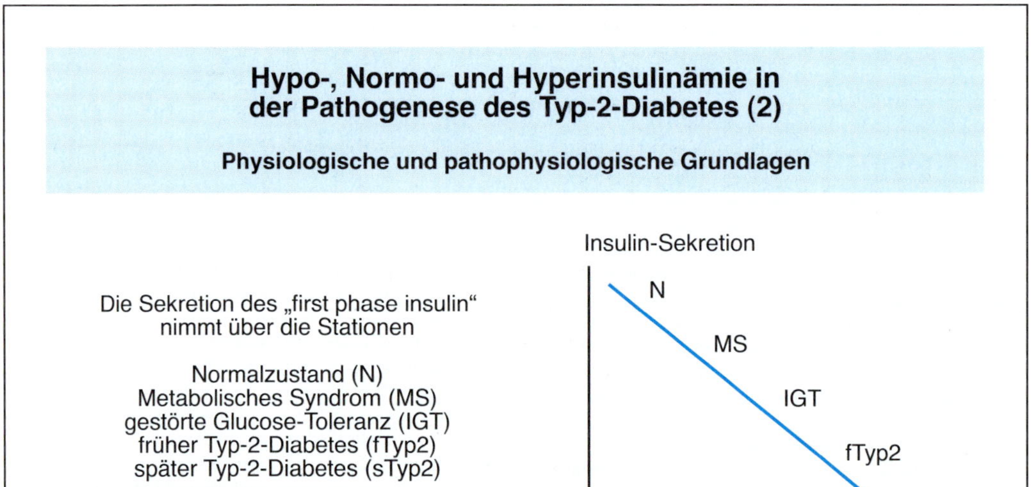

Abb. 11: Hypo-, Normo- und Hyperinsulinämie in der Pathogenese des Typ-2-Diabetes: Physiologische und pathophysiologische Grundlagen. Die Sekretion des *first phase insulin* nimmt über die Stationen Normalzustand (N), Metabolisches Syndrom (MS), gestörte Glucose-Toleranz (IGT), früher Typ-2-Diabetes (fTyp2), später Typ-2-Diabetes (sTyp2) kontinuierlich bis zur Hypoinsulinämie ab

Hypo-, Normo- und Hyperinsulinämie in der Pathogenese des Typ-2-Diabetes (3)

Physiologische und pathophysiologische Grundlagen

Die Sekretion des „second phase insulin“ nimmt – parallel zur zunehmenden Insulin-Resistenz – bis zur Manifestation des Typ-2-Diabetes ständig zu (Hyperinsulinämie), normalisiert sich bei längerer Dauer des Diabetes (Normoinsulinämie) und kann später noch weiter absinken (Hypoinsulinämie)

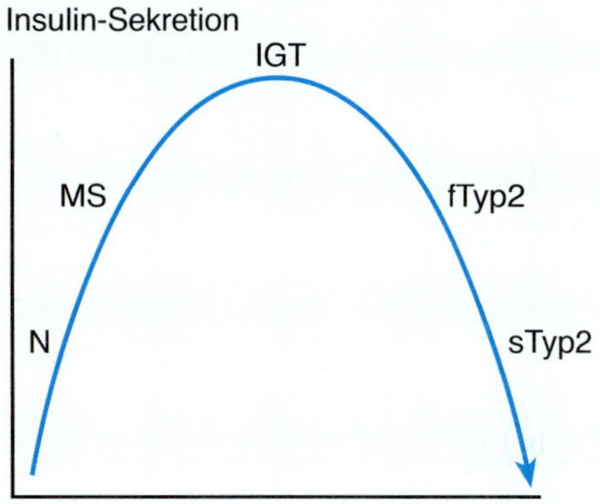

Abb. 12: Hypo-, Normo- und Hyperinsulinämie in der Pathogenese des Typ-2-Diabetes: Physiologische und pathophysiologische Grundlagen. Die Sekretion des *second phase insulin* nimmt – parallel zur zunehmenden Insulin-Resistenz – bis zur Manifestation des Typ-2-Diabetes ständig zu („Hyperinsulinämie“), normalisiert sich bei längerer Dauer des Diabetes („Normoinsulinämie“) und kann später noch weiter absinken („Hypoinsulinämie“)

lich nachlassen („das Gewicht kippt von der Waagschale herunter“, **Abb. 7**). Beim späten Typ-2-Diabetes schließlich liegt ein ausgesprochener endogener Insulin-Mangel vor (**Abb. 12**).

Amylin

Ob das sogenannte Amylin (siehe oben), auch Insel-Amyloid-Polypeptid (IAPP) genannt, als Amyloid-Ablagerung in den Inseln von Typ-2-Diabetikern in diesem Zusammenhang pathogenetisch von Bedeutung ist, wird diskutiert [KAHN et al.]. Jedenfalls sind die radioimmunologisch meßbaren Amylin-Konzentrationen im Blut von übergewichtigen Patienten mit Typ-2-Diabetes oder mit gestörter Glucose-Toleranz erhöht. Interessant ist nun – wie von LUDVIK ausgeführt –, dass Amylin in vitro und im Tierversuch die Glucose-Aufnahme in den Skelettmuskel sowie die Insulin-Sekretion vermindert. Kürzlich konnte aber darüber hinaus im Tierversuch und am Menschen gezeigt werden, dass Amylin oder sein synthetisch hergestelltes Analogon Pramlintide (Triproamylin) die Magenentleerung in erwünschter Weise verzögert. Man muß ja bedenken, dass Diabetiker gelegentlich eine beschleunigte Magenentleerung aufweisen, insbesondere in Zusammenhang mit der autonomen Neuropathie. Die Verabreichung von Pramlintide konnte damit vor allem die postprandiale Hyperglykämie senken. Im übrigen gibt es

Verzögerung der Magenentleerung

auch Hinweise darauf, dass Amylin durch eine Verminderung der postprandialen Glukagon-Sekretion, die bei Diabetikern häufig gesteigert ist, als drittes Inselzellhormon fungieren könnte. Diese antidiabetischen Eigenschaften haben zu Studien Veranlassung gegeben, bei denen eine Verminderung des HbA_{1c} im Ausmaß von ca. 1% festgestellt wurde. Allerdings muß auf Nebenwirkungen insbesondere gastrointestinaler Art geachtet werden, die jedoch erfahrungsgemäß im Laufe der Behandlung sistieren. LUDVIK regt an, dass in Zukunft die gemeinsame subkutane Verabreichung von Insulin und Pramlintide eine Erweiterung der therapeutischen Möglichkeiten bei insulin-pflichtigen Diabetikern – also wohl auch bei insulin-pflichtig gewordenen Typ-2-Diabetikern – möglich wäre. Den Einsatz von Amylin bereits im Therapieteil zu erörtern, wäre aber sicherlich zu früh. Gleiches gilt für die interessanten Überlegungen von KAHN et al., mit speziellen Agenzien in die insuläre Amyloid-Genese inhibierend einzugreifen und damit die Beta-Zell-Funktion zu bewahren und die Einstellung des Typ-2-Diabetes zu verbessern.

Therapeutischer Einsatz von Pramlintide?

Typ-2-Diabetes ist genetisch stärker determiniert als Typ-1-Diabetes

Beide Diabetes-Typen – Typ-1- und Typ-2-Diabetes – zählen letztlich zu den hereditären Erkrankungen, wobei die erbliche Penetranz des genetisch heterogenen Typ-2-Diabetes deutlich stärker ausgeprägt ist als die des Typ-1-Diabetes. Dies zeigt sich schon an Beispielen aus der Zwillingsforschung: Nicht-diabetische Partner eines eineiigen Typ-1-diabetischen Zwillings erkranken mit einer Wahrscheinlichkeit von etwa 35% im Laufe ihres weiteren Lebens ebenfalls an einem Typ-1-Diabetes, während der Prozentsatz der Konkordanz bei eineiigen Typ-2-diabetischen Zwillingen 90-100 beträgt. Analog hierzu ist bei den Kindern eines Typ-1-diabetischen Elternteils mit dem späteren Auftreten eines Typ-1-Diabetes in nur 2-8% zu rechnen. Bei den Kindern eines Typ-2-diabetischen Elternteils hingegen beträgt die Wahrscheinlichkeit einer späteren Typ-2-Diabetes-Erkrankung bis zu 50%. Wenn beide Eltern einen Typ-2-Diabetes haben, bekommen deren Kinder im Laufe ihres Lebens zu 70% die Erkrankung [SCHMECHEL]. In der Mehrzahl der Fälle scheint eine genetisch bedingte Insulin-Resistenz Ausgangspunkt für den Typ-2-Diabetes zu sein. Die Vererbung der Insulin-Resistenz konnte freilich bisher nicht mit einem bestimmten Gen assoziiert werden [HÄRING]. Für den „klassischen" Typ-2-Diabetes gilt, dass Risikogene nur in 10% der Erkrankten bekannt sind [PASCHKE]. Beim MODY (**Tab. 1**), der 0,5-5% der Zahl der Typ-2-Diabetiker ausmachen würde, neuerdings aber nicht mehr zum Typ-2-Diabetes gezählt wird (**Tab. 2**), sind die molekularen Ursachen weitgehend aufgeklärt. Diese Erkrankungsform zeichnet sich durch dominante Vererbung, jüngeres Lebensalter bei Krankheitsbeginn, asthenischen Habitus und anfängliche Behandlung ohne Insulin aus. Die sehr seltenen mitochondrialen Diabetesformen beruhen auf Mutationen der mitochondrialen DNA. Die Arbeitsgruppe von

Wie penetrant ist die Vererbung?

Insulin-Resistenz als Ausgangspunkt

MODY

GERBITZ [BAUER et al.] hat in einer großen Übersicht ausführlich über die mitochondriale Dysfunktion bei Diabetikern und die daraus resultierenden Krankheitsbilder berichtet.

Thrifty genotype-Hypothese

Die Frage, warum der Typ-2-Diabetes so häufig ist und warum er nicht durch natürliche Selektion eliminiert wird, versucht TILLIL zu beantworten: Hier hilft die sogenannte *Thrifty genotype*-Hypothese und die Hypothese ursprünglich neutraler genetischer Polymorphismen. So war bereits 1962 vorgeschlagen worden, die hohe Prävalenz des Typ-2-Diabetes dadurch zu erklären, dass ein oder mehrere diabetogene Gene während Zeitabschnitten mit Nahrungsmangel evolutionäre Vorteile geboten hätten. So wurde ausgeführt, dass die vererbte Tendenz eben ein *thrifty genotype* war, der während Zeiten mit Nahrungsmangel eine bessere Verwertung der Nährstoffe möglich gemacht hatte. Wenn jedoch ein übermäßiges Nahrungsangebot vorlag, mußte derselbe Genotyp zu einer Zunahme des Körpergewichts und früher oder später zum Diabetes mellitus führen. Diese Hypothese findet Unterstützung durch das außerordentlich hohe Vorkommen von Adipositas und Diabetes in vielen Bevölkerungsgruppen, die zu einem westlichen Lebensstil übergegangen sind (z.B. Pima-Indianer oder Mikronesier).

BRANCATI et al. teilen im Hinblick auf die rassische Verteilung des Typ-2-Diabetes mit, dass Schwarze verglichen mit weißen Personen im mittleren Lebensalter ein höheres Risiko haben, einen Typ-2-Diabetes zu entwickeln und überdies einen höheren Blutdruck vor Auftreten des Diabetes aufweisen. Das metabolische Syndrom ist also überall verbreitet, zeigt aber unter den unterschiedlichen Rassen verschiedene Krankheitsschwerpunkte.

Typ-2-Diabetes bei Kindern

EHTISHAM et al. zeigten, dass das weltweit zunehmende Auftreten des Typ-2-Diabetes bei Kindern vor allem auf Übergewicht und Bewegungsmangel beruht. MEHNERT et al. hatten bereits 1968 auf die auffallende Häufung von übergewichtigen Typ-2-Diabetikern unter Kindern und Jugendlichen bei der Diabetesfrüherfassungsaktion in München 1967 hingewiesen. Auch die Amerikanische Diabetes-Gesellschaft betont erneut die Zunahme des Typ-2-Diabetes bei Kindern und Jugendlichen.

Starke hereditäre Penetranz bei Typ-2-Diabetes

Einen besonders überzeugenden Hinweis auf die starke hereditäre Penetranz des Typ-2-Diabetes findet sich in Studien zur Prävalenz des Diabetes in Abhängigkeit von spezifischer rassisch-genetischer Beimischung. Wenn der Anteil an Indianern in der Bevölkerung im Südwesten der USA zunimmt, tritt der Diabetes häufiger auf (Pima-Indianer, siehe oben). Wie wichtig die Genetik für den Typ-2-Diabetes ist, zeigt eine Arbeit von ELBEIN et al., wonach Individuen mit einer genetischen Prädisposition für Diabetes bereits eine reduzierte Beta-Zellstimulierung in Antwort auf die eingeschränkte Insulin-sensitivität infolge Übergewichts aufweisen. TILLIL weist darauf hin, dass bei den Bemühungen, Risikogene für den Typ-2-Diabetes zu identifizieren, im wesentlichen zwei Ansätze verfolgt werden: Der sogenannte „Kandidaten-Gen-Ansatz“ und der sogenannte „Positional Cloning-Ansatz“. Bei letzterem wird das gesamte Genom mit genetischen Markern abgesucht, um ein mögliches Kopplungsungleichgewicht zwischen einem Marker und einem Diabetes-Phänotyp zu finden. Dann ließe sich in der Nähe eines solchen Markers das zum Diabetes prädisponierende Gen identifizieren. Die Zahl der untersuchten Kandidaten-Gene nimmt ständig zu, die Erkenntnisse zur ätiologischen Bedeutung bleiben aber nach wie vor unbefriedigend (siehe oben). Verschiedene Analysen sprechen am ehesten für ein polygenes Vererbungsmodell, jedoch finden sich bei dem heterogenen Krankheitsbild Typ-2-Diabetes auch Anhaltspunkte für eine dominante oder kodominante Vererbung. Bei einem polygenen Modell würden die Patienten mit Typ-2-Diabetes wohl eine unterschiedliche Zahl diabetogener Gene aufweisen. Hierauf gründet sich die Annahme einer genetischen Heterogenie des Typ-2-Diabetes. Schon von der ganz unterschiedlichen Genetik her muß es – wie gesagt – zweifelhaft erscheinen, die oben besprochenen Sonderformen des MODY und der mitochondrialen Diabetes-Formen dem Typ-2-Diabetes zuzurechnen.

Kandidaten-Gene nehmen zu

KELLERER, HENNIGE und HÄRING konstatieren in diesem Zusammenhang wörtlich: „Obwohl eine große Anzahl von Genen noch nicht auf ihre potentielle Rolle für die Insulinresistenz untersucht wurde, kann aus den bisher durchgeführten Studien geschlossen werden, dass heterozygote Mutationen an den Insulinsignalmolekülen mit großer Häufigkeit und oft auch bei nicht genetisch belasteten Personen gefunden werden. In den meisten Fällen reichen diese Mutationen allein nicht aus, um Insulinresistenz oder Typ-2-Diabetes hervorzurufen. Häufig entsteht Insulinresistenz oder Typ-2-Diabetes erst in Kombination mit Mutationen anderer Insulinsignalproteine oder sekundärer Faktoren wie Übergewicht und Bewegungsmangel“ [SCHATZ].

Heterozygote Mutationen an den Insulinsignalmolekülen

Schon jetzt sei auf die sich aus dem oben Gesagten abzuleitenden Prinzipien für die Prävention und Therapie des Typ-2-Diabetes hingewiesen (**Tab. 4**): Solange die Insulin-Resistenz-induzierte Hyperinsulinämie vorhanden ist, muß neben der überragenden Ernährungs- und Bewegungstherapie an den Einsatz von nicht-insulinotropen Antidiabetika (Acarbose, Miglitol, Metformin oder Glitazone) gedacht werden, da diese Substanzen der Insulin-Resistenz entgegenwirken und die Hyperinsulinämie nicht verstärken. Wenn allerdings die Normo- bzw. Hypoinsulinämie dominieren (später Typ-2-Diabetes), dann ist der Einsatz von insulinotropen Substanzen (Sulfonylharnstoffe, Glinide) bzw. von Insulin zu erwägen. Es sei darauf hingewiesen, dass Messungen der Insulin- oder

Dominanz von Ernährungs- und Bewegungstherapie

Indikationen für nicht-insulinotrope sowie insulinotrope Substanzen

Tabelle: 4

Hypo-, Normo- und Hyperinsulinämie in der Pathogenese des Typ-2-Diabetes

Prinzipien in der Prävention und Therapie

1. Solange die Insulin-Resistenz-induzierte Hyperinsulinämie besteht, gelten als Maßnahmen
   a. Ernährung- und Bewegungstherapie
   b. gegebenenfalls zusätzlich Einsatz von nicht-insulinotropen Antidiabetika (Acarbose, Metformin, Glitazone)

2. Wenn Normo- bzw. Hypoinsulinämie dominieren (später Typ-2-Diabetes), ist der (zusätzliche?) Einsatz von insulinotropen Substanzen (Sulfonylharnstoffen, Glinide) bzw. von Insulin zu empfehlen.

C-Peptid-Werte für die Entscheidungsfindung im allgemeinen nicht nötig sind. Wenn sich von der Anamnese her typische Erscheinungen im Sinne der Diagnose des metabolischen Syndroms ergeben (**Tab. 5**), ist dafür und für die frühe Phase des Typ-2-Diabetes das Vorgehen festgelegt: Anfänglich keine zusätzliche und vor allem keine lange anhaltende Verstärkung der Insulin-Spiegel im Blut! Wenn hingegen die anfänglich erfolgreiche Therapie im Laufe der Zeit nicht mehr adäquat ist, kommen Sulfonylharnstoffe oder Glinide bzw. Insulin zu ihrem Recht, zumal mit diesen Therapieformen den gefürchteten postprandialen Blutzuckerspitzen am besten entgegengewirkt werden kann. Man muß zugeben, dass dies nicht selten relativ früh der Fall ist, weil zwischen Manifestation und Diagnose des Typ-2-Diabetes oft ein langer Zeitraum von 5 bis 10 Jahren bestehen kann und die Diagnose dann bereits in der späteren Phase des Typ-2-Diabetes mit ausgeprägter endogener Insulin-Sekretionsstörung gestellt wird.

Diagnose des metabolischen Syndroms: Folgerungen

Um zum metabolischen Syndrom zurückzukommen: die Therapie dieses Prä-Typ-2-Diabetes ergibt sich aus dem Gesagten (**Tab. 5**). Die Insulin-Resistenz muß durch körperliche Tätigkeit und Ernährungstherapie reduziert werden, und zusätzliche Arzneimittel (wie Antihypertensiva oder Lipidsenker) sind danach auszurichten, dass sie der Insulin-Resistenz und der frühen Störung der Insulin-Sekretion (erste Phase, siehe oben) möglichst entgegenwirken.

Therapie der Insulin-Resistenz

Im übrigen gibt es inzwischen Studien, die belegen, dass nicht-insulinotrope Antidiabetika (Acarbose in der STOP-NIDDM-Studie, Metformin im DIABETES PREVENTION PROGRAM) die Manifestation eines Typ-2-Diabetes aus dem Vorstadium der gestörten Glucose-Toleranz in vielen Fällen verhindern können (siehe unten).

Metabolisches Syndrom als „Klammer“ in der Inneren Medizin

Das metabolische Syndrom hat sich gleichsam als „Klammer“ in

Tabelle: 5

Diagnose und Therapie des metabolischen Syndroms
Diagnose des metabolischen Syndroms 1. Familienanamnese: Typ-2-Diabetes? Frühe und/oder ausgeprägte Arteriosklerose? 2. Aktuelle Befunde und Diagnosen: Stammfettsucht Frühe und/oder ausgeprägte Arteriosklerose Dyslipoproteinämie Hypertriglyceridämie Niedriges HDL-Cholesterin Erhöhtes (chemisch modifiziertes) LDL-Cholesterin Hypertonie Gestörte Glucose-Toleranz Mikroalbuminurie
Therapie des metabolischen Syndroms 1. Reduzierung der angeborenen Insulin-Resistenz durch kontinuierliche körperliche Tätigkeit 2. Reduzierung der erworbenen Insulin-Resistenz durch Gewichtsabnahme (bei Übergewicht) 3. Richtige Auswahl notwendig werdender Arzneimittel a. bei Hypertonie: z.B. ACE-Hemmer b. bei Typ-2-Diabetes: Acarbose, Miglitol, Metformin, Glitazone oder auch Glimepirid bzw. Glinide c. bei Dyslipoproteinämie: Reductase-Hemmer (Statine), Fibrate

der Inneren Medizin etabliert (**Tab. 6**): Viele Fachdisziplinen finden durch die verschiedenen Facetten dieses Prä-Typ-2-Diabetes ihr Aufgabengebiet schon in der Vorphase der Stoffwechselerkrankung.

3. Diagnose

a) Metabolisches Syndrom

Routinemäßig Insulin-Bestimmungen: nein

Die diagnostischen Möglichkeiten für das metabolische Syndrom wurden oben beschrieben (**Tab. 5**). McAuley et al. beschreiben als relativ simple Methode zur Messung der Insulin-Resistenz eine kombinierte Messung von zwei Routinelaboruntersuchungen, nämlich des Nüchterninsulins und der Triglyceride. Angemerkt sei aber noch einmal, dass die aufwendigen Insulin-Bestimmungen nicht un-

Tabelle: 6

Metabolisches Syndrom als Klammer in der Inneren Medizin	
Befunde und Diagnosen	*Fachgebiete*
Insulin-Resistenz	Endokrinologie
Hyperinsulinismus	Diabetologie
Diabetes mellitus	Ernährungsmedizin
Stammfettsucht	Lipidologie
Dyslipoproteinämie	Kardiologie
Hypertonie	Hypertensiologie
Arteriosklerose	Angiologie
Gerinnungsstörung	Hämostasiologie

bedingt durchgeführt werden müssen und der entscheidende Wert auf die Deutung der Anamnese gelegt werden sollte. Im übrigen stellt die alleinige Triglycerid-Bestimmung gleichsam „die Bestimmung der Insulin-Resistenz des kleinen Mannes" dar [HANEFELD]. Wenn eine Hypertriglyceridämie (und eine Stammfettsucht) beim metabolischen Syndrom oder beim frühen Typ-2-Diabetes vorliegen, kann man in der Regel vom Vorliegen einer Hyperinsulinämie, die auf einer Insulin-Resistenz beruht, ausgehen.

Routinemäßig Triglycerid-Bestimmungen: ja

Das in seiner Aussagekraft für die Insulinresistenz bei wissenschaftlichen Untersuchungen umstrittene HOMA-Modell zeigt bei sorgfältiger Anwendung und adäquater Interpretation viele Vorteile gegenüber dem wesentlich aufwendigeren hyperinsulinämischen euglykämischen Clamp (KATSUKI et al.), der an sich genauesten Methode zur Bestimmung der Insulinresistenz.

b) Gestörte Glucose-Toleranz und Typ-2-Diabetes

Die bislang noch gültigen WHO-Kriterien für die Diagnose einer gestörten Glucose-Toleranz sind in der **Tabelle 7** enthalten. Auch der manifeste Diabetes kann mit Hilfe des oralen Glucose-Toleranz-Tests diagnostiziert werden (**Tab. 8**). Neue Empfehlungen der American Diabetes Association zur Klassifikation und Diagnostik sind der **Tabelle 9** [nach DERWAHL] zu entnehmen. Wichtig ist dabei, dass es sich in der Tabelle um Plasmaglucose-Spiegel handelt; bei der Umrechnung auf Vollblut-Werte müssen also noch ca. 10% abgezogen werden. Danach ist z.B. ein zufällig bestimmter (postprandialer) Blutzucker-Wert (venös) von mehr als 180 mg/dl (= > 200 mg/dl Plasmaglucose-Spiegel) als pathologisch im Sinne eines manifesten Diabetes anzusehen. Bei Verwendung von kapillär postprandial entnommenem Vollblut steigen die Grenzwerte im Vergleich zu den Werten von venös postprandial entnommenem Vollblut um 20 mg/dl an. Als Faustregel mag deswegen gelten: Post-

Die noch gültigen WHO-Kriterien

Neueste Empfehlungen zur Klassifikation und Diagnostik (ADA)

Blutentnahme kapillär / venös

Tabelle: 7

Gestörte Glucose-Toleranz [Diagnosesicherung durch oGTT (75 g)]		
Bisherige WHO-Kriterien (1985):		
Blutzucker-Werte	*Kapillarblut*	*Venöses Vollblut*
Nüchtern	< 120 mg/dl < 6,7 mmol/l	< 120 mg/dl < 6,7 mmol/l
+		
2 Stunden nach Glucose-Belastung	> 140 bis < 200 mg/dl > 7,8 bis < 11,1 mmol/l	> 120 bis < 180 mg/dl > 6,7 bis < 10 mmol
NB: HbA_{1c}- oder Fructosamin-Werte zur Diagnosestellung weniger geeignet!		

Tabelle: 8

Diabetes mellitus Diagnosesicherung durch oGTT (75 g)		
Bisherige WHO-Kriterien (1985):		
Nüchtern	< 120 mg/dl < 6,7 mmol/l	< 120 mg/dl < 6,7 mmol/l
+		
2 Stunden nach Glucose-Belastung	> 200 mg/dl > 11,1 mmol/l	> 180 mg/dl > 10 mmol

Blutentnahme nüchtern / postprandial

prandiale Blutzucker-Werte im kapillären Vollblut entsprechen annähernd postprandialen Werten der Plasmaglucose. Bei Nüchternwerten hingegen liegen die Verhältnisse anders: Hier sind die Blutzucker-Werte für kapilläres und venöses Blut identisch, sie liegen jedoch 10% tiefer als im Plasma [Haslbeck u. Mehnert].

Verschärfung der diagnostischen Kriterien

Nüchternwert im Vollblut ab 110 mg/dl: manifester Diabetes

Es ist unschwer zu erkennen, dass die neuen verschärften diagnostischen Kriterien möglicherweise zu einem Anstieg der Diabetiker-Zahlen in der Bevölkerung führen werden, was wegen der ermittelten Korrelation zwischen auch nur leicht erhöhten Blutzucker-Werten und dem Auftreten vaskulärer Komplikationen durchaus berechtigt wäre. Nüchtern-Blutzucker-Werte – im Vollblut gemessen – von 99 mg/dl und mehr sind demnach schon nicht mehr als normal, Nüchternwerte ab ca. 110 mg/dl aber bereits als diabetisch anzusehen (vgl. die Angaben in **Tabelle 9**, die auf Vollblut umzurechnen sind, siehe oben).

Tabelle: 9

Empfehlungen der amerikanischen Diabetes-Gesellschaft (ADA) zur Diagnostik des Diabetes mellitus. Diese Empfehlungen entsprechen den neuen Empfehlungen der WHO Diabetes Study Group [nach DERWAHL]

	Glucose-Spiegel im Plasma		
Stadium	*Nüchtern-Glucose**	*zufällig bestimmte Glucose-Spiegel*	*Oraler Glucose-Toleranz-Test*
Diabetes	Nüchtern-Glucose ≥ 126 mg/dl (7,0 mmol/l)**	zufällig bestimmte Glucose-Werte ≥ 200 mg/dl (11,1 mmol/l) mit Symptomen***	2 h-Glucose-Wert ≥ 200 mg/l****
Gestörte Glucose-Homöostase	pathologische Nüchtern-Glucose ≥ 110 und < 126 mg/dl		gestörte Glucose-Toleranz = 2 h-Glucose ≥ 140 und < 200 mg/dl
Normal	Nüchtern-Glucose < 110 mg/dl		2 h-Glucose < 140 mg/dl

* Die Nüchtern-Glucose ist nur *ein* Test zur Sicherung der Diagnose, eines der beiden anderen Kriterien sichert die Diagnose. Bei Fehlen einer eindeutigen Hyperglykämie mit akuter metabolischer Entgleisung sollte einer von diesen drei Tests jeweils an einem unterschiedlichen Tag durchgeführt werden, um die Diagnose zu sichern.

** Die Bestimmung des Nüchtern-Glucose-Wertes setzt voraus, daß eine mindestens achtstündige Nahrungskarenz vorausging

*** Zufällige Bestimmung: jede beliebige Tageszeit, unabhängig von der Nahrungsaufnahme; die klassischen Symptome sind Polyurie, Polydipsie und ein unerklärter Gewichtsverlust

**** Ein oraler Glucose-Toleranz-Test (oGTT) sollte mit 75g Glucose gelöst in Wasser durch geführt werden

N.B. Bei der in Deutschland zumeist üblichen Verwendung von Vollblut zur Glucose-Bestimmung müssen ca. 10% von den in der Tabelle angegebenen Plasma-Glucose-Spiegeln abgezogen werden, um zu relevanten Kriterien zu gelangen. Beispiel: Normale Nüchtern-Glucose-Werte im Vollblut dürfen demnach 98 mg/dl nicht überschreiten.

Es ist zu bedenken, dass an den Kriterien der American Diabetes Association (ADA), deren Übernahme durch die WHO weitgehend erfolgt ist, auch Kritik geübt worden ist. So betont DAVIES, dass im Gegensatz zu verschiedenen Publikationen die Anwendung der ADA-Kriterien offenbar nicht nur keinen Anstieg in den Diabetiker-

Zahlen, sondern sogar eine signifikante Reduzierung bringen soll. Dies wird in erster Linie auf den Verzicht des 2-Stunden-Wertes nach der Glucose-Belastung als diagnostisches Kriterium zurückgeführt. DAVIES schlägt deswegen vor, den 75 g-Glucose-Belastungstest in der klinischen Routine des Diabetes mellitus vorläufig zu belassen, ihn aber mit dem neuen, verschärften Kriterium des Nüchtern-Blutzuckers der ADA zu kombinieren. Auf diese Weise würden die meisten von jenen Diabetes-Fällen diagnostiziert und einer rechtzeitigen Behandlung zugeführt werden, die weder mit dem neuen Nüchtern-Blutzucker-Kriterium allein noch allein mit dem 75 g-Glucose-Toleranz-Test (2-Stunden-Wert) erfaßt würden. Zusammenfassend beschreibt DAVIES die Situation im Hinblick auf die Diagnostik wie folgt: Die Absenkung des Nüchtern-Blutzucker-Wertes als Kriterium sollte in jedem Falle auf die angegebenen Zahlen (siehe **Tabelle 9**) erfolgen. Man müßte aber leider erwarten, dass der Wegfall des 2-Stunden-Wertes im OGTT als diagnostisches Kriterium zu einer Senkung der Diabetiker-Zahlen führen würde. Es sei ferner zu bedenken, dass Patienten mit „gestörter Glucose-Toleranz" und Patienten mit „gestörter Nüchtern-Glucose" keine absolut vergleichbaren Gruppen bilden. Dabei scheint als Prädiktor für die Entwicklung eines Diabetes der Begriff der gestörten Glucose-Toleranz nach wie vor wertvoller zu sein. GATLING et al. betonen ebenfalls die Bedeutung des Glucosetoleranztests für die Diagnose des Diabetes und weisen auf die vielen Fehldiagnosen bei alleiniger Testung des Nüchternblutzuckerwertes – auch mit den verschärften Kriterien – hin. In einer Arbeit von SAYDAH et al. wird erneut gezeigt, dass bereits eine pathologische Glucosetoleranz mit einer erhöhten Mortalität assoziiert ist und dass besonders der Zweistundenwert im oralen Glucosetoleranztest ein besserer Prädiktor ist als der Nüchternblutzuckerwert. Die vor Jahren betriebene Verharmlosung des Stadiums der gestörten Glucosetoleranz ist also keinesfalls berechtigt. Chinesische Autoren (TAI et al.) befürworten den Einsatz des oralen Glucosetoleranztests, damit der Diabetes nicht auf der Basis einer einzelnen Untersuchung (z.B. Nüchternblutzucker oder Belastungszucker) diagnostiziert wird. Auch VACCARO et al. betonen, dass für die Diagnose des Typ-2-Diabetes nicht allein der Nüchternblutzucker, sondern vor allem der Wert nach oraler Glucosebelastung bedeutsam ist und berücksichtigt werden muß. Eine hervorragende epidemiologische Studie von LINDAHL et al. zeigte, dass auch Personen ohne bekannte Risikofaktoren eine gestörte Glucosetoleranz haben können und dass im übrigen der von der Amerikanischen Diabetes-Gesellschaft eingeführte Begriff der „IFG" *(Impaired Fasting Glucose)* kein ausreichend empfindliches Instrument für die Erfassung eines Diabetesrisikos ist.

Kombination von Nüchtern- und Belastungsblutzucker

Zur Bedeutung der gestörten Glucose-Toleranz

Das Auftreten eines unentdeckten Typ-2-Diabetes ist außerordentlich häufig. Bei einer Risikopopulation wurde festgestellt, dass bei alleiniger Anwendung der Kriterien für die gestörte Nüchternglucose fast 10% Diabetiker unerkannt bleiben (KÖHLER et al.). Die Autoren unterstützen daher die Empfehlung, in der Bevölkerung ab dem 45. Lebensjahr sowie bei jüngeren Risikopatienten einen oralen Glucosetoleranztest durchzuführen. HUSSEINI et al. beschreiben, dass die Prävalenz von Typ-2-Diabetes bei Palästinensern fast 10% und die gestörte Glucosetoleranz bei nahe 9% in der untersuchten Bevölkerung betragen hat. Diese enorme Zunahme diabetischer Stoffwechselstörungen sind nach Ansicht der Autoren auch ein Resultat der zunehmenden Alterung der Bevölkerung und stellt ein erhebliches gesundheitspolitisches Problem dar. Von den Faktoren, die mit dem Diabetes assoziiert waren, erwies sich die Waist-to-hip ratio und die Hypertriglyceridämie als am ehesten beeinflussbar und sollte deshalb bevorzugt therapeutisch angegangen werden. Mit einer mobilen Meßstation untersuchten – wie schon auf S. 13 erwähnt – PALITZSCH et al. 1993-1996 in Deutschland mehr als 2000 Personen unterschiedlicher Altersgruppen. Dabei ergab sich anhand erhöhter HbA_{1c}-Werte eine Prävalenz für Diabetes von 8,2%. Männer hatten häufiger Diabetes (9,2%) als Frauen (7,2%). Bei beiden Geschlechtern zeigte sich ein signifikanter Anstieg der Diabeteshäufigkeit zwischen der fünften und sechsten Lebensdekade. Etwa 20% aller diagnostizierten Diabetiker waren sich zum Zeitpunkt der Diagnosestellung ihrer Krankheit nicht bewußt. Die bekannte Assoziation mit erhöhten BMI-Werten war sehr deutlich. Die Autoren stellen fest, dass die Prävalenz des Diabetes und assoziierter metabolischer Erkrankungen in Deutschland sehr viel höher sind als bisher angenommen. Da Deutschland als ein typisches Beispiel für eine Industrienation angesehen werden kann, dürften auch in anderen Ländern solche Zahlen zu erwarten sein. Trotz der Bedenken, die mitunter gegenüber den Bestimmungen des glykierten Hämaglobins in der Diabetes-Früherfassung vorgebracht werden, und trotz der Tatsache, dass ganz junge und ganz alte Personen nicht in das Screening einbezogen wurden, sind die sorgfältigen Untersuchungen von PALIZSCH et al. wertvoll und wohl auch repräsentativ. Zu den vereinzelten Mitteilungen über die Bedeutung von HbA_{1c}-Messung bei Screening-Untersuchungen (hier verglichen mit dem Nüchternblutzucker) schreiben übrigens PERRY et al. der HbA_{1c}-Bestimmung eine Erweiterung der Sensitivität bei der Früherfassung zu.

Weltweite Zunahme des Typ-2-Diabetes

Früherfassung in Deutschland

Die diagnostischen Blutzucker-Werte sollen stets naßchemisch, also nicht mit Teststreifen, erhoben werden und in ihrer Aussage eine mehrfache Bestätigung finden. Aufgrund eines einzelnen Blutzucker-Wertes sollte man nie die Diagnose eines Diabetes mellitus stellen. Zur Diagnosefindung dient im übrigen auch beim Typ-2-Diabetes die Anamnese. Deshalb seien die charakteristischen Unterschiede zwischen Typ-1- und Typ-2-Diabetes noch einmal in **Tabelle 10** festgehalten. Leider hat sich gezeigt, dass zwischen Manifestation und Diagnose des Typ-2-Diabetes durchschnittlich 6-7

Der Stellenwert der Anamnese

Tabelle: 10

Charakteristische Unterschiede zwischen Typ-1- und Typ-2-Diabetes

	Typ-1-Diabetes	**Typ-2-Diabetes**
Beginn	zumeist im Kindes- und Jugendalter	zumeist nach dem 40. Lebensjahr
Hereditäre Penetranz	gering	stark
Körpergewicht	zumeist Ideal- bis Normalgewicht	zumeist Übergewicht (früher:Typ-2b) selten Unter- oder Normalgewicht (früher: Typ-2a)
Kohlenhydrat-stoffwechsel	– instabil – Neigung zu Ketose – nicht selten Ketoazidose bei Manifestation	– stabil – Ketoazidose bei Manifestation sehr selten
Pathogenese	Autoimmunerkrankung relativ rasches Fortschreiten zum absoluten Insulin-Mangel	– Insulin-Resistenz – Insulin-Sekretionsstörung – relativer Insulin-Mangel – assoziiert mit Hypertonie, Dyslipoproteinämie, Adipositas – Makroangiopathie und diabetesspezifische Komplikationen häufig bei Diabetes-Diagnose bereits vorhanden
Therapie	immer Insulin	kann Insulin-pflichtig werden

☞ HLA-Typisierung, Insulin- und C-Peptid-Analysen sowie Bestimmung von Insulinauto-, Inselzell- bzw. GAD-Antikörpern o.ä. sind in der Regel nicht erforderlich!

Zur Problematik der zu späten Diagnose

Jahre liegen, in denen die Krankheit nicht erkannt und nicht behandelt wurde. Diesem Mißstand, der unter anderem zum frühen Auftreten von Gefäßkomplikationen führt (siehe unten), muß durch Ausschöpfung aller zur Verfügung stehenden Früherfassungsmaßnahmen (z.B. mit dem in Deutschland alle zwei Jahre möglichen „Check up“ der über 35jährigen) begegnet werden. Dies ist dringend erforderlich, da auf die Erkennung des Typ-2-Diabetes anhand der „klassischen“ Diabetes-Symptome – wie vermehrtes Wasserlassen, Durst, Müdigkeit, Gewichtsabnahme – kein Verlaß ist: Diese Zeichen werden bei der Manifestation des Typ-2-Diabetes nur bei ca. einem Drittel der Patienten beobachtet, während sie bei Typ-1-Diabetikern praktisch nur sehr selten fehlen.

II. Therapie

1. Schulung und Beratung

Die Aufgaben des Arztes bei der Behandlung von Diabetikern sind der **Tabelle 11** zu entnehmen. Nach der Diagnose spielt die Schulung eine entscheidende Rolle. Hier kann im Einzel- und im Gruppenunterricht den Patienten der nötige Stoff nahegebracht werden. Es existiert eine Fülle von Modellen für Schulungskurse, so auch seit längerem für Typ-2-Diabetiker. Allen derartigen Bemühungen ist gemeinsam, dass die so eminent wichtigen Schulungsinhalte „herübergebracht" werden sollen – von Arzt, Diabetes-Beraterin, Diabetes-Assistentin und Diätassistentin zum Patienten, dies alles in möglichst einfacher und überzeugender Form. Auch das Engagement von Psychologen kann hier viel bewirken: Gelingt es doch oft erst z.B. durch verhaltenstherapeutische Maßnahmen, die Compliance, also die Bereitschaft zur Mitarbeit seitens des Patienten, zu erhöhen und den nötigen Schulungserfolg zu erzielen [Strian, Waadt]. Die wichtigsten Unterrichtsinhalte der Diabetiker-Schulung sind der **Tabelle 12** zu entnehmen. Im wesentlichen geht es dabei um die Erklärung des Wesens der Stoffwechselstörung und der Vorteile der Behandlung, um die Diätberatung und den Umgang mit Arzneimitteln, um die Vermeidung einer allfälligen Hypoglykämie oder eines Komas, um die Fußpflege, um die Vermeidung von Komplikationen durch adäquate Lebensweise, Muskelarbeit und Sport sowie um sozialmedizinische Aspekte. Die Durchführung von Selbstkontrollen ist den Patienten nahezubringen (**Tab. 13**). Für den Typ-2-Diabetiker kommen dabei in erster Linie die ersten drei Spalten der Tabelle (Diät, Tabletten, Insulin [feste Dosis]), zunehmend

Einzel- und Gruppenunterricht

Schulungsziele

Zur Bedeutung der Selbstkontrollen

Tabelle: 11

Aufgaben des Arztes bei der Behandlung von Diabetikern

- Sicherung der Diagnose
- Schulung des Patienten*
- Altersentsprechende Diabetes-Einstellung
- Regelmäßige Stoffwechselkontrollen und Beratung

* Schulung des Patienten:
im Einzelunterricht
im Gruppenunterricht
mit spezifischen Broschüren, Filmen (Video), Tonbildschau, Schallplatten usw.

Unterstützt durch Diabetes-Berater(in), Diabetes-Assistent(in) oder Diätassistentin, Laborpersonal.

Tabelle: 12

Unterrichtsinhalte der Diabetiker-Schulung
• Erklärung des Wesens der Stoffwechselstörung • Wichtigkeit und Vorteile der Diabetes-Behandlung
• Grundlagen der Diät/Ernährung • Umgang mit Tabletten
• Technik der Insulin-Spritze bzw. des Pens • Effekte und Gefahren der Insulin-Behandlung
• Wesen, Prävention und Behandlung der Hypoglykämie • Wesen und Prävention des diabetischen Komas
• Fußpflege • Komplikationen
• Lebensweise • Muskelarbeit/Sport • Sozialmedizinische Aspekte

aber auch die Spalte 4 mit der angepassten Insulindosis in Betracht. Grundsätzlich hat zu gelten, dass bei Typ-2-Diabetikern mit fortschreitendem endogenen Insulin-Mangel und mit der allmählichen Notwendigkeit zur Insulin-Behandlung die Art der Selbstkontrollen vom Harnzucker zum Blutzucker hin sich wandelt. Je jünger, je schlanker, je Insulin-empfindlicher und je Insulin-bedürftiger ein Typ-2-Diabetiker ist, desto eher soll er Blutzucker-Selbstkontrollen durchführen.

Harn- oder Blutzucker?

Die Vor- und Nachteile der Harn- und Blutzucker-Selbstkontrollen sind der **Tabelle 14** zu entnehmen. Es ist evident, dass die Harnzucker-Kontrollen einfacher (und im übrigen auch billiger) sind. Auch ist es natürlich für den Patienten angenehmer, wenn das Meßsubstrat nicht wie bei der Blutzucker-Selbstkontrolle durch die Verletzung am Finger oder am Ohrläppchen gewonnen wird (allerneueste Blutzuckermessgeräte erlauben allerdings eine Abnahme minimaler Blutmengen auch z.B. am Arm oder an der Wade). Andererseits können aber mit dem Harnzucker-Test keine hypoglykämischen Zustände erfaßt werden – der entscheidende Nachteil der Harnzucker-Selbstkontrolle. Deswegen müssen – wie oben betont – alle Hypoglykämie-gefährdeten Patienten – und das trifft oft nicht nur allein auf die Insulin-therapierten, sondern auch auf die mit Sulfonylharnstoff behandelten Diabetiker zu – mit Blutzucker-Selbstkontrollen die Bemühungen des Arztes um eine gute Diabetes-Einstellung ergänzen. Mit dieser Art der Mitarbeit lässt sich die Insulin-Anpassung viel besser durchführen sowie das Blutzucker-Tagesprofil –

Hypoglykämien nur am Blutzucker erkennbar

Tabelle: 13

Häufigkeit von Selbstkontrollen

Kontrollart	Körper-gewicht	Harn-zucker	Blut-zucker	Azeton	zum Arzt
Behandlungsart					
Diät (allein)	1–3 x wö.	3 x wö. pp	meist entbehrlich	entbehrlich	alle 8 Wochen
Tabletten	1–2 x wö.	3 x wö. pp	2 x wö. nü. und pp	bei Verschlechterung	alle 4-6 Wochen
Insulin feste Dosis	1 x wö.	3 x wö. nü.	1 Tagesprofil wö. 2 x nü. und pp wö.	bei Harnzucker über 2 %	
Insulin Dosisanpassung	1 x wö.	3 x wö. nü.	2 x tägl. vor dem Spritzen 2x pp wö.	bei Übelkeit, Fieber Erbrechen	alle 4-6 Wochen oder öfter
Insulin-Pumpe	1 x wö.	1 x tägl.	vor jeder Mahlzeit 2 x pp und spätabends wö.		

wö = wöchentlich, nü = nüchtern,
pp = 1 h oder 2 h postprandial (z. B. im Wechsel durchführen)

einschließlich eventueller Hypoglykämien – beurteilen. Eine Art „Integral" der Stoffwechselwerte gewinnt man wiederum eher durch die Harnzucker-Kontrolle eines Sammelurins als durch einzelne Blutzucker-Werte. Die Reproduzierbarkeit, die Kosten sowie die Vor- und Nachteile der diagnostischen Tests sind den **Tabellen 15, 16** und **17** zu entnehmen. Die darin gemachten Aussagen können auch für die Bedeutung von Blutzucker, Harnzucker, Hb_{A1}/Hb_{A1c} bei der Diagnostik herangezogen werden. Die wichtigste Aussage ist, dass die Reproduzierbarkeit der verschiedenen Parameter im Nüchternzustand gut, in der postprandialen Situation

Nüchtern oder postprandial?

Tabelle: 14

Harnzucker- und Blutzucker-Selbstkontrolle

Vor- und Nachteile der Harnzucker-Selbstkontrolle

+ Einfache Bestimmungsmethode (Teststreifen)
+ Überblicken eines großen Zeitraumes (Stunden), kurze Zeitspannen → Spontanurin
+ Kein Stechen des Patienten
+ Einfache Selbstkontrolle
- HZ-Werte durch Patienten beeinflußbar
- Harnsammeln und Volumenmessung
- Kein Erfassen hypoglykämischer Zustände
- Nierenschwelle ist keine Festgröße
  → falsch-positive Werte
  → falsch-negative Werte

Vor- und Nachteile der Blutzucker-Selbstkontrolle

+ Aktueller Wert für Insulin-Anpassung
+ Voraussetzung zur intensivierten Insulin-Therapie
+ Quantitative Erfassung (Teststreifen/Gerät)
+ Unabhängig von der Nierenschwelle
+ Beurteilung hypoglykämischer Symptome
+ Beurteilung des Blutzucker-Tagesverlaufs
- Blutgewinnung durch „Stechen" (Schmerz, Neurotisierung)
- Nur momentaner Wert, BZ-Verlauf erfordert mehrere tägliche Werte

Tabelle: 15

Diabetes mellitus: Reproduzierbarkeit diagnostischer Tests

gut	*mäßig*
Harnzucker nüchtern	Harnzucker postprandial
Blutzucker nüchtern	Blutzucker postprandial
HbA_1/HbA_{1c}	oraler GTT

aber nur mäßig ist. Andererseits entgeht aber manche schlechte Stoffwechselsituation bei alleinigen Nüchternbestimmungen der Aufdeckung, da die Stoffwechselentgleisung erst postprandial sichtbar wird [DAVIES]. Hinzu kommt, dass – wie oben bereits erwähnt – gerade die postprandialen Blutzuckerspitzen wegen ihrer Korrelation zur kardiovaskulären Mortalität (HANEFELD u.a.) besonders gefürchtet sind, frühzeitig entdeckt werden müssen und durch adäquate Therapiemassnahmen beseitigt werden sollen.

Tabelle: 16

Diabetes mellitus: Kosten diagnostischer Tests	
Harnzucker (nü u. pp)	billig
Blutzucker (nü u. pp)	aufwendig
HbA_1/HbA_{1c}	teuer
oGTT*	teuer

* bei alleiniger Bestimmung des 2h-Wertes relativ preiswert

Tabelle: 17

Diabetes mellitus: Vor- und Nachteile diagnostischer Tests

	falsch positiv	falsch negativ
Test I		
Harnzucker (nüchtern)	sehr selten	häufig
Harnzucker (postprandial)	gelegentlich	selten
Test II		
Blutzucker (nüchtern)	sehr selten	häufig
Blutzucker (postprandial)	gelegentlich	selten
Test III		
Oraler Glucose-Toleranztest	selten	sehr selten
HbA_1 oder HbA_{1c}	praktisch nie	gelegentlich

N.B. Durch die Einführung der neuen ADA-(und WHO-)Kriterien (**Tab. 9**) wird die Zahl falsch negativer Tests weiter abnehmen

2. Diät (Ernährungs- und Bewegungstherapie)

Diät = Ernährungs- und Bewegungstherapie

Die Diät ist die wichtigste Grundlage der Therapie des Typ-2-Diabetes [MEHNERT]. Diät sollte eigentlich nicht nur als Bezeichnung für die Ernährungstherapie, sondern auch für die Bewegungsbehandlung dienen, da beide Bezeichnungen im alten griechischen Sinne des Wortes diese so wichtige Basis der Behandlung charakterisieren. „Diätetik" ist ja auch definiert als Lehre von der vernunftgemäßen Lebensweise, ausgerichtet auf das körperlich-seelische Wohlbefinden. Natürlich ist die Ernährungstherapie vorrangig und unentbehrlich insbesondere bei jener Form der Zuckerkrankheit, die mit Übergewicht einhergeht und 80 bis 90% der Typ-2-Diabetiker erfaßt. Die Ernährungstherapie hat allen zusätzlichen medikamentösen Behandlungsformen voranzugehen und ist durch körperliche Tätigkeit (mindestens zweimal wöchentlich 10-20 min. „schweißtreibende" körperliche Betätigung mit Pulswerten von 180 minus Lebensalter sowie weitere, weniger anstrengende Bewegung) zu ergänzen (s. auch BYBERG et al.).

Zwei große Studien (DPP von MARRERO et al. sowie DPS von ERIKSSON et al.) haben in jüngster Zeit den großen Nutzen einer intensiven Ernährungs- und Bewegungstherapie für Patienten mit gestörter Glucose-Toleranz (IGT) gezeigt: Im Vergleich zu unbehandelten Kontrollgruppen erkrankten diese Probanden signifikant seltener an einem manifesten Diabetes. Ein ähnlicher günstiger, wenn auch schwächerer Effekt ergab sich auch nach Verabreichung von Metformin und – in einer anderen Studie (STOP-NIDDM-TRIAL von CHIASSON et al.) – nach Gabe von Acarbose (siehe unten).

Energieumsatz und körperliche Tätigkeit

Die alles in allem nicht allzu bedeutsamen Steigerungen des Energieumsatzes durch körperliche Tätigkeiten sind **Tabelle 18** zu entnehmen. Dabei ist allerdings zu bedenken, dass sich die geringen Kalorienverbrauchsziffern bei konstant und kontinuierlich durchgeführter körperlicher Arbeit dann doch zu erheblichen Werten addieren können. Der Leistungszuwachs zum Grundumsatz hängt ab von körperlicher Aktivität (**Tab. 18**), Nahrungszufuhr, Temperaturausgleich, Infektionen, Schwangerschaft und zehrenden Krankheiten.

Körpergewicht und Energiezufuhr

Der zusätzliche Energiebedarf beträgt bei leichter Tätigkeit im Schnitt 32 Kilokalorien pro Kilogramm Sollgewicht, bei mittelschwerer Arbeit 35-40 Kilokalorien, bei schwerer Arbeit 40-50 Kilokalorien. Bei Untergewicht (Body Mass Index < 22) ist eine Erhöhung der täglichen Energiezufuhr um etwa 300 Kalorien, bei Normalgewicht (BMI 22-25) hingegen eine isokalorische Ernährung erforderlich. Bei Übergewicht (BMI 26-28) besteht ein Minderbedarf bis 300 Kalorien täglich und bei Adipositas (BMI mehr als 28) ein solcher bis 500 Kilokalorien täglich. Das Sollgewicht ist das Normalgewicht minus 10% und berechnet sich auch aus der BROCA-Formel: Körpergröße in Zentimetern minus 100 (minus 10% bei Männern und minus 15% bei Frauen).

Tabelle: 18

Steigerung des Energieumsatzes durch körperliche Tätigkeiten

Tätigkeit	kcal/h	kj/h	Zunahme (%)
Schlaf	70	290	–
wach, sitzend	80	330	14
sitzende Arbeit	100	420	42
leichte Tätigkeit	120	510	71
Spazierengehen	200	840	185
schwere Arbeit	500	2100	615
Schwerstarbeit	700	2900	900

Die Berechnung des täglichen Energiebedarfs aufgrund des Leistungszuwachses ist jedoch unbefriedigend, da die Arbeitsverhältnisse in den Berufsgruppen einem ständigen Wandel unterworfen sind und bei einer 35-Arbeitsstunden-Woche die körperliche Betätigung in der Freizeit mehr und mehr an Bedeutung gewinnt. So ist der zusätzliche Energiebedarf beim Sport mit 100 bis 600 Kilokalorien zusätzlich zu berücksichtigen. Die Gesamtenergiezufuhr hat für den Diabetiker eine zentrale diätetische Bedeutung. Anzustreben ist eine ausgeglichene Energiebilanz mit Normalgewicht. Für übergewichtige Diabetiker ist die Gewichtsreduktion das Schlüsselproblem schlechthin, da Überernährung mit Gewichtszunahme und Fettleibigkeit diabetogen ist, die Insulin-Resistenz begünstigt, die insuläre Beta-Zell-Funktion überfordert, die Kohlenhydrat-Toleranz mindert und die Stoffwechsel-Einstellung erschwert. Hinzu kommen die atherogenen Eigenschaften der (Stamm-)Fettsucht. Es entspricht überdies den ärztlichen Erfahrungen und auch entsprechenden Studien (WILLIAMSON et al.), dass der Gewichtsverlust bei übergewichtigen Diabetikern mit einer substantiellen Verringerung der Mortalität einhergeht. Die tatsächliche Energiezufuhr bei Diabetikern in der mittleren Altersgruppe (30 bis 40 Jahre) konnte in einer multinationalen Multicenter-Verzehrstudie kürzlich in Europa dokumentiert werden (TOELLER et al.). Bei diesen allerdings jüngeren Typ-1-Diabetikern lag die durchschnittliche Kalorienaufnahme bei 2.300 Kalorien für Frauen und 2.706 Kalorien für Männer. Bei den in diesem Buch besprochenen Typ-2-Diabetikern ist von deutlich tieferen Kalorienzahlen auszugehen. Im Regelfall dürfte die gewünschte Kalorienaufnahme bei normalgewichtigen älteren Frauen bei 2.000 (oder weniger) und bei Männern bei 2.200 Kalorien (oder weniger) liegen.

Bedeutung der Gesamtenergiezufuhr

Kalorienbedarf und Lebensalter

Die Sporttauglichkeit muß gerade bei älteren Typ-2-Diabetikern streng überprüft werden, um nicht bei vorgeschädigtem Gefäßsys-

Wer ist sporttauglich?

tem durch übertriebene körperliche Tätigkeit Schaden zu stiften. Zu beurteilen sind unter anderem die allgemeine Gefäßsituation (Belastungs-EKG, Blutdruck), die Neuropathie von Herz und Füßen, der Augenhintergrund, die Nierenfunktion und natürlich die metabolische Kontrolle (cave Hypoglykämien). Besonders problematisch ist die Möglichkeit akuter Herzrhythmusstörungen unter Belastung bei Patienten mit autonomer kardialer Neuropathie. Vom Stadium der präproliferativen Retinopathie an sowie bei deutlicher Mikroalbuminurie sollte die sportliche Belastung ebenfalls unbedingt eingeschränkt werden [STANDL et al.].

Vom metabolischen Nutzen der Gewichtsreduktion

Auch wenn zusätzlich Arzneimittel eingesetzt werden, muß die Ernährungstherapie erhalten bleiben. Weder Tabletten noch Insulin können hierfür als Ersatz gelten, zumal durch eine Reduktionskost die einzige Möglichkeit gegeben ist, wenigstens den erworbenen Anteil der oben beschriebenen Insulin-Resistenz zu bekämpfen und die übrigen Parameter des metabolischen Syndroms und des Typ-2-Diabetes zu verbessern. **Abbildung 13** ist zu entnehmen, was eine Gewichtsabnahme bei übergewichtigen Patienten zu erreichen vermag [MEHNERT]. Es zeigt sich, dass innerhalb eines Jahres in Abhängigkeit von der erzielten Gewichtsabnahme in Kilogramm fast alle Patienten von der ursprünglichen Insulin- und Tabletten-Behandlung umgestellt und auf Diät allein eingestellt werden konnten. Zumindest aber ergaben sich Verschiebungen von der Insulin-Therapie zu den Tabletten oder von einer Kombinationstherapie der Tabletten auf eine einzelne Tablettensorte.

Wege und Ziele der Ernährungstherapie

Nutzen der mediterranen Küche

Reduzierung des Nahrungsfettes als oberstes Gebot

Die Wege und Ziele der Ernährungstherapie bei Diabetikern sind den **Tabellen 19** und **21** zu entnehmen [Literatur bei LAUBE und MEHNERT, MEHNERT bzw. TOELLER]. Die Verteilung der Nährstoffe sollte 50 bis 55% Kohlenhydrate, 30 bis 35% Fett und 15% Eiweiß an den Gesamtkalorien betragen. Die daraus resultierende kohlenhydratreiche, fettarme und Eiweiß-beschränkte Kost soll sich der mediterranen Küche annähern – mit Gemüse, Obst und Teigwaren, Ölen mit mehrfach oder auch einfach ungesättigten Fettsäuren (z.B. Olivenöl) [GUMBINER et al.] sowie magerem Fleisch und Fisch als Eiweißträger. Eine wichtige Ernährungsstudie zeigte überdies, dass bei Typ-2-Diabetes eine oleinsäurereiche mediterrane Ernährung im Vergleich zu einer linolsäurereichen Ernährung das Atheroskleroserisiko durch Verminderung von Chylomikronen-Partikeln verringern kann (MADIGAN et al.). Beim Typ-2-Diabetiker gilt es in erster Linie, auf eine bedarfsgerechte Energiezufuhr (bei den übergewichtigen Patienten zum Zweck der Gewichtsabnahme!) zu achten. Eine unterkalorische Diät, häufig beginnend mit 1.000 bis 1.200 Kalorien, steht also beinahe immer am Beginn der Behandlung. Neue ernährungsphysiologische Untersuchungen haben erkennen lassen, dass eine erfolgreiche Gewichtsabnahme mit der Reduzierung des Fettgehaltes der Nahrung steht und fällt. Das wichtigste Gebot der Diabetes-Diät

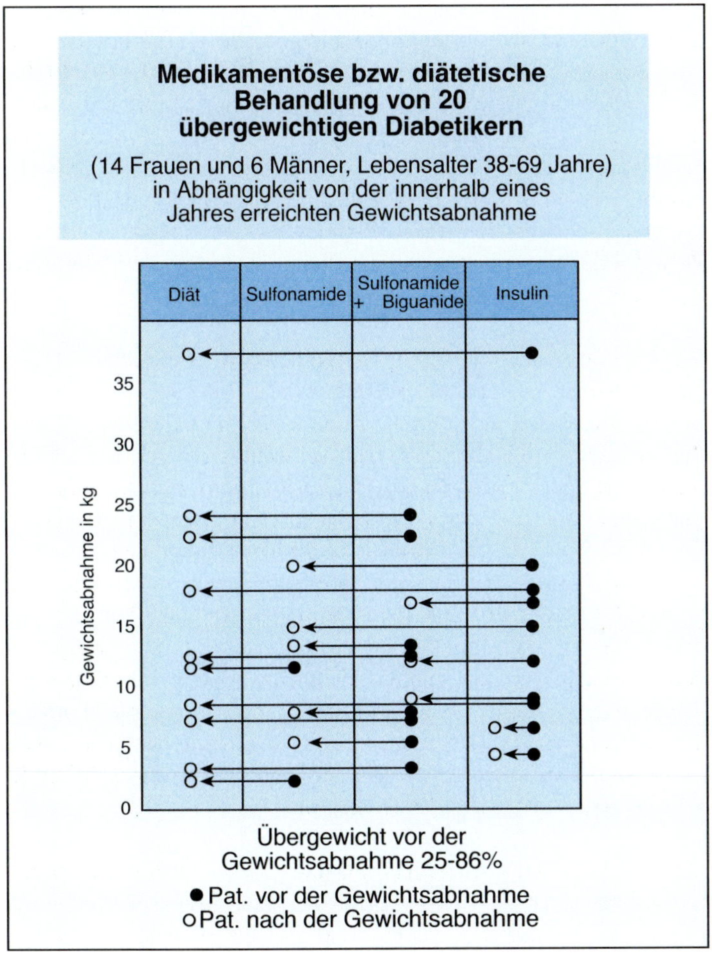

Abb. 13: Medikamentöse bzw. diätetische Behandlung von 20 übergewichtigen Diabetikern (14 Frauen und 6 Männer, Lebensalter 38-69 Jahre) in Abhängigkeit von der innerhalb eines Jahres erreichten Gewichtsreduktion in Kilogramm

liegt also sicher in der Forderung, den Fettgehalt der Kost mit 30% der Gesamtkalorien (allenfalls 35%) nicht überschreiten zu lassen. Swinburn et al. betonen erneut die zwingenden Zusammenhänge zwischen Gewichtszunahme und Verschlechterung der Glucosetoleranz. In Überinstimmung mit vielen anderen Autoren empfehlen sie als Prävention und Therapie der Wahl die Reduzierung der täglichen Fettaufnahme. Die in **Abbildung 14** wiedergegebenen Ernährungstipps zur Senkung des Körpergewichts und der erhöhten Blutfette sind für den Patienten besonders hilfreich.

Wieviele Mahlzeiten?

Das Gebot, viele kleine anstelle weniger großer Mahlzeiten zu verabreichen, ist in jüngster Zeit eher umstritten [Arnold et al.], gilt aber zumindest für medikamentös behandelte Hypoglykämie-ge-

Abb 14: Ernährungstipps zur Senkung de

Fleisch, Wurst

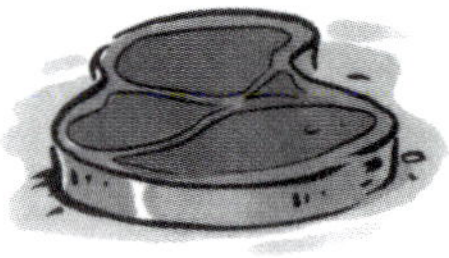

Filet, junges Lamm

Wild, Schinken, Schweine-, Rind-, Kalbfleisch

Fertigsaucen, Innereien (Herz, Leber, Nieren), fette Fleisch- und Wurstsorten, Hackfleisch

Fisch, Meeresfrüchte

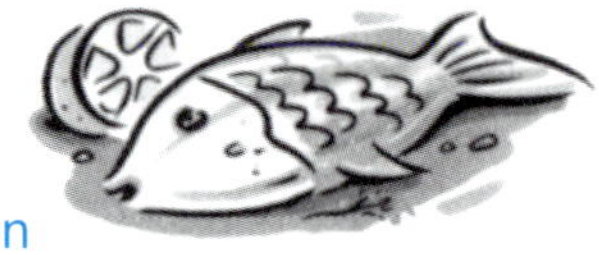

magere Fischsorten (Kabeljau, Scholle, Seelachs), Fischfilet

Scampi

Fischkonserven, -salate, Sardellen, Hering, Aal, Forellenfilet, Muscheln, Krabben, Hummer, Fischstäbchen

Milch, Käse, Eier

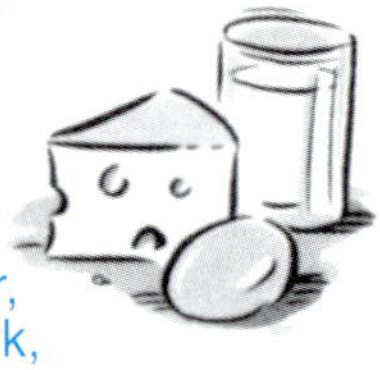

Entrahmte Milch, Kefir, Dickmilch, Magerquark, Hüttenkäse, Eiweiß

Halbentrahmte Milch, Joghurt 3,5%, Saure Sahne 10%, Käse bis 30% Fett

Vollmilch, Sahnequark, Schlag- und Kaffeesahne, Eigelb, Crème fraîche, Käsesorten über 40% Fett

Gemüse, Salat, Obst

Frisches Obst, Salat, frisches Gemüse

Trockenobst, Avocados, Oliven, Pilze, Spargel, Grünkohl, Spinat

Gemüsekonserven

Brot, Gebäck, Nährmittel

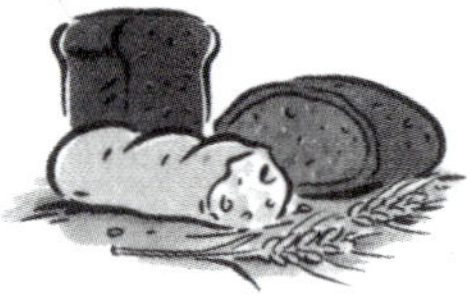

Vollkornprodukte, dunkles Brot, Weißbrot, Brötchen, Naturreis, Hartweizennudeln

fettarmes Hefegebäck

Hefegebäck, Blätterteig, Kuchen, Eigerteigwaren, Creme- und Sahnetorten

Brotaufstrich

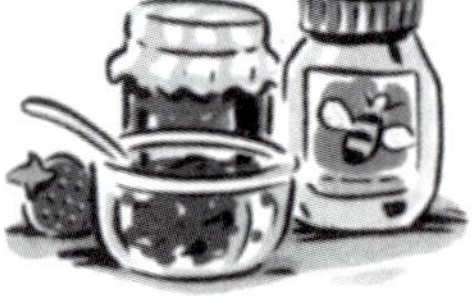

Marmelade, Gelee, Honig,Sirup (nur in kleinen Mengen wegen Blutzuckersteigerung)

Schoko- oder Nußcreme

Empfehlenswert ! Nur in kleinen Mengen erlaubt ! Nicht empfehlenswert !

örpergewichts und der erhöhten Blutfette

Geflügel

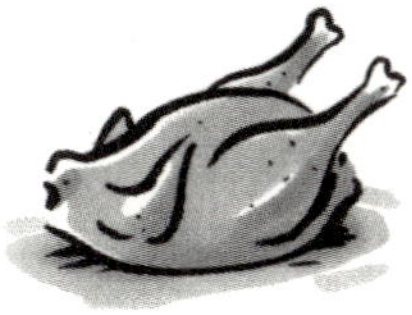

Huhn, Pute (ohne Haut)

Geflügelwurst

Gans, Ente

Fett, Öl

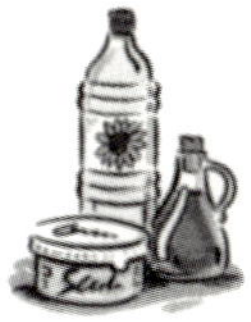

Distelöl, Weizenkeimöl, Sojaöl, Sonnenblumenöl, Olivenöl, Diätmargarine

Speiseöl, Tafelöl, Pflanzenmargarine mit z.T. gehärteten Fetten, Butter, Schmalz, Speck, Kokosfett

Nüsse

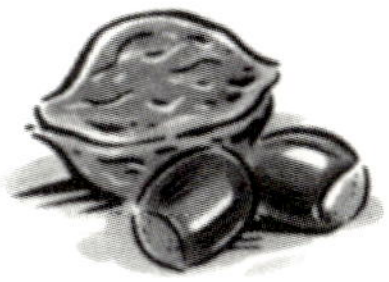

Walnüsse, Haselnüsse

Pistazien

alle übrigen Nußarten

Kartoffeln

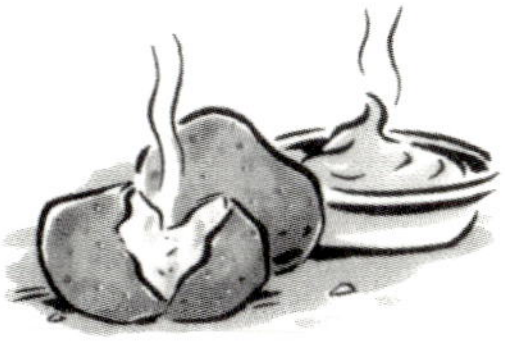

Salzkartoffeln, Pellkartoffeln, Kartoffelpüree, -klöße

Pommes frites, fritierte Kartoffeln, Bratkartoffeln, Kartoffelpuffer, -chips

Getränke

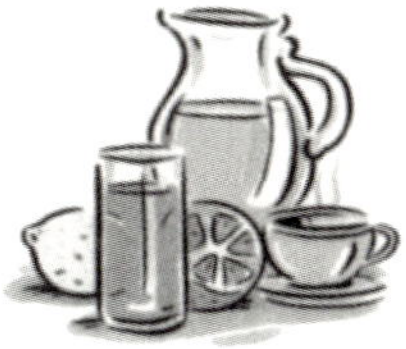

Wasser, Tee, Kaffee, Gemüsesäfte, naturreine Obstsäfte

alkoholische Getränke (Wein, Bier, Sekt), Buttermilch

Limonade, Cola, Liköre, Kakaogetränke, „harte“ Alkoholika

Süßwaren, Zucker

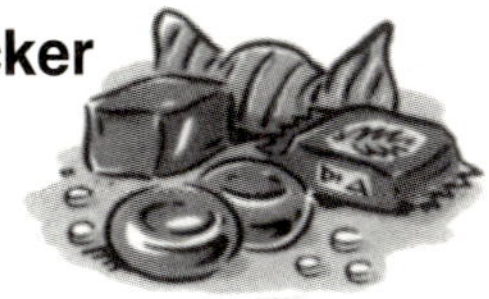

saure Drops, Husten- und Malzbonbons, Süßstoff, Sorbet

Pudding aus fettarmer Milch

Schokolade, Nougat, Marzipan, Pralinen, Eiscreme

Tabelle: 19

Wege der Ernährungstherapie bei Diabetikern

1. Aufteilung der Nährstoffe
2. Deckung des Energiebedarfs
3. Vermeidung von Hyper- und Hypoglykämien (Adjustierung der medikamentösen Therapie und der körperlichen Arbeit an die Diät, Verabreichung vieler kleiner Mahlzeiten, Vermeidung von Zucker vom Glucose-Typ, Beachtung der unterschiedlichen Digestion und Resorption von Kohlenhydraten, Einsatz von Ballaststoffen, Berücksichtigung der blutzuckersenkenden Wirkung von Alkohol)
4. Einsatz von diätetischen Lebensmitteln (nur ausnahmsweise und in engen Grenzen)
5. Vermittlung des diätetischen Wissens an den Patienten
6. Berechnung der Kost und Einhaltung der Diät durch den Patienten

fährdete Typ-1- und Typ-2-Diabetiker. Lediglich bei allein mit Diät und mit Acarbose, Miglitol, Metformin oder Glitazonen behandelten übergewichtigen Patienten kann man – auch auf Wunsch des Patienten – die Reduktionskost auf drei Mahlzeiten aufteilen, um die Nahrungsportionen nicht zu klein werden zu lassen. Gleiches gilt für die Glinide, deren Einnahme ja auf die gewünschten Mahlzeiten abgestimmt ist (siehe unten). Beim Einsatz von blutzuckersenkenden Sulfonylharnstoffen oder Insulin (Hypoglykämie-Gefährdung!) ist aber in der Regel auf der Verteilung auf mindestens sechs Nahrungsportionen zu bestehen, um keine allzu langen Intervalle zwischen den Mahlzeiten und damit die Gefahr von Hypoglykämien zu bewirken. In einer Studie von SPEECHLY et al. konnte in einem kontrollierten Versuch überdies gezeigt werden, dass häufige kleine Mahlzeiten den Appetit dämpfen. Geringere Schwankungen des Insulinspiegels könnten nach Ansicht der Autoren hierbei eine Rolle spielen. Für alle Diabetiker hat zu gelten, dass Zucker vom Glucose-Typ – also auch Saccharose und Maltose – eher zu meiden sind, selbst wenn kleine Portionen – etwa in einem Stück Kuchen – mit Sicherheit keinen Schaden stiften können (**Tab. 20**). Es ist aber aus psychologischen Gründen wohl nicht gut, wenn man den Patienten gleichsam die Zufuhr kleiner Zuckermengen erlaubt oder gar empfiehlt und dann aber darauf besteht, dass die gleichen Zucker – z.B. in Lösung im Kaffee oder Tee – strikt unerwünscht sind. Diesen Widerspruch verstehen viele Patienten nicht. Sie haben überdies die Möglichkeit, ihr Süßungsbedürfnis mit Süßstoffen (Cyclamat, Saccharin, Acesulfam, Aspartame, Thaumatin, Neohesperidin) oder gegebenenfalls mit Fructose zu decken. Bei der Fructosegabe ist allerdings zu beachten, dass dieser Zucker voll in die Kalorienberech-

Zucker vom Glucose-Typ möglichst meiden!

Diätetische Lebensmittel: nur wenige sind nützlich

Tabelle: 20

Einflüsse auf die Blutzuckerwirksamkeit von Kohlenhydraten in der Nahrung [LAUBE und MEHNERT]
Physikalische Beschaffenheit – roh – gekocht – flüssig – Temperatur
Ballaststoffe – Quell-Ballaststoffe – Faser-Ballaststoffe
Kombination mit anderen Nährstoffen – Fett – Eiweiß
Hemmstoffe der Kohlenhydratdigestion – Enzyminhibitoren (a-Glucosidase-Hemmer)
Art der Kohlenhydrate – Glucose – Fructose – Polysaccharide – Zuckeralkohol
Mahlzeitenvolumen
Tageszeit

Tabelle: 21

Ziele der Ernährungstherapie bei Diabetikern
1. Qualitativ vollwertige Ernährung 2. Bedarfsgerechte Energiezufuhr 3. „Geregelte" Ernährung zur Stabilisierung des Stoffwechsels 4. Reduktion des Risikos chronischer Spätschäden 5. Berücksichtigung individueller Ernährungsgewohnheiten im Rahmen der Diätverordung

nung eingeht, so dass in der Regel den kalorienfreien Süßstoffen der Vorzug zu geben ist. Von den übrigen diätetischen Lebensmitteln kommen allenfalls Diabetiker-Konserven in Betracht, die gerade dem alleinstehenden Patienten das Diätregime zu meistern helfen. Sonstiges wie Diabetiker-Spirituosen oder spezielle Diabetiker-Lebensmittel (Mehl, Nudeln, andere Teigwaren etc.) ist abzulehnen, da diese Getränke und Lebensmittel sowieso in die Berechnung eingehen müssen und überdies unnütz teuer sind. Auch ist die Anreicherung mancher Diabetiker-Lebensmittel mit Eiweiß durchaus nicht erwünscht, da 15% Eiweiß an der Gesamtkalorienmenge (siehe oben) nicht überschritten werden sollten: Hat sich doch gezeigt, dass eine sehr eiweißreiche Kost der Entstehung der diabetischen Nierenerkrankung – vor allem bei bereits bestehendem Nierenschaden – Vorschub leistet [BENDING et al., BRENNER et al.].

Nutzen der Ballaststoffe

Ballaststoffe sind – auch wegen der bei älteren Patienten oft zu registrierenden Obstipation – in der Kost sehr erwünscht. CHANDALIA et al. konnten neuerdings wieder zeigen, dass eine hohe Zufuhr von Ballaststoffen mit der Nahrung die Blutzuckerkontrolle verbessert und die Hyperinsulinämie vermindert. Ebenso günstig wurden die Plasmalipid-Konzentrationen bei Patienten mit Typ-2-Diabetes beinflusst. In einer Übersichtsarbeit hat SUTER zur Problematik von „Diabetes und Vitaminernährung" Stellung genommen. Er kommt

Zusätzliche Vitamine?

dabei zu dem Schluß, dass bei einer Nährstoffzufuhr gemäß den aktuellen Empfehlungen und bei optimaler Blutzuckerkontrolle bei Diabetikern ein Nährstoffmangel und auch ein Vitaminmangel nicht häufiger anzutreffen ist als bei Nichtdiabetikern. Lediglich wenn durch Hyperglykämie und anfallenden oxidativen Streß eine besondere Situation entsteht, ist die Einnahme niedrig dosierter Supplemente antioxidativ wirksamer Vitamine (z.B. Vitamin C und E) von Vorteil. Während Phasen von krankheitsbedingter verminderter Nahrungszufuhr oder auch bei saisonal bedingter verminderter Verfügbarkeit von frischem Gemüse und Früchten vermag eine niedrig dosierte Einnahme eines Multivitaminpräparats hilfreich zu sein. Stets sollte jedoch mit ärztlicher Hilfe die Verbesserung der Nährstoff- und Vitaminzufuhr aus der Nahrung selbst angestrebt werden.

Vorsicht bei Alkoholgenuß

Alkohol sollte nur in kleinen Mengen – wenn überhaupt – genossen werden. Es ist zu bedenken, dass nach Alkoholabusus unerwartete Hypoglykämien die Folge sein können, dass Alkohol erhebliche Kalorienmengen enthält und dass dieses Genußgift auch neurotoxisch wirksam sein kann. Letzteres ist im Zusammenhang mit der so häufigen diabetischen Polyneuropathie eine besonders unglückliche Kombination.

Wirkt Alkohol diabetogen?

WEI et al. beobachteten ein erhöhtes Risiko, an einem Typ-2-Diabetes zu erkranken, vor allem bei Männern mit hohem Alkoholkonsum. Diese konnten ihr Risiko, einen Typ-2-Diabetes zu entwickeln, verringern, wenn sie weniger trinken. Im Gegensatz hierzu stehen die Ergebnisse einer großen prospektiven 12-Jahres-Studie von CONIGRAVE et al. Diese Autoren berichten, dass bei regelmäßiger Zufuhr von 15–29 g Alkohol pro Tag ein 36% niedrigeres Risiko, einen Typ-2-Diabetes zu entwickeln, besteht als bei Personen, die Alkohol völlig mieden. Möglicherweise erklären die unterschiedlichen Alkoholmengen die Diskrepanz zwischen beiden Studien.

Die medikamentöse Therapie der Adipositas teilt sich in zentralwirksame Appetitzügler und – seit 1998 – in Substanzen, die der Fettverdauung lokal entgegenwirken. Mit der irreversiblen Hemmung der Pankreas-Lipase durch Orlistat wird die selektive Verdauung des mit der Nahrung zugeführten Fetts blockiert [TOPLAK]. Das unverdaute Fett wird in Form einer gesteigerten Steatorrhoe wieder ausgeschieden, so dass die Maldigestion des Nahrungsfetts bei ca. 30% der zugeführten Fettmenge liegt. Dies bedeutet, dass auch unter dieser Therapie selbstverständlich ungezügeltes Essen nicht am Platze ist, da sonst die Nebenwirkungen unerträglich werden. Diese Art der „Patientenschulung“ scheint zu einer besseren Compliance zu führen. Die durchgeführten 1- bis 2-Jahresstudien (insgesamt liegen kontrollierte Daten von mehr als 30.000 Patienten vor) haben ergeben, dass es bei einer Dosierung von 3 x 120 mg Orlistat zu einer schnelleren und länger anhaltenden Reduktion des Körpergewichtes kommt. In Verbindung mit einer hypokalorischen Kost betrug die nach einem Jahr erzielte durchschnittliche Gewichtsreduktion aller Patienten unter Orlistat 10,2 Kilo, unter Placebo 6,1 Kilo [SJÖSTRÖM et al.]. Im Rahmen einer Kohortenstudie mit 15.549 Patienten betrug die Gewichtsreduktion 10,7% bei einer Therapiedauer von 7 Monaten. 87% erreichten einen Gewichtsverlust von ≥ 5% und 51% der Patienten erzielten eine Reduktion von ≥ 10% bei einer Therapiedauer von 7 Monaten [WIRTH et al.].

Medikamentöse Behandlung der Adipositas

Erfolge mit Orlistat

Die Behandlung mit dem Medikament führt zusätzlich zu einer deutlichen Verbesserung einiger Herz-Kreislauf-spezifischer Risikofaktoren – insbesondere der Gesamtcholesterin-, LDL-Cholesterin- und Insulin-Werte. Die Ergebnisse der veröffentlichten Studien zeigten, dass die Einnahme von Orlistat vergleichsweise eine höhere Risikofaktor-Reduktion erzielte als durch die Gewichtsabnahme allein zu erklären wäre [SJÖSTRÖM et al., DAVIDSON et al.]. Insbesondere die deutliche und anhaltende Senkung des Insulin-Spiegels ist um so bedeutsamer, als andere Autoren hohe Insulin-Werte in Zusammenhang mit ischämischen Herzkrankheiten, Insulin-Resistenz und übergewichtsbedingten Bluthochdruck gebracht hatten (siehe oben). Im ersten Studienjahr wurde in der Verum-Gruppe außerdem eine signifikante grössere Senkung des systolischen und diastolischen Blutdrucks sowie – nach zwei Jahren – des durchschnittlichen Hüftumfangs verzeichnet. Die Gesamtcholesterin- und LDL-Cholesterin-Werte nahmen unter Orlistat-Therapie ab, während sie in der Placebogruppe sofort anzusteigen begannen, obgleich auch diese Patienten Gewicht verloren. Auch sieben randomisierte klinische Studien mit 2.500 adipösen Typ-2-Diabetikern zeigen eine klinisch signifikante Gewichtsreduktion mit gleichzeitiger Verbesserung des Blutzuckers und der Lipid-Stoffwechsellage mit entsprechender Notwendigkeit zur Reduktion der antihyperglykämischen Medikation [HOLLANDER et al., KELLY, MILES]. Die Autoren weisen ausdrücklich darauf hin, dass die Ergeb-

Antiatherogene Eigenschaften von Orlistat

Besserung der Diabetes-Einstellung

nisse neue Perspektiven in der Therapie der adipösen Typ-2-Diabetiker aufzuzeigen vermögen. Ein ergänzender Zulassungsantrag bei der FDA und der EU-Behörde wurde vom Hersteller im März 2001 eingereicht. Auch wenn Orlistat die Fettaufnahme um rund 30% vermindert, lagen die Serumwerte der fettlöslichen Vitamine und von Beta-Carotin in beiden Patientengruppen im Normbereich. Orlistat ist in über 100 Ländern weltweit zugelassen. Derzeit liegen Erfahrungen mit über 8.500.000 Patienten vor, die die Substanz in mehr als 100 Ländern verordnet erhielten. Die Studien haben aber auch gezeigt, dass diätetische und verhaltenstherapeutische Bemühungen parallel betrieben werden müssen, um den Gewichtsverlust zu stabilisieren und die Rückfallquote zu vermindern [SCHUSDZIARRA].

8.500.000 Patienten in mehr als 100 Ländern

Zur Problematik der Appetitzügler

Unter den Appetitzüglern haben die Amphetamine sowie das Fenfluramin bzw. das Dexfenfluramin lange Zeit die Szene beherrscht. Es zeichneten sich jedoch Suchtgefahren und andere Risiken (Herzklappenschäden, pulmonale Hypertonie) ab, die letztlich zur Zurücknahme aller dieser Substanzen vom Markt geführt hat.

Sibutramin mit dualem Wirkansatz

Im Vordergrund des Interesses steht jetzt sicherlich das neue Adipositas-Medikament mit dualem Wirkansatz, das Sibutramin [KRETZSCHMAR, HEAL et al., LEAN]. Sibutramin hemmt sowohl die Wiederaufnahme von Noradrenalin als auch von Serotonin im Hypothalamus. Dadurch werden das Sättigungsgefühl verstärkt und die Thermogenese erhöht. Die Substanz hat demnach einen dualen Wirkungsmechanismus: Man kann einerseits die Energiezufuhr verringern und andererseits den Energieverbrauch erhöhen. In klinischen Studien konnte dadurch unter gleichzeitigen Ernährungsumstellungen ein signifikanter zusätzlicher gewichtsreduzierender Effekt erzielt werden. Die Substanz hat nach KRETZSCHMAR ein hohes Sicherheitsprofil, kein Suchtpotential und ist in den klinischen Untersuchungen bislang gut vertragen worden. Vor einem unsachgemäßen Gebrauch des Appetitzüglers warnt allerdings die Arzneimittelkommission der deutschen Ärzteschaft. Es muß auch bei einer Einnahme von Sibutramin eine spezielle Diät eingehalten werden. Typische Nebenwirkungen des Medikaments sind unter anderem Herzrasen, Bluthochdruck, Schwindel, Schlaflosigkeit, Kopfschmerzen und Hautausschlag. Auch die persönliche Leistungsfähigkeit, z.B. im Straßenverkehr und bei der Bedienung von Maschinen, kann beeinträchtigt sein. „Die Therapie darf in jedem Fall nur unter ärztlicher Kontrolle stattfinden", so die Arzneimittelkommission in einer Patienten-Information. In bestimmten Fällen darf Sibutramin auf keinen Fall eingenommen werden. Bei Herzerkrankungen, schweren Leber- und Nierenfunktionsstörungen, nach Schlaganfällen, bestehendem Bluthochdruck sowie während Schwangerschaft und Stillzeit rät die Kommission dringend von einer Einnahme des Präparates ab. Nur unter besonderer Vorsicht darf

Verlautbarung der Arzneimittelkommission

Sibutramin eingenommen werden, wenn bereits einmal Bluthochdruck bestanden hat, bei einer Augenkrankheit wie dem Grünen Star sowie bei Neigung zu Krampfanfällen. Die Behandlung mit dem Medikament sollte grundsätzlich nicht länger als ein Jahr andauern, da für einen längeren Zeitraum noch keine ausreichenden Daten vorliegen.

Studien mit Sibutramin

In mehr als zehn Placebo-kontrollierten klinischen Studien mit über 6.000 Patienten wurde Sibutramin inzwischen getestet. Die Behandlungsdauer betrug zwischen drei Monaten und einem Jahr. Allen Patienten wurde gleichzeitig eine kalorienreduzierte Ernährung empfohlen. Meistens sind bereits nach einer Woche die ersten gewichtsreduzierenden Effekte der Therapie zu beobachten. Ein Wirkungsmaximum tritt in der Regel nach drei bis sechs Monaten auf. Wird die medikamentöse Therapie fortgesetzt, kann der Gewichtsverlust gehalten werden. Auch hier ist zu betonen, dass natürlich der Langzeiterfolg bei den adipösen Patienten entscheidend ist. Wenn man die Responder-Raten betrachtet, so zeigt sich, dass unter 10 mg Sibutramin 30% der Patienten ihr Körpergewicht um mindestens 10% verringerten, unter 15 mg Sibutramin waren es sogar 39%. Bei Placebo wurden 8% beobachtet. Diese Studie zeigte im übrigen auch, dass Therapie-Responder bereits in den ersten vier Wochen zu erkennen sind: Wer nach dieser Zeit zwei oder mehr Kilo abgenommen hatte, der konnte mit einer erfolgreichen Langzeit-Therapie rechnen. Interessant ist, dass vor allem das Verhältnis von Taillen- zu Hüftumfang beeinflusst wurde und dass die so gefürchteten atherogenen abdominellen Fettdepots verringert werden konnten (vgl. S. 24). Damit ließ sich in Abhängigkeit vom Gewichtsverlust auch ein günstiger Einfluß auf verschiedene andere kardiovaskuläre Risikofaktoren nachweisen: Die Triglycerid-Spiegel sanken ebenso wie die Gesamt-Cholesterin-Werte und die LDL-Spiegel. Auch die Nüchtern-Blutglucose-Spiegel, die Insulin-Spiegel und die Harnsäurewerte wurden verringert, was angesichts der Reduzierung des Körpergewichts im Bereich der Stammfettsucht nicht zu verwundern ist.

Beeinflussung kardiovaskulärer Risikofaktoren

Berechnung der Kost

Natürlich muß das diätetische Wissen an den Patienten sachgemäß vermittelt werden (siehe oben), der dann die Berechnung der Kost und die Einhaltung der Diät durchzuführen hat. Ob man die Kohlenhydrate nach BE (Brot-Einheit oder Berechnungs-Einheit, definiert nach TOELLER et al. als 10-12 g Kohlenhydrate) berechnen lässt oder insgesamt eine Kalorienkalkulation durchführt, ist letztlich unerheblich. Entscheidend ist, dass der Patient mit seiner Diät zurechtkommt und die entsprechenden Kriterien erfüllt: Die Ergebnisse der Personenwaage sind bei den übergewichtigen Patienten wichtiger als die der Küchenwaage! Mit anderen Worten, es bringt wenig Sinn, eine Diät minutiös zu berechnen und dann durch gelegentliche Fehler doch die Kalorienzufuhr ungünstig zu beeinflussen. Anderer-

Personenwaage wichtiger als Küchenwaage

seits kann man aber die von den Patienten durchgeführte Ernährungstherapie als hinreichend wirksam bezeichnen, wenn der übergewichtige Patient allmählich abnimmt und wenn keine allzu starken Blutzuckerschwankungen vorliegen. Derzeit wird im allgemeinen empfohlen, dass allein mit Diät oder zusätzlich mit nichtinsulinotropen Antidiabetika (Acarbose, Miglitol, Metformin, Glitazone) behandelte Typ-2-Diabetiker auf eine BE-Berechnung und auf die Verteilung der Kohlenhydrate über den ganzen Tag (siehe oben) verzichten können, da sie nicht Hypoglykämie-gefährdet sind. Dies ist sicherlich berechtigt und gilt auch für Glinide (siehe S. 84ff). Andererseits ist aber zu bedenken, dass – eine entsprechend lange Lebenserwartung vorausgesetzt – mehr oder weniger jeder ältere Typ-2-Diabetiker auf Grund der Progredienz des endogenen Insulin-Mangels irgendwann Sulfonylharnstoffe oder letztlich sogar Insulin erhalten wird und dann eben doch die Berechnung und Verteilung der BE erlernen muß, um den bei der neuen Medikation drohenden Hypoglykämien entgegenzuwirken. Um der für viele Patienten schwierigen Kost-Berechnung zu entgehen, kann man übrigens den Versuch machen, mit Hilfe von Kostplänen und fertigen Mahlzeitenbeispielen, also mit einer bereits „vorberechneten Diät", die Prozedur der Berechnung zu erleichtern bzw. zu vermeiden.

BE-Berechnung: ja oder nein?

Die Ziele der Diabetes-Diät (**Tab. 21**) liegen also in der qualitativ vollwertigen Ernährung (zusätzliche Vitamingaben sind nur bei Diätformen mit 1.000 Kalorien o.ä. erforderlich), der bedarfsgerechten Energiezufuhr (der Übergewichtige soll weniger essen als er verbraucht), in der geregelten Ernährung zur Stabilisierung des Stoffwechsels (gegebenenfalls viele kleine Mahlzeiten sowie Vermeidung von reinen Zuckern) und dann natürlich bereits in der Reduktion des Risikos chronischer Spätschäden, was durch eine fettarme, eiweißbeschränkte und nicht zu salzreiche Kost erreicht werden kann. Zu Recht hat sich in letzter Zeit eine Art der Diätberatung durchgesetzt, die das „Empowerment" in den Vordergrund stellt [HIRSCH]. Diese Anschauung steht für Änderungen in der Diabetes-Therapie, die primär von den Bedürfnissen, Zielen und Handlungsmöglichkeiten der Betroffenen, d.h. der Patienten ausgeht. Das bedeutet, dass individuelle Ernährungsgewohnheiten im Rahmen der Diätverordnung ausreichend berücksichtigt werden und dass der Patient eher zu einer vernünftigen Kost ermutigt wird, als dass er mit einer Liste von Verboten von der Teilnahme an der Ernährungstherapie abgeschreckt wird.

Ermutigung statt Verbote

Fehler in der Ernährungstherapie

In **Tabelle 22** sind noch einmal die wichtigsten Fehler zusammengefaßt, die auch heutzutage noch bei der Gestaltung der Ernährungstherapie auftreten. Dabei ist erneut an den zu hohen Eiweißgehalt der Diät zu erinnern, an die fehlende Berücksichtigung der Energiezufuhr (dies gilt auch für Typ-1-Diabetiker), an die Erzwingung eines zu hohen oder zu niedrigen Idealgewichts (die BROCA-Formel mit ihrer Forderung, dass man nicht mehr in Kilogramm

Tabelle: 22

Unsinnige Maßnahmen in der Ernährungstherapie bei Diabetikern

1. Zu hoher Eiweißgehalt der Kost (besonders bei bereits bestehender Nierenschädigung)
2. Fehlende Berücksichtigung der Energiezufuhr (auch bei – noch – normalgewichtigen Typ-1-Diabetikern)
3. Erzwingung eines zu hohen oder zu niedrigen Idealgewichts und damit Vernachlässigung des „individuellen Idealgewichts“
4. Überbewertung des glykämischen Index bei der Diätverordnung
5. Ignorierung von Patientengruppen, die nicht viele kleine, sondern wenige große Mahlzeiten zu sich nehmen dürfen
6. Einsatz unsinniger, da schädlicher, entbehrlicher und/oder teurer diätetischer Lebensmittel
7. Unterschätzung der Kooperationsbereitschaft bzw. Überschätzung des Intelligenzgrades der Patienten

wiegen sollte, als man in Zentimetern über 1 Meter groß ist, trifft bei jüngeren Menschen nicht zu), an die Überbewertung des glykämischen Index (der die Kostberechnung allein auf die Resorptions-Geschwindigkeit der Kohlenhydrate abstellen wollte) und an die Ignorierung von Patientengruppen, die nicht viele kleine, sondern wenige große Mahlzeiten zu sich nehmen dürfen (siehe oben). Auf die Entbehrlichkeit der meisten diätetischen Lebensmittel wurde hingewiesen. Erschreckend ist der Bekanntheitsgrad von zum Teil abstrusen sogenannten Hausmitteln (**Abb. 15**). Wichtig ist, dass man die Kooperationsbereitschaft der Patienten, die durchaus etwas über ihre Ernährungsform wissen wollen, nicht unterschätzt und dass man andererseits aber den Intelligenzgrad vieler Diabetiker auch nicht überschätzt. Es hat keinen Sinn, ein kompliziertes Computerprogramm mit Kalorienberechnung oder ähnlichem anzubieten, wenn der Patient intellektuell nicht in der Lage ist, dies zu akzeptieren.

Kooperationsbereitschaft nicht unterschätzen

Intelligenzgrad nicht überschätzen

3. Orale Antidiabetika

a) Alpha-Glucosidase-Hemmer

Die bekanntesten Alpha-Glucosidase-Hemmer sind Acarbose und Miglitol [LEBOVITZ]. Wirkungsweise, Effektivität und Dosierung beider Präparate sind in etwa vergleichbar. Die bessere Verträglichkeit äquipotenter Dosen von Miglitol ist umstritten [LAUBE]. Von Nachteil ist, dass Miglitol – im Gegensatz zu Acarbose – zu 90% in den Organismus, also in die Blutbahn, aufgenommen wird und damit natürlich zu eventuellen Interferenzen mit anderen Arzneimit-

Acarbose und Miglitol

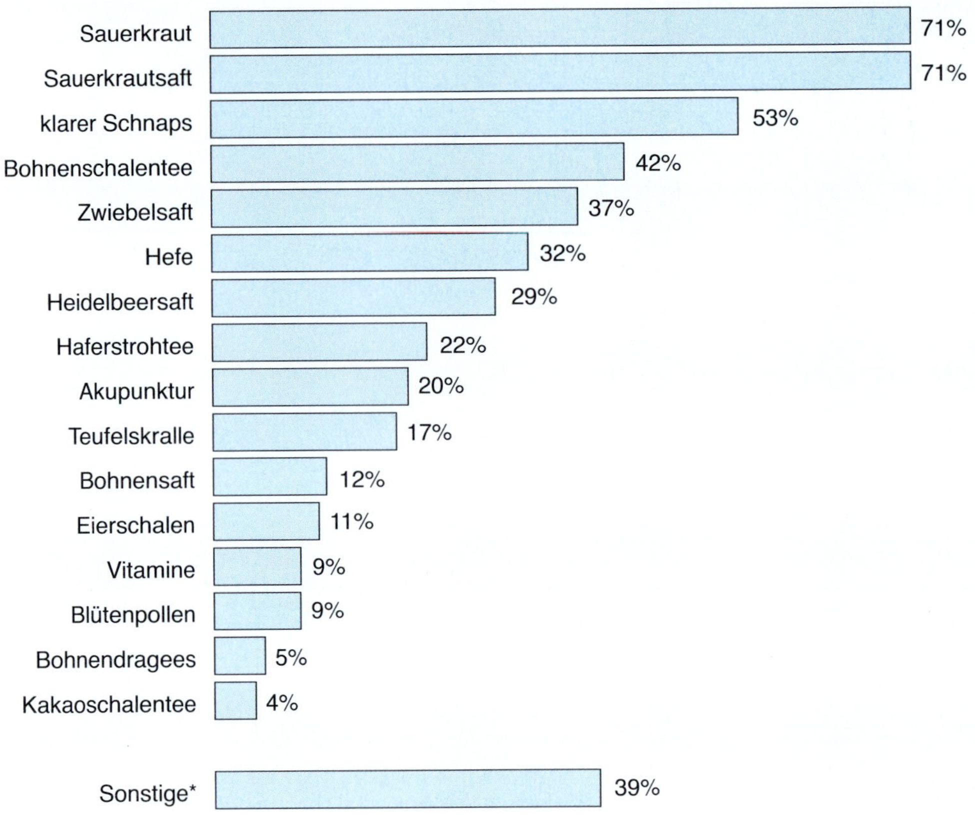

* Ungefragt wurden darüber hinaus genannt: Tee (ohne nähere Bezeichnung), Tee von Pfarrer Kratzer, Huflattichtee, Hopfenblütentee, Blaubeerblättertee, Kruzifloratee, Heidelbeertee, Römische Kamille, Haferflocken, Haferschleim, rohe Waldschnecken, Hafer, Weißbier, saurer Wein, Blütenhonig, Meerrettichsaft, Porree, Knoblauch, Ginseng, Gurkenschalen, Fleischbrühe mit gekochtem Pferdefleisch, geriebener Muskat, Rosmarin.

Abb. 15: Bekanntheitsgrad von Hausmitteln zur Behandlung von Diabetes mellitus bei einem Diabetiker-Kollektiv von 100 Patienten [WICKLMAYR M: Diabet Prax 4:10 (1980)]

teln oder zu systemischen Nebenwirkungen führen könnte. Überdies ist Acarbose weltweit über wesentlich längere Zeit geprüft, so dass im folgenden nur diese Substanz besprochen wird.

Was ist Acarbose?

Acarbose, ein Pseudo-Tetrasaccharid, ist ein Hemmer der Glucosidasen, indem ein Maltose-Baustein durch einen Pseudomaltose-Baustein ersetzt ist (**Abb. 16**). Diese Veränderung des Moleküls ist für die Wirkung entscheidend [STANDL et al.]. Die in ihrer chemischen Struktur also den natürlichen Kohlenhydraten ähnliche Substanz hemmt somit kompetitiv die Kohlenhydratresorption und senkt dadurch direkt den postprandialen Blutzucker (**Abb. 17**). Sie

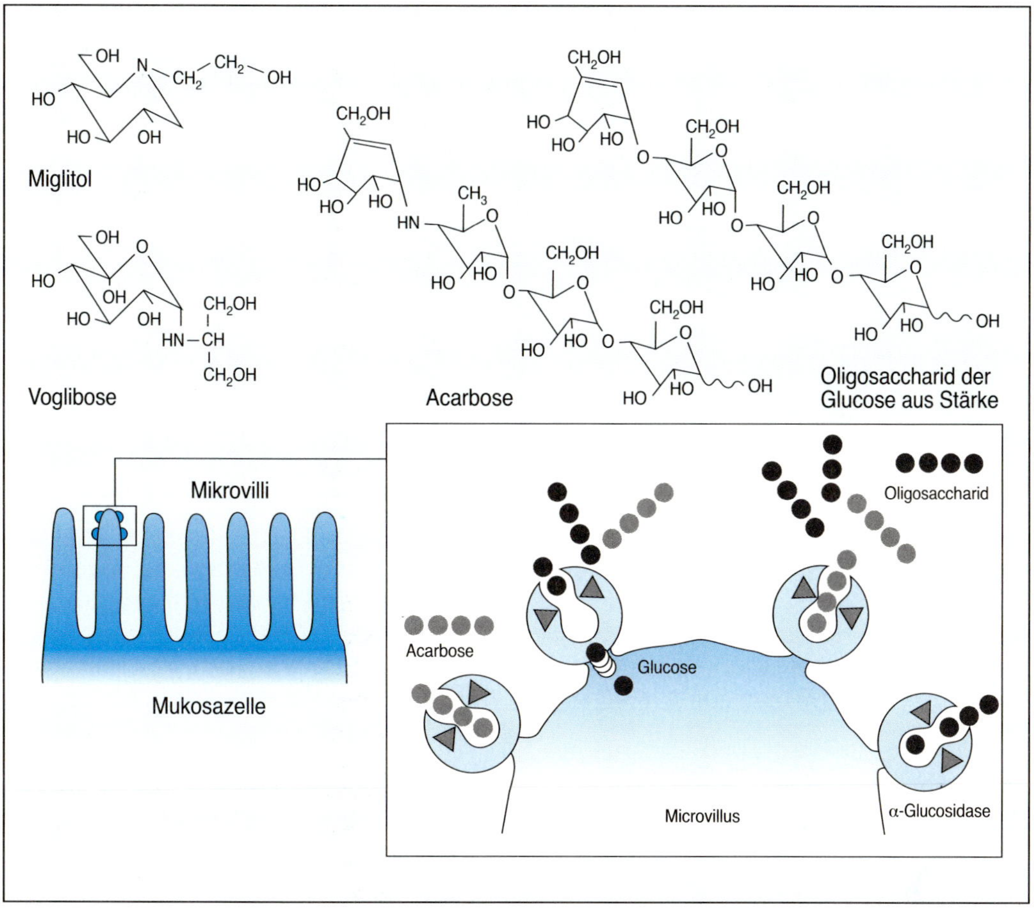

Abb. 16: Wirkmechanismus der a-Glucosidase-Hemmer am Beispiel der Acarbose [FÖLSCH UR: Internist 32:699 (1991)]

wird in der aktiven Form nur bis zu 2% resorbiert, kann aber durch Dünn- und Dickdarmbakterien abgebaut werden. Der überwiegende Teil dieser Abbauprodukte wird mit den Faeces ausgeschieden. Acarbose hemmt reversibel und kompetitiv im Darm Alpha-Glucosidasen und weist eine etwa 15.000fach höhere Enzymaffinität auf als das natürliche Substrat Saccharose [FÖLSCH]. Auch eine Hemmwirkung auf die pankreatische Alpha-Amylase wurde festgestellt. Die Lactase wird durch Acarbose nicht gehemmt, da sie eine Beta-Glucosidase ist. Indem Acarbose die Digestion von Oligosacchariden im oberen Dünndarm reduziert, werden die Kohlenhydrate vermehrt erst in unteren Dünndarmabschnitten resorbiert – die Resorption der Monosaccharide wird also zeitlich gestreckt und pro Zeiteinheit wird weniger Glucose aufgenommen. Die Kinetik der Glucoseresorption wird also an die gestörte Insulinsekretionskinetik und an die Glucoseverwertungsstörung der Typ-2-Diabetiker ange-

Intestinale Hemmung der Alpha-Glucosidasen

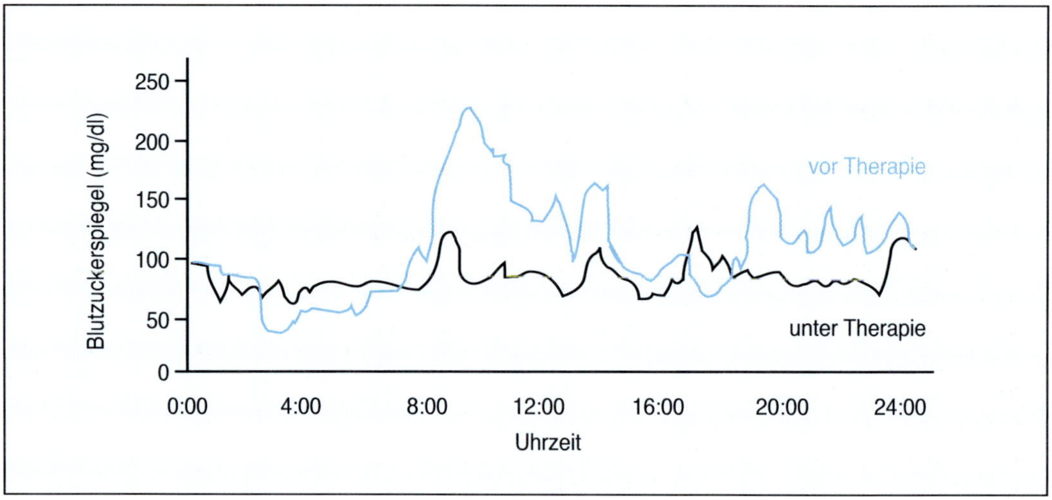

Abb. 17: Mit dem Glucosesensor, der in der Bauchhaut insertiert wird, lassen sich bis zu 72 Stunden lang kontinuierliche Blutzuckerprofile erstellen. Für die Beurteilung des Diabetes mellitus und der Wirksamkeit der Therapie ist man dann nicht mehr auf punktuelle Messungen, bei der temporäre Hyper- und Hypoglykämien leicht übersehen werden, angewiesen. Hier die Blutzuckertagesprofile eines 64 Jahre alten Patienten mit Typ-2-Diabetes vor Beginn der Therapie sowie nach strukturierter Schulung und Behandlung mit Diät und 3 x 50 mg Acarbose/Tag (7 Wochen). [ZICK (2001)]

glichen. Durch diese postprandiale Entlastung bessert sich zudem die Glucoseaufnahme und -Verwertung, und der Blutzuckerspiegel sinkt mittelfristig noch stärker ab. Die Wirkung der Substanz auf die Alpha-Glucosidasen und damit auf den postprandialen Glucose-Anstieg im Blut bleibt auch bei längerer Anwendung bestehen. Individuell unterschiedlich – mit steigender Dosis jedoch verstärkt – können unverdaute Kohlenhydrate in den Dickdarm gelangen und zu einer vorübergehenden Kohlenhydrat-Malabsorption führen. Energetisch kommt es dabei zu keinem Verlust, da diese Kohlenhydrate durch bakterielle intestinale Fermentation zu kurzkettigen Fettsäuren verwandelt und dann doch resorbiert werden. Die Gasbildung führt zur Flatulenz, der wichtigsten Nebenwirkung der Acarbose, die jedoch durch einschleichende Dosierung bei der Mehrzahl der Patienten weitgehend vermieden werden kann.

Flatulenz als wichtigste Nebenwirkung

Die Wirkung einer einmaligen Acarbose-Gabe auf die intestinalen Glucosidasen hält etwa 4 bis 6 Stunden nach gleichzeitiger Nahrungs- und Acarbose-Zufuhr an. Für eine ausreichende Wirkung müssen offensichtlich Mahlzeit und Acarbose gleichzeitig in den Darm gelangen und dort vermischt werden. Die Senkung der postprandialen Blutzucker-Werte gewinnt zunehmend an Interesse [HANEFELD, LAUBE], da erhöhte postprandiale Blutglucose-Spiegel offenbar das Endothel schädigen und unter anderem eine Hyperfibrinogenämie bewirken. Bemerkenswert ist, dass auch die Nüchtern-

Gleichzeitige Zufuhr von Nahrung und Acarbose erforderlich

Blutzucker-Werte und langfristig die Werte des glykierten Hämoglobins durch die Acarbose-Applikation gesenkt werden. Hierfür ist einmal eine Senkung der durch die Glucose-Toxizität induzierten Insulin-Resistenz [MENEILLY et al.] verantwortlich, zum anderen könnte aber auch die Stimulierung des GLP-1 *(glucagon-like peptide 1)* [GÖKE et al., NAUCK] durch die in tiefere Darmabschnitte gelangte Nahrung eine Rolle spielen. Interessant ist nämlich die Feststellung, dass sich unter Acarbose-Gabe die Spiegel des GLP-1 regelmäßig erhöhen, wodurch manche über die intestinale Resorptionshemmung allein hinausgehenden Effekte der Acarbose ihre Erklärung finden könnten. So werden dem GLP-1 folgende Wirkungen zugeschrieben: Sensibilisierung der Insulin-produzierenden Beta-Zelle für Glucose, Verbesserung der Pulsatilität der Insulin-Sekretion (also der „Qualität" der Insulin-Sekretion), Besserung der Insulin-Sensitivität durch periphere Wirkung, Hemmung der Glucagon-Sekretion [GÖKE] und schließlich Beeinflussung der zentralen Appetitsteuerung mit deutlich appetithemmender Wirkung. Letzterer Effekt steht in guter Übereinstimmung mit Berichten, wonach die Gewichtsreduktion unter Acarbose eindeutig erfolgreicher verläuft als unter Placebo [AKTAS et al., LEE et al.]. Nach NAUCK bedarf die Übertragbarkeit der Acarbose-induzierten GLP-1-Befunde auf den diabetischen Menschen aber noch weiterer Studien [NAUCK, persönliche Mitteilung]. Das Problem der Bedeutung von GLP-1 für eine Behandlung der diabetischen Stoffwechsellage liegt darin, dass GLP-1 sehr rasch metabolisiert wird und deswegen eigentlich nur in einer Dauerinfusion (oder eben einer Dauerstimulierung durch den Acarbose-beeinflussten intestinalen Kohlenhydratabbau) wirksam werden kann.

Zur Bedeutung des GLP-1

Gewichtsreduktion unter Acarbose – ein Effekt des GLP-1?

Langzeit-Studien mit Acarbose haben gezeigt, dass sich die Werte des glykierten Hämoglobins dauerhaft signifikant verbessern und dass auch die Nüchtern-Blutzucker-Konzentrationen absinken. Die blutzuckersenkende Wirkung ist dann nicht geringer als bei Sulfonylharnstoffen oder Metformin. Über eine offene 5-Jahres-Studie berichtete MERTES (**Abb. 18**). Die Acarbose wurde dabei relativ niedrig dosiert und gut toleriert, so dass Acarbose-bezogene Nebenwirkungen bei nur 4,7% der Patienten auftraten. Änderungen in den Laborparametern, wie Transaminasen, Kreatinin, Lipide, traten nicht auf. Bei den Patienten entwickelten sich über zwei Jahre Blutzuckersenkungen von ungefähr 50 (nüchtern) bzw. 65 (postprandial) mg/dl. Die HbA_{1c}-Werte sanken um 1,8% ab. Wichtigste Ergebnisse bei dieser Studie sind die kontinuierliche, anhaltende Blutzuckersenkung sowie die fehlende Toxizität und fehlende bedrohliche Nebenwirkungen.

Signifikante und dauerhafte Blutzuckersenkung

Über zahlreiche ausgedehnte doppelblinde, placebokontrollierte, klinische Studien mit Acarbose berichtete LEBOVITZ. Bei Patienten mit Typ-2-Diabetes, die zu einer Kohlenhydrat-reichen Ernährung α-Glucosidase-Hemmer erhielten, wurden dabei die Plasma-Nüchternglucose-Werte um durchschnittlich 24 mg/dl, die postprandia-

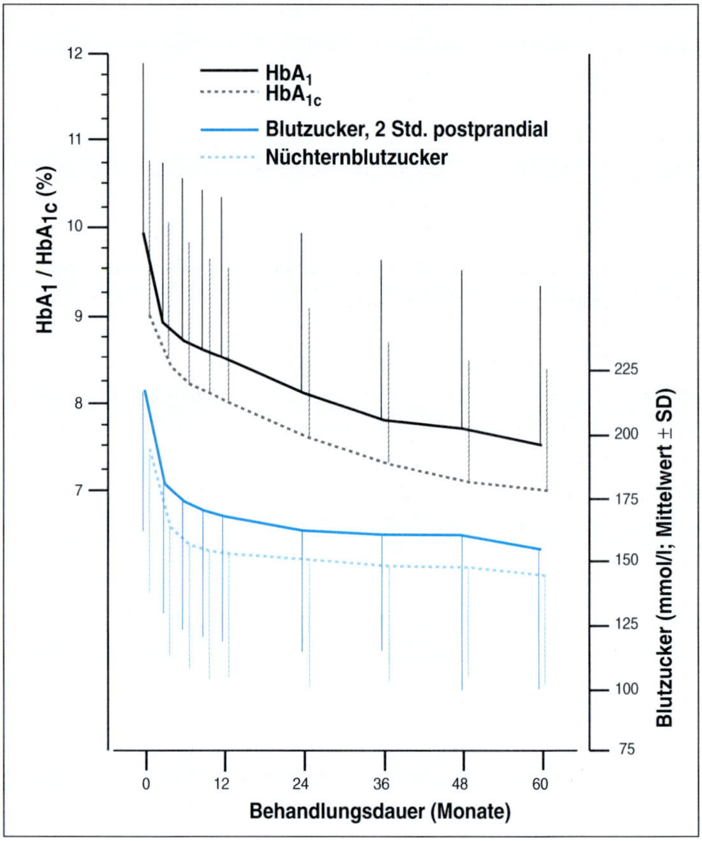

Abb. 18: 5-Jahres-Praxisstudie mit Acarbose. Verlauf von HbA_1/HbA_{1c} und Blutzucker [MERTES (2001)]

len Werte um 54 mg/dl und der HbA_{1c}-Wert um 0,9% gesenkt. Bei Kombination mit Insulin, Metformin oder Sulfonylharnstoffen betrug die zusätzliche Absenkung des HbA_{1c}-Wertes im Mittel 0,54, 0,73 bzw. 0,85%.

Mit Acarbose kann auch bei intensiv ernährungsgeschulten Typ-2-Diabetikern eine signifikante und klinisch relevante Besserung der Blutzuckereinstellung im Vergleich zur Diätschulung erreicht werden (-0,9 bzw -1,0%-Punkte zusätzlich zu Diät) [HASCHE, WILLMS], sodaß ein gelegentlich geäußertes Argument gegen Acarbose,. wonach diese bei geschulten Patienten möglicherweise unwirksam sei, widerlegt ist.

Wirksamkeit ohne Hyperinsulinämie

Die Behandlung mit (Diät und) Acarbose zeigt bei älteren Patienten verschiedene Vorteile [MEHNERT]. Die Substanz ist – wie erwähnt – praktisch nicht-insulinotrop wirksam, verstärkt also nicht die bei vielen älteren Typ-2-Diabetikern noch vorhandene unerwünschte

Hyperinsulinämie mit konsekutiver Insulin-Resistenz. Beides wird unter der Acarbosetherapie bei älteren Patienten sogar gebessert [MENEILLY]. Wohl auch damit ist die immer wieder mitgeteilte Gewichtsabnahme Acarbose-behandelter Patienten zu erklären [z.B. FEINBÖCK et al.]. Weiterhin sind die fehlende Toxizität und die hohe therapeutische Sicherheit gerade bei älteren und/oder multimorbiden Patienten von besonderer Bedeutung. Da die Wirkung an die Zufuhr des Nährstoffs Kohlenhydrat gebunden ist, sofern diese nicht – was in der Behandlung des Diabetes sowieso unerwünscht ist – in Form des Monosaccharids Glucose erfolgt, und da sich in den letzten Jahren eine eher kohlenhydratreiche Ernährung durchgesetzt hat (siehe oben), ist Acarbose besonders wirksam: Sind es doch gerade die den Blutzucker erhöhenden Kohlenhydrate, deren Resorption und Metabolisierung unter der Substanz verzögert werden. Die geringe Glucoseanflutung unter Acarbose unterstützt alle anderen Wirkprinzipien höchst effizient. Da Acarbose zudem nicht toxisch ist, ist sie ein guter Kombinationspartner für alle anderen oralen Antidiabetika und Insulin. Ohne Risikozunahme zeigt sich in vielen Studien eine deutliche Verbesserung der Blutzuckereinstellung. Das Gewicht wird meist günstig beeinflusst (z.B. LEBOVITZ, WILLMS, MEHNERT).

Kohlenhydratreiche Ernährung: Vorteile für die Acarbose-Therapie

Um den einzigen Nachteil der Substanz – Nebenwirkungen im Sinne von Meteorismus und Blähungen – zu vermeiden oder zumindest zu reduzieren, soll der Beginn der Therapie mit einmal 50 mg täglich mit dem ersten Bissen der Mahlzeit erfolgen. LAUBE diskutiert sogar 25 mg Acarbose als Einstiegsdosis. Für die Einleitung und Fortsetzung der Therapie ist die sogenannte „Einer-Regel“ recht nützlich (**Tab. 23**): Zeigt es sich doch, dass sich die Nebenwirkungen bei langsamer, am besten wochenweiser Erhöhung um 50 mg Acarbose deutlich reduzieren, wenn man das Rezept der „Einer-Regel“ befolgt [MAY, MEHNERT u.a.]. Mehr als dreimal 100 mg werden praktisch niemals benötigt, und die Mehrzahl der Patienten ist mit 3 x 50 mg ausreichend therapiert [FISCHER, MERTES]. Natür-

Was besagt die „Einer-Regel“?

Tabelle: 23

Die „Einer-Regel“ für den Beginn der Acarbose-Therapie
Erstbehandlung beginnt mit einer **Einmal**gabe von 50 mg Acarbose täglich in der **ersten** Woche mit dem **ersten** Bissen zum **ersten** Frühstück.
N.B. Fortsetzung der Therapie mit weiteren Erhöhungen von jeweils 50 mg pro Woche (bis maximal 3 x 100 mg täglich)

lich können bei diesem Vorgehen in den ersten Wochen keine so spektakulären initialen Blutzuckersenkungen erzielt werden wie etwa beim Einsatz von Sulfonylharnstoffen oder gar Insulin. Andererseits kommen aber die Vorteile der Substanz, d.h. ihre Wirksamkeit und hohe Anwendungssicherheit, längerfristig zum Tragen [HASCHE u.a.], so dass Acarbose als eine Substanz der ersten Wahl der Therapie der insulinresistenten Typ-2-Diabetiker – vor allem auch der älteren Typ-2-Diabetiker [MEHNERT] – anzusehen ist. Bei den älteren, meist übergewichtigen Patienten sind zudem noch die beobachteten Beeinflussungen des Fettstoffwechsels (insbesondere Senkung der Triglyceride) sowie Befunde, wonach die postprandiale Gerinnungsaktivierung und der Fibrinogenspiegel vermindert werden, von Vorteil.

Einfluß auch auf Fettstoffwechsel und Gerinnungssystem

Interessante Untersuchungen von LAUBE zeigten eine deutliche Verbesserung der Insulin-Resistenz und der Proinsulin-Spiegel unter Acarbose-Behandlung bei Prädiabetes mit metabolischem Syndrom (**Abb. 19**). Damit konnte gezeigt werden, dass durch Acarbose die Insulin-Resistenz bei Vorstadien des Diabetes deutlich gebessert

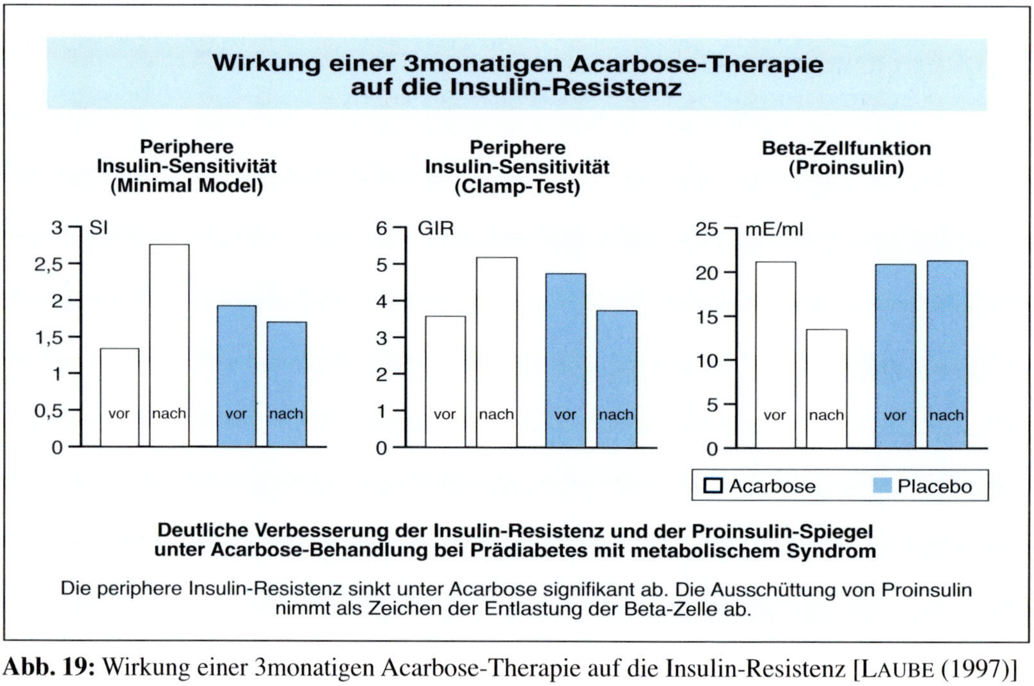

Abb. 19: Wirkung einer 3monatigen Acarbose-Therapie auf die Insulin-Resistenz [LAUBE (1997)]

und die Überlastung der Beta-Zelle verringert werden kann. Diese Eigenschaften sind für eine frühzeitige Intervention und die langfristige Prognose besonders bedeutsam. Eine gerade abgeschlossene Diabetespräventionsstudie an 1.400 Patienten mit gestörter Glucosetoleranz zeigt, dass durch Acarbose die Rate der Diabetesmanifestation hochsignifikant gesenkt werden kann (CHIASSON et al., STOP-NIDDM Trial, siehe Seite 50).

Transaminasen-Anstieg: äusserst selten und ohne Bedeutung

Für einen präventiven Einsatz ist die Therapiesicherheit eine wichtige Voraussetzung. Ganz vereinzelte Fälle Acarbose-behandelter Diabetiker, bei denen es zu einem interkurrenten Transaminasen-Anstieg kam, sind – wie die Ergebnisse bei vielen Millionen Patientenjahren zeigten – qualitativ und quantitativ unerheblich. Es ist zu bedenken, dass bei den mitgeteilten Einzelfällen die Dosierung mehr als das Doppelte über der in Deutschland empfohlenen und angewendeten Höchstdosis von dreimal 100 mg gelegen hat und dass die Transaminasen-Anstiege überdies reversibel waren. Vom Hersteller wurde darauf hingewiesen, dass Acarbose bei Patienten mit hochgradiger Niereninsuffizienz (Kreatinin-Clearance < 25 ml/min) sicherheitshalber mangels Erfahrung nicht angewendet werden soll. Bei alten Patienten mit 70 kg entspricht diese Clearance einem Serum-Kreatinin von etwa 3 mg/dl. Es ist aber zu bedenken, dass an sich aufgrund fehlender systemischer Nebenwirkungen auch bei einem leichten Anstieg der Serumspiegel von Acarbose und ihren Abbauprodukten keine Gefährdung der Patienten zu erwarten ist und in der Tat auch bisher nicht beobachtet wurde.

Was tun bei hochgradiger Niereninsuffizienz?

Tabelle: 24

Vor- und Nachteile oraler Antidiabetika (Acarbose)

Vorteile der Alpha-Glucosidase-Hemmer (Acarbose):
- Blutzuckersenkung ohne Hyperinsulinämie, Senkung der Insulin-Resistenz
- Keine Hypoglykämie-Gefahr
- Keine Nebenwirkungen, außer am Gastrointestinaltrakt (vermeidbar)
- Praktisch keine Kontraindikationen (Einsatz auch bei Organinsuffizienz, Adipositas und hohem Lebensalter)
- gute Kombinierbarkeit

Nachteile der Alpha-Glucosidase-Hemmer (Acarbose):
- Frühes Auftreten gastrointestinaler Nebenwirkungen bei zu hoher Dosierung, die eine Dosisreduzierung oder ein Absetzen des Präparates erfordern können

In **Tabelle 24** sind die Vor- und Nachteile der Alpha-Glucosidase-Hemmer (Acarbose) noch einmal zusammenfassend dargestellt. Abschließend lässt sich sagen, dass ein breiter Einsatz der Acarbose bei jüngeren und alten Typ-2-Diabetikern je früher desto besser sinnvoll ist (allerdings stets erst nach Ausschöpfung aller diätetischen Möglichkeiten), dass für die Substanz praktisch keine Kontraindikationen bestehen und dass sie optimal mit allen anderen oralen Antidiabetika sowie mit Insulin kombinierbar ist. Auch die große britische UKPDS (siehe S. 116ff) hat diese Anschauungen nachdrücklich belegt.

b) Metformin

Metformin unterscheidet sich von den älteren, wegen der Lactazidose-Gefahr aus dem Handel genommenen Präparaten Phenformin und Buformin in wichtigen Aspekten und ist heute das Biguanid der Wahl (**Abb. 20**). Die Resorption von Metformin erfolgt hauptsächlich im Dünndarm. Die Bioverfügbarkeit wird mit 50 bis 60% angenommen. Metformin akkumuliert im Gastrointestinaltrakt sowie in Niere, Leber und Speicheldrüsen. Es ist stabil, bindet nicht an Plasmaproteine und wird unverändert im Urin eliminiert. Die Ausscheidung erfolgt schnell. Die Plasmahalbwertszeit liegt bei 1,7 bis 4,5 Stunden, wobei 90% der Substanz innerhalb von 12 Stunden ausgeschieden werden. Man bezeichnet Metformin gerne eher als antihyperglykämische denn als hypoglykämische oder hypoglykämisierende Substanz, da es im Gegensatz zu den Sulfonylharnstoffen nach Metformin-Einnahme selbst bei grösserer Dosierung nicht zu Hypoglykämien kommt [McLelland]. Die postprandialen Blutzucker-Werte werden naturgemäß – absolut gesehen – meist deutlich mehr gesenkt als der Nüchtern-Blutzucker, obwohl die Absenkung des letzteren zu den besonderen Vorteilen der Metformin-Therapie zählt. Der blutzuckersenkende Effekt der Biguanide ist komplex und resultiert aus der Wirkung auf verschiedene Organsysteme. Nach dem heutigen Wissensstand spielt die Verzögerung der enteralen Glucose-Resorption dabei nur eine geringfügige Rolle. Hingegen werden als Haupteffekte die starke Hemmung der hepatischen Glucose-Freisetzung [De Fronzo et al.] sowie eine Förderung der Glucose-Aufnahme durch Muskulatur [Bailey, Galuska et al.], Darm und Fettzellen mit Erhöhung der Glucose-Transporter [Matthaei et al.] diskutiert. Wegen seiner geringen Lipophilie findet kaum eine Bindung des Metformins an biologischen Membranen statt, weshalb auch im Gegensatz zu Phenformin die Affinität von Metformin an den Mitochondrien sehr gering ist. Über eine vermehrte anaerobe Glykolyse kommt es zwar auch bei Metformin zu einem Lactat-Anstieg, der aber deutlich geringer ist als unter Phenformin. Dieses Verhalten erklärt auch die unterschiedlichen Raten der Lactazidose-Inzidenz zugunsten des Metformin.

Pharmakokinetische Daten

Wie wirkt Metformin?

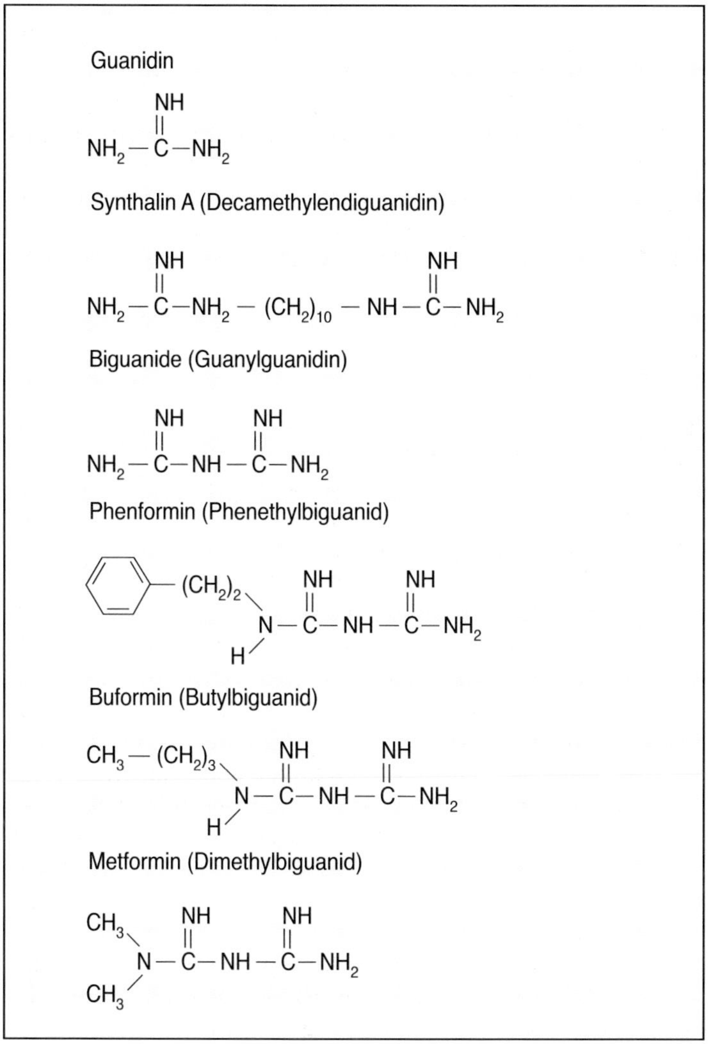

Abb. 20: Strukturformel der Biguanide und verwandter Substanzen [MEHNERT H, SEITZ W: Münch med Wochenschr 100:1849 (1958)]

Einfluß auf GLP-1

Ein günstiger Einfluß auf die GLP-1-Spiegel – wie schon unter Acarbose-Therapie diskutiert wurde – wurde neuerdings auch dem Metformin zugemessen (MANNUCCI et al.). Der Effekt, der dieser Situation zugrunde liegt, könnte nach Ansicht der Autoren mit einer Hemmung des GLP-1-Abbaus begründet sein. Interessant ist, dass in einer neuen Arbeit von ZANDER et al. bei einem Vergleich von GLP-1 und Metformin keine Unterschiede im Hinblick auf die Blutzuckersenkung festgestellt wurden, wohl aber ein additiver Effekt bei der Kombinationstherapie ermittelt werden konnte.

Erleichterung der Gewichtsabnahme

Immer wieder wurde in der Literatur mitgeteilt, dass Metformin die Gewichtsabnahme der Patienten erleichtert [HERMANN et al., HAUPT et al., MÄKIMATTILA et al.]. Ein Zusammenhang mit der Verminderung der Hyperinsulinämie bei adipösen Diabetikern könnte die Ursache hierfür sein. Andere Autoren nehmen bevorzugt einen anorexigenen Effekt des Metformins als Ursache für die Gewichtssteuerung an. In jedem Falle ist diese Wirkung sehr erwünscht und unterscheidet Metformin vorteilhaft von den Übergewicht begünstigenden Eigenschaften von Sulfonylharnstoffen und Insulin, wie sich gerade bei der großen englischen Studie zum Typ-2-Diabetes (UKPDS) gezeigt hat (siehe unten). Hinzu kommt, dass positive Einflüsse auf den Fettstoffwechsel – vor allem auf die Triglyceride – häufig beobachtet werden [WU et al.]. Dieser Effekt ist im Hinblick auf das kardiovaskuläre Risiko von Typ-2-Diabetikern ebenso vorteilhaft wie andere antiatherogene Wirkungen des Metformins [GRANT et al.]. So wurden günstige Effekte u.a. auf die Fibrinolyse und die Thrombozyten-Aggregation mitgeteilt [SCHERNTHANER u.a.]. Erhöhte PAI-1-Spiegel werden verläßlich gesenkt; der Plasminogen-Aktivator-Inhibitor ist bekanntlich ein potenter Hemmer der Fibrinolyse und wird bei Patienten mit koronarer Herzkrankheit signifikant erhöht gefunden [Literatur bei VELASZQUEZ]. Interessant ist überdies, dass Metformin nicht nur die Insulin-Spiegel, sondern auch die Konzentrationen von Proinsulin und Proinsulin-verwandten Molekülen bei Patienten mit Typ-2-Diabetes absenkt [NAGI]. Verschiedentlich war ja gezeigt worden, dass die Konzentrationen der Proinsulin-ähnlichen Moleküle bei Typ-2-Diabetikern – und bei Koronar-Kranken – erhöht sind, möglicherweise als Ausdruck einer gestörten Funktion der Beta-Zelle in den LANGERHANS-Inseln.

Antiatherogene Eigenschaften: Beeinflussung von Fettstoffwechsel und Gerinnungssystem

Antiatherogen sowie blutzuckersenkend ohne Hyperinsulinämie

Zusammenfassend lassen sich die pharmakologischen Eigenschaften von Metformin als blutzuckersenkend ohne Hyperinsulinämie und antiatherogen wirksam durch Lipidsenkung und Beeinflussung der Blutgerinnung beschreiben [HERMANN et al.]. Aus diesen Befunden ergibt sich die klare Indikation, Metformin bei Typ-2-Diabetikern einzusetzen. Grundsätzlich ist dies auf dreierlei Weise möglich: Als Monotherapie (die sich in der UKPDS besonders gut bewährt hat), als Kombinationstherapie mit anderen oralen Antidiabetika sowie möglicherweise auch in Kombination mit Insulin, vornehmlich bei Typ-2-Diabetikern [ROBINSON et al., MÄKIMATTILA et al.].

Bevorzugte Indikation: Typ-2-Diabetes mit Übergewicht

Metformin wird in der Tat weltweit bei adipösen Typ-2-Diabetikern eingesetzt, die mit der Ernährungstherapie allein unbefriedigende Blutzucker-Werte aufweisen. Neben der blutzuckersenkenden Wirkung kann mit Metformin eine Vermeidung von Hyperinsulinämie und eine günstige Beeinflussung des Körpergewichts sowie eine Senkung der Serumlipide erreicht werden. Es unterliegt keinem

Zweifel, dass Metformin wegen dieser Eigenschaften eine Renaissance erlebt hat und sich in der Therapie des Typ-2-Diabetes im Laufe der letzten Jahre fest etablieren konnte [BAILEY, DORNAN et al.]. Dies ist vor allem begründet durch das erwähnte geringere Risiko einer Lactazidose im Vergleich zu Phenformin und Buformin sowie durch die extrapankreatische Blutzuckersenkung, welche im Hinblick auf Insulin-Resistenz und Hyperinsulinämie (metabolisches Syndrom, siehe oben) wünschenswert ist. Hinzu kommen die eben geschilderten günstigen Effekte auf den Fettstoffwechsel und auf hämorrheologische Parameter. Alle diese Eigenschaften bedingen, dass – nach anfänglicher Zurückhaltung, die von den schlechten Erfahrungen mit Phenformin und Buformin geprägt war – die Verabreichung von Metformin ständig zunimmt: So wurde Metformin nach der Zulassung in den USA innerhalb von zwölf Wochen dort zu dem am häufigsten verschriebenen oralen Antidiabetikum [BLOOMGARDEN].

Renaissance des Metformins

Wie sollte man Metformin dosieren?

In der Regel wird man mit 500 mg bis 1.000 mg morgens beginnen und nach drei bis vier Tagen weitere 500 mg bis 1.000 mg am Abend verabreichen. Die Bremsung der hepatischen Glucose-Freisetzung durch Metformin in der Nacht ist besonders erwünscht. Ebenso wie Acarbose soll Metformin zu den Mahlzeiten und nicht auf nüchternen Magen verabreicht werden, da sonst Übelkeit und Magendruck auftreten können. Da es bis zu einer Dosis von 2.000 mg/Tag zu einem praktisch linearen, dosisabhängigen Anstieg der Wirkung von Metformin kommt [GARBER] sollte man auch versuchen, diese Dosis zu erreichen und nicht bei 3 x 500 mg oder 2 x 850 mg stehenzubleiben. Sofern der Patient dies mit Blick auf gastrointestinale Nebenwirkungen toleriert, ist sicherlich eine Dosissteigerung auf 2 x 1.000 mg möglich und sinnvoll. Oberhalb dieser Maximaldosierung ist keine Wirkungssteigerung, wohl aber eine Zunahme der gastrointestinalen Nebenwirkungen zu erwarten.

Optimale Dosis: 2.000 mg pro Tag

Für den Einsatz von Metformin gibt es absolute und – zumeist – relative Kontraindikationen [KNICK et al., SULKIN et al., STANDL et al.]: Eingeschränkte Nierenfunktion (in Deutschland gilt als Grenzwert ein Serum-Kreatinin von 1,2 mg/dl), schwere Lebererkrankungen, Pankreatitiden, Alkoholismus, konsumierende Erkrankungen, Zustände mit schlechter Sauerstoffversorgung der Gewebe wie respiratorische Insuffizienz und schwere Herzinsuffizienz, Kreislauf-Schock, Zustand vor, während oder nach einer Operation, hohes Lebensalter und Abmagerungskuren (weniger als 1.000 Kalorien täglich). Auch vor Kontrastmittel-Untersuchungen sollte wegen der möglichen Kontrastmittel-Nephropathie und der dann sehr unglücklichen Kombination mit der Biguanid-Applikation Metformin zwei Tage vor und zwei Tage nach der Untersuchung abgesetzt werden.

Kontraindikationen

Die Gefahr der Lactazidose

Wenn diese Kontraindikationen – insbesondere die von renaler Natur – nicht beachtet werden, können auch unter Metformin Lactazidosen auftreten [MUTSCHLER et al.].

Lactazidose: Klinisches Bild und Therapie

Das klinische Bild der *Lactazidose* ist symptomarm. Es beginnt meist uncharakteristisch mit Müdigkeit und Schwäche. Von großer Bedeutung sind dabei die gastrointestinalen Beschwerden, die in der Regel Tage oder Wochen vor der Manifestation der Lactazidose bestehen und persistieren. Sie können von den typischen gastrointestinalen Beschwerden nach Biguanid-Überdosierung zu Beginn der Therapie dadurch unterschieden werden, dass vorher ein längeres beschwerdefreies Intervall bestanden hat. Stets liegt eine ausgeprägte Azidose mit stark erhöhten Blutlactat-Werten vor. Das Blut-pH ist stark erniedrigt. Wenn es zur Lactazidose unter Biguanid-Therapie kommt (wie gesagt, unter Metformin eine absolute Rarität), stehen neben der Schockbekämpfung Insulin-Glucose-Infusionen, eine vorsichtige Azidose-Korrektur mit Natriumbicarbonat sowie eventuell eine Dialysebehandlung im Vordergrund.

Vor- und Nachteile von Metformin sind in **Tabelle 25** noch einmal zusammengefaßt dargestellt. Metformin ist ein ausgezeichnetes Antidiabetikum, bei dem allerdings der Indikationsbereich durch die sorgfältig zu beachtenden Kontraindikationen eine gewisse Einengung erfährt. Gerade die UKPDS-Studie hat die Bedeutung von Metformin in der Therapie des Typ-2-Diabetes nachdrücklich hervorgehoben (siehe unten). Um den Wert von Metformin in der Behandlung des Typ-2-Diabetes auch in Zukunft zu sichern, ist die Be-

Tabelle: 25

Vor- und Nachteile oraler Antidiabetika (Metformin)

Vorteile der Biguanide (Metformin):
- Blutzuckersenkung ohne Hyperinsulinämie, Abschwächung der Insulin-Resistenz
- Keine Hypoglykämie-Gefahr
- Günstige Beeinflußung des Fettstoffwechsels (Senkung der Triglyceride)
- Anorexigener Effekt zur Verhinderung der Gewichtszunahme
- Angioprotektive Effekte
- Praktisch keine Gefahr von Lactazidosen bei Einsatz von Metformin unter Beachtung der Kontraindikationen

Nachteile der Biguanide (Metformin):
- Kontraindikationen (Niereninsuffizienz, hohes Lebensalter, anoxische Zustände)
- Bei höherer Dosierung, mehr als 1-2 Tabletten tägl., häufig Auftreten gastrointestinaler Nebenwirkungen, die zur Dosisreduzierung oder zum Absetzen des Präparates zwingen
- Im Extremfall bei völliger Mißachtung der Kontraindikationen (Niereninsuffizienz!) Lactazidosen auch unter Metformin möglich

achtung der dargelegten Kontraindikationen (ganz im Vordergrund die Niereninsuffizienz) dringend erforderlich. In der Hand erfahrener und zuverlässiger Ärzte wird es liegen, ob Metformin das für die Biguanid-Behandlung zurückeroberte Terrain behalten, ausbauen oder verlieren wird [MEHNERT]. Auf die zahlreichen Möglichkeiten der Kombinationstherapie von Metformin mit anderen oralen Antidiabetika oder mit Insulin sei schon hier besonders hingewiesen [MEHNERT und SEITZ, CHIASSON et al., MOSES et al., MÄKIMATTILA et al. u.v.a.m.]. Ob Metformin als protektiv und Manifestations-verhindernd wirksame Substanz in Vorstadien des Diabetes Eingang in die Prophylaxe finden wird (s. DPP-Studie von MARRERO et al., vgl. Seite 50), kann derzeit noch nicht entschieden werden.

DPP-Studie

c) Sulfonylharnstoffe

Der wichtigste klinische Befund für alle Sulfonylharnstoffe (im weiteren Sinne Sulfonamid-Derivate, siehe **Abb. 21**) ist die Beobachtung, dass sie nur beim Typ-2-Diabetes, nicht aber bei Typ-1-Diabetikern wirksam sind [SCHATZ et al.]. Diese blutzuckersenkenden Substanzen durchbrechen die meist beim erwachsenen Diabetiker bestehende Sekretionsstarre gegenüber Glucose [PFEIFFER] und ermöglichen eine Mehrsekretion von Insulin. Deswegen kann der jugendliche Diabetiker aufgrund seines Insulin-Mangels natürlich nicht mit einer Blutzuckersenkung reagieren. Unter der Therapie kommt es bei geeigneten Patienten zu einer Verbesserung der Glucose-Toleranz. Die für den Typ-2-Diabetiker charakteristische verlangsamte und verzögerte Reaktion auf den Reiz von Glucose existiert indessen weiter. Sie spielt sich lediglich auf einem niedrigeren Blutzuckerniveau ab. Der eigentliche Effekt dieser Substanzen liegt also in einer Erniedrigung der Sekretions-Reizschwelle gegenüber dem physiologischen Glucose-Stimulus. Die Mehrsekretion von Insulin unter Sulfonylharnstoffen wird dadurch erreicht, dass die Beta-Zelle auf die Blutzuckererhöhung nach der Nahrungsaufnahme besser anspricht. Die Sulfonylharnstoffe der ersten und zweiten Generation (**Tab. 26-27**) wirken qualitativ annähernd gleich und sind, wie gesagt, nur wirksam, wenn die körpereigene Insulin-Produktion wenigstens noch teilweise erhalten ist. Extrapankreatische Effekte spielen bei diesen Präparaten keine wesentliche Rolle. Als Wirkungsmechanismus der Insulin-Freisetzung wurde ermittelt, dass diese durch Schließung der Kalium-Kanäle und der dadurch bedingten Membrandepolarisation mit der Aktivierung spannungsabhängiger Calcium-Kanäle wirksam ist. Sulfonylharnstoffe werden schnell und gut resorbiert und zu einem sehr hohen Prozentsatz an Eiweiß gebunden. Für ***Glibenclamid***, den wichtigsten Vertreter der Sulfonylharnstoffe der zweiten Generation, gilt eine Eiweißbindung von 99%. In der Biotransformation unterscheiden sich die Präparate stärker. So wird ***Tolbutamid*** rasch abgebaut, während Glibenclamid zu 75% in den Faeces und etwa 25% im Urin

Indikation: Typ-2-Diabetes

Das Problem der Sekretionsstarre

Die ersten beiden Sulfonylharnstoff-Generationen

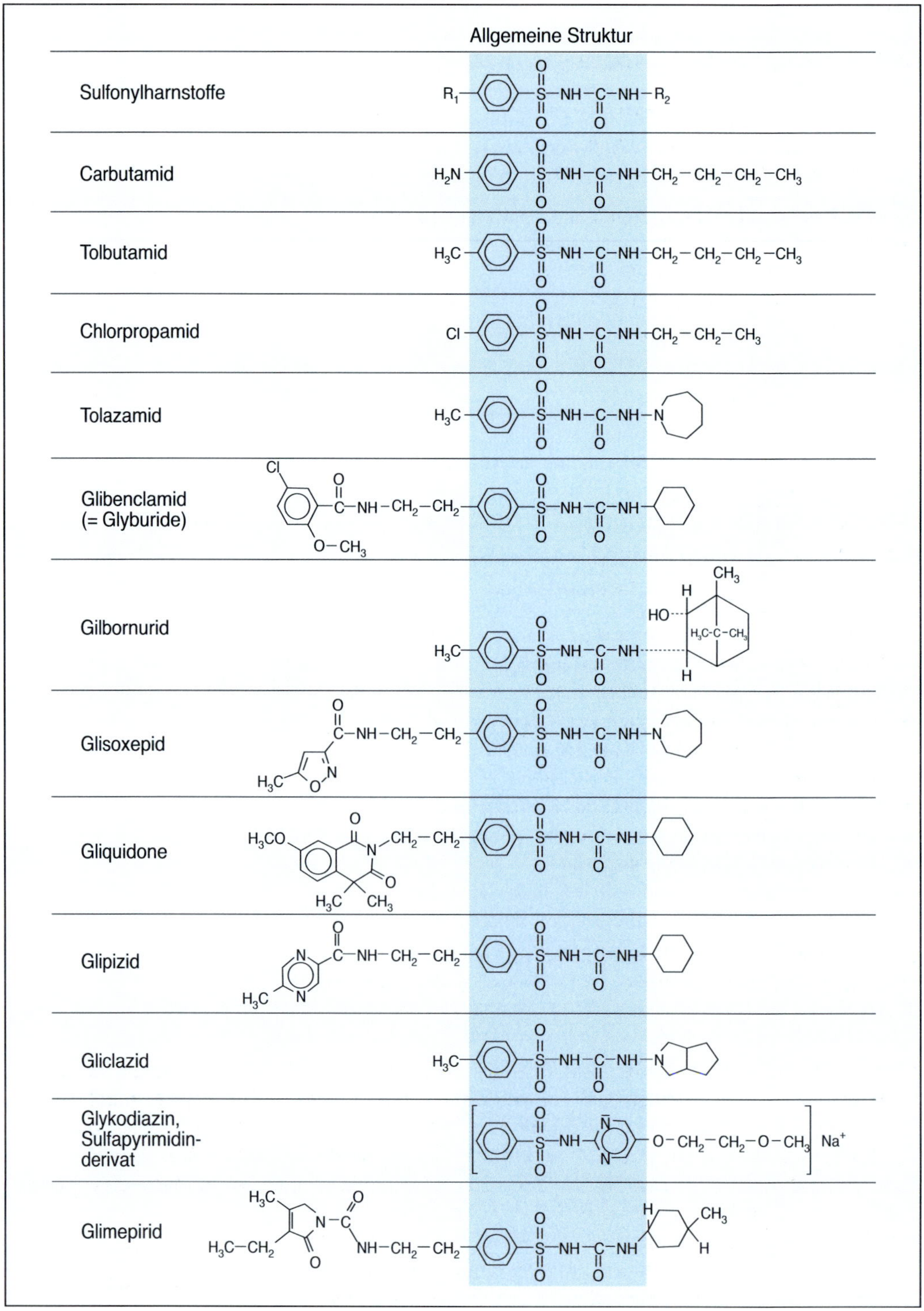

Abb. 21: Strukturformel der in der Roten Liste 1997 aufgeführten blutzuckersenkenden Sulfonamide [SCHATZ et al.]

Tabelle: 26

Sulfonylharnstoffe der 1. Generation

z.B. IPDT [JANBON, LOUBATIÈRES 1942]
Carbutamid [FRANKE u. FUCHS 1955]
Tolbutamid [BÄNDER et al. 1956]

- Dosierung im Gramm-Bereich, mehrmals täglich
- Mäßige Blutzuckersenkung (insulinotrop)
- Geringer extrapankreatischer Effekt
- Selten stärkere Hypoglykämien
- Gelegentliche allergotoxische Nebenwirkungen
- Unerwünschter gefäßaktiver Effekt

Tabelle: 27

Sulfonylharnstoffe der 2. Generation

z.B. Glibenclamid [MÜLLER 1969]
Glibornurid, Glisoxepid, Gliquidone u.a.

- Dosierung im Milligramm-Bereich, mehrmals täglich
- Starke Blutzuckersenkung (insulinotrop)
- Geringer extrapankreatischer Effekt
- Öfter stärkere Hypoglykämien (z.B. fortdauernde Stimulierung der Insulin-Sekretion unter körperlicher Belastung)
- Praktisch keine allergotoxischen Nebenwirkungen
- Unerwünschter gefäßaktiver Effekt
- Unerwünschte Gewichtszunahme

ausgeschieden wird. Die Plasmahalbwertszeiten betragen bei Glibenclamid 9 Stunden, bei Glibornurid 8 Stunden und bei Tolbutamid 5 Stunden.

Glimepirid als einziger Sulfonylharnstoff der dritten Generation
Ein erster dualer Wirkungsmechanismus

Glimepirid, als einziger Sulfonylharnstoff der dritten Generation (**Tab. 28**), senkt bei Gesunden und Patienten mit Typ-2-Diabetes den Blutzucker annähernd so stark wie Glibenclamid. Ein erster dualer Wirkungsmechanismus zeichnet die Substanz aus: Sie wirkt sowohl beta-zytotrop mit einer Verstärkung der Insulin-Sekretion (siehe oben) als auch extrapankreatisch [DRAEGER, VOLK et al.]. So reguliert Glimepirid die Insulin-Sekretion durch Interaktion mit den ATP-abhängigen Kalium-Kanälen der B-Zellmembran wie andere Sulfonylharnstoffe. Im Unterschied zu diesen bindet Glimepirid jedoch spezifisch an ein Protein in der Membran der Zelle. Glimepirid hat eine hohe Bindungs- bzw. Dissoziations-Geschwindigkeit mit

Hohe Bindungs- und Dissoziations-Geschwindigkeit

Tabelle: 28

Sulfonylharnstoff der 3. Generation
Glimepirid [DRAEGER 1995, GABLER-SANDBERGER 2001]

- Dosierung im Milligramm-Bereich, einmal täglich
- Starke Blutzuckersenkung (partiell insulinotrop)
- Ausgeprägter extrapankreatischer Effekt
- Schneller Wirkungseintritt bei gleichzeitig langandauerndem blutzuckersenkenden Effekt
- Selten stärkere Hypoglykämien (z.B. verminderte Stimulierung der Insulin-Sekretion unter körperlicher Belastung)
- Praktisch keine allergotoxische Nebenwirkungen
- Kein unerwünschter gefäßaktiver Effekt
- Gewichtsneutralität

seinem Membranprotein. Man nimmt an, dass diese charakteristisch hohe Austauschrate für den ausgeprägten Effekt auf die Glucose-Empfindlichkeit verantwortlich ist und die Beta-Zelle vor Verlust der Ansprechbarkeit und vor frühzeitiger Erschöpfung schützt. Interessant ist zudem, dass es unter Glimepirid zu einer wesentlich geringeren Anregung der Glucagon-Sekretion kommt als unter Einwirkung von Sulfonylharnstoffen der ersten und zweiten Generation. Im Hinblick auf die im Zusammenhang mit dem metabolischen Syndrom (Insulin-Resistenz und Hyperinsulinämie) erwünschte extrapankreatische Aktivität ist die Verbesserung der Insulin-Empfindlichkeit des peripheren Gewebes sowie die Verminderung der hepatischen Insulin-Aufnahme von Bedeutung. Glimepirid erhöht sehr rasch die Zahl aktiver Glucose-Transportmoleküle (GLUT1, GLUT4) in den Plasmamembranen der Muskel- und Fettzellen. Hierdurch kommt es zu einer Stimulierung der Glucose-Aufnahme. Darüber hinaus beeinflusst es verschiedene Enzyme (z.B. Glykogen-Synthase, Phospholipase C), die ihrerseits zu der extrapankreatischen Blutzuckersenkung beitragen [MÜLLER, MÜLLER et al.]. Über diese wichtigen in vitro-Untersuchungen hinaus haben Clamp-Studien den extrapankreatischen Effekt von Glimepirid bestätigt [VOLK et al.] In vitro-Untersuchungen an Muskelzellen konnten die Verbesserung der Insulinempfindlichkeit nur für Glimepirid, nicht aber für Glibenclamid zeigen [HAUPT et al.]. Anders ist die – im Vergleich zu Glibenclamid – geringere Insulin-Ausschüttung bei annähernd gleicher Blutzuckersenkung auch nicht zu erklären [GÖKE].

Extrapankreatischer Effekt

Pharmakokinetische Daten

Die toxikologischen Ergebnisse sind ebenso befriedigend wie die bei anderen Sulfonylharnstoffen. Nach oraler Gabe von Glimepirid erfolgt die Resorption rasch und vollständig. Maximale Serumspiegel werden nach 2 1/2 Stunden erreicht. Glimepirid besitzt ein sehr klei-

Tabelle: 29

Vor- und Nachteile oraler Antidiabetika (Sulfonylharnstoffe)

Vorteile der Sulfonylharnstoffe:
- Starke, rasch einsetzende blutzuckersenkende Wirkung
- Keine Nebenwirkungen an parenchymatösen Organen

Nachteile der Sulfonylharnstoffe (insbesondere Glibenclamid):
- Mehrsekretion von Insulin als Wirkprinzip für die Blutzuckersenkung
- Behinderung der gewünschten Gewichtsabnahme
- Gefahr schwerer Hypoglykämien bei falscher Indikationsstellung oder Fehlverhalten der Patienten

nes Verteilungsvolumen. Die Eiweißbindung ist wie bei Glibenclamid sehr hoch mit mehr als 99% und die Clearance-Rate gering (ca. 48 ml/min). Die mittlere Serumhalbwertszeit beträgt 5 bis 6 Stunden, und – grob gesagt – findet die Eliminierung von Glimepirid zur Hälfte im Urin und zur anderen knappen Hälfte in den Faeces statt.

Vorteile des Glimepirid im Vergleich zu Glibenclamid

Glimepirid als einziger Sulfonylharnstoff der dritten Generation weist gegenüber Glibenclamid und älteren Sulfonylharnstoffen verschiedene bedeutsame Vorteile auf (**Tab. 26-28**), so dass die in **Tabelle 29** für die Sulfonylharnstoffe festgehaltenen sonst geltenden Nachteile für Glimepirid zum großen Teil keine Gültigkeit mehr haben. Bei Glimepirid handelt es sich um das erste Präparat überhaupt, das mit einer einmaligen Dosis von 1 bis 3 (4) mg morgens erfolgreich verabreicht werden kann. Die im ersten Jahr nach der Einführung von Glimepirid für Deutschland ermittelte durchschnittliche Tagesdosis betrug 2,2 mg [LEIHENER]. Interessant – und wohl im Zusammenhang mit der geringeren insulinotropen Wirkung zu sehen – ist die Feststellung, dass es unter Glimepirid (ganz im Gegensatz zu der sonst bekannten Sulfonylharnstoffwirkung) zu eindeutigen Reduzierungen des Körpergewichts – besonders bei übergewichtigen Diabetikern – gekommen ist [FEINBÖCK et al., BECKER, LECHLEITNER et al., HERMANN et al.]. Bei solchen Patienten unterschied sich die Gewichtsabnahme unter Glimepirid nur noch wenig von der unter Acarbose (vgl. S. 63ff). Aber auch hier gilt wie für Acarbose und Metformin: Schon die Tatsache einer fehlenden Gewichtszunahme wäre eine gute Ausgangssituation für die Langzeittherapie des Typ-2-Diabetes. Die Verträglichkeit ist hervorragend, und die Toxizität kann praktisch vernachlässigt werden. Dies gilt vor allem für die geringere Hypoglykämie-Neigung im Vergleich zu Glibenclamid, bei dem ja nicht selten schwere Unterzuckerungen auftreten [GUTSCHE et al., GOTTESBÜREN et al.,

Reduzierung des Körpergewichts

Geringere Hypoglykämie-Neigung

HASSLACHER et al., HOLSTEIN et al. u.v.a.m.]. Sehr bedeutsam ist, dass bei körperlicher Tätigkeit unter Glimepirid – im Gegensatz zu anderen Sulfonylharnstoffen – deutlich erniedrigte C-Peptid- und Insulin-Spiegel beobachtet werden: ein günstiger, gleichsam physiologischer Effekt zur Vermeidung sonst drohender Hypoglykämien.

Zweiter dualer Wirkungsmechanismus

Als *zweiten dualen Wirkungsmechanismus* kann man die Tatsache bezeichnen, dass der blutzuckersenkende Effekt, der dem des Glibenclamid annähernd entspricht, schneller eintritt und länger anhält. Dies ist eine ideale Konstellation für ein orales Antidiabetikum.

Keine Vasokonstriktion!

Schließlich sei noch angemerkt, dass Glimepirid im Gegensatz zu anderen Sulfonylharnstoffen offenbar keinen vasokonstriktorischen Effekt auf die Blutgefäße und auf die Kardiomyozyten ausüben kann, da dort keine Glimepirid-Rezeptoren gefunden wurden und damit anscheinend keine Sulfonylharnstoff-induzierte Schließung der Kalium-Kanäle erfolgt [GEISEN et al.]. Man darf daher erwarten, dass der von manchen Autoren diskutierte angeblich Myokard-schädigende Einfluß der Sulfonylharnstoffe für Glimepirid jedenfalls so nicht existiert [MOCANU et al.]. Im übrigen ist aber anzumerken, dass die unten ausführlich diskutierte UKPDS sowieso – und erwartungsgemäß – keinerlei Anhaltspunkte für kardiale Spätschäden unter Sulfonylharnstoffen gezeigt hat. Damit hat sich diese Streitfrage also endgültig erledigt.

Voraussetzungen für die Therapie

Voraussetzung für die Behandlung mit blutzuckersenkenden Sulfonamid-Derivaten ist also eine noch vorhandene endogene Insulin-Produktion. Für die Therapie kommen nur Typ-2-Diabetiker in Betracht. Dabei scheiden jene Patienten aus, deren Stoffwechsel allein durch Ernährungs- und Bewegungstherapie normalisiert werden kann. Diese Einschränkung gilt im übrigen für alle Arzneimittel in der Behandlung des Typ-2-Diabetes.

Beginn der Behandlung

Im Gegensatz zu dem früher geübten Vorgehen sollte man mit niedrigen Dosen beginnen und die Tablettenzahl allmählich – gleichgültig, um welchen Sulfonylharnstoff der verschiedenen Generationen es sich handelt – erhöhen. Bei den Sulfonylharnstoffen der ersten und zweiten Generation sind dies in der Regel morgens zwei und abends eine Tablette als Maximaldosis, während Glimepirid – wie oben ausgeführt – nur mit einer Einmalgabe am Morgen verabreicht wird. Häufig genügen aber auch geringere Dosen. Die Domäne der Sulfonylharnstoff-Therapie ist also neben dem Typ-2-Diabetes mit Normalgewicht (falls nicht hier sofort Insulin gegeben wird, siehe unten) vor allem in späteren Phasen des Typ-2-Diabetes mit Übergewicht zu suchen. Hier dominieren dann auch Kombinationen mit den übrigen blutzuckersenkenden Arzneimitteln einschließlich Insulin.

Kontraindikationen

Absolut kontrainduziert ist die Anwendung aller Sulfonylharnstoffe bei einem Insulinmangel-Diabetes, bei älteren Zuckerkranken mit erheblicher Stoffwechselentgleisung und Neigung zu Azidose sowie natürlich bei Patienten im Präkoma oder Coma diabeticum.

Die „Wachablösung“ bei den Sulfonylharnstoffen

Man darf sagen, dass durch den neuen Sulfonylharnstoff der dritten Generation – das Glimepirid – eine „Wachablösung“ auf der ganzen Linie stattfindet. Die neue Substanz hat zu viele Vorteile, als dass man Einstellungen mit den alten Sulfonylharnstoff-Präparaten noch vornehmen sollte. Allenfalls kann man bei hochgradiger Niereninsuffizienz noch den Einsatz von Gliquidone erwägen, das als einziger Sulfonylharnstoff fast ausschließlich extrarenal über die Leber eliminiert wird. Zumeist wird aber in dieser Situation sowieso eine Insulin-Therapie angezeigt sein. Die Vorteile von Glimepirid wurden in **Tabelle 28** festgehalten. Wie bei den Präparaten der zweiten Generation findet eine Dosierung im Milligrammbereich statt, und es kommt praktisch niemals zu toxischen Nebenwirkungen. In anderen Belangen ist aber das Glimepirid den älteren Substanzen überlegen. Für die Compliance gerade bei alten Menschen bedeutsam ist die Tatsache, dass Glimepirid nur einmal täglich verabreicht werden muß. Die Initialdosis beträgt zu Beginn der Tablettentherapie 1 Milligramm, was im Intervall von zwei Wochen auf 2, 3 oder 4 Milligramm erhöht werden kann. Die Blutzuckersenkung ist stark und wird maßgeblich auch durch den wegen des metabolischen Syndroms erwünschten extrapankreatischen Effekt mitgeprägt. Ein schneller Wirkungseintritt bei gleichzeitig langandauerndem blutzuckersenkenden Effekt garantiert die akute Wirkung und den geschilderten Langzeiteffekt für die Einmaldosis. Sehr wichtig, insbesondere für alte Patienten, ist die Tatsache, dass die Substanz wesentlich seltener zu unerwünschten Hypoglykämien führt als vor allem Glibenclamid [HOLSTEIN et al., MEHNERT]. Bemerkenswert ist dabei die verminderte Stimulierung der Insulin-Sekretion unter körperlicher Belastung (s.o.), eine äußerst erwünschte regulierende Wirkung durch das Zusammenspiel zwischen Glimepirid sowie Glimepirid-Rezeptor und Blutglucose [MASSI-BENEDETTI et al.] (**Tab. 26-28**).

Verminderte Stimulierung der Insulin-Sekretion unter körperlicher Belastung

Indikationen für den Einsatz von Glimepirid

Als Indikationen für Glimepirid schälen sich damit heraus:

1. Mitunter erste medikamentöse Therapie beim Typ-2-Diabetes mit Normal- oder Untergewicht, falls nicht – wie zumeist – eine sofortige Einstellung auf Insulin erfolgt.
2. Früher Einsatz von Glimepirid, wenn mit Acarbose, Metformin oder Glitazonen keine optimale Stoffwechsellage zu erreichen ist.
3. Einsatz von Glimepirid nach den häufig langen Intervallen zwischen Manifestation und Diagnose des Typ-2-Diabetes und damit bei bereits fortgeschrittenem endogenen Insulin-Mangel (oft schon zum Zeitpunkt der Diagnose).
4. Ersatz aller bisherigen Sulfonylharnstoffe – insbesondere des Glibenclamid – durch Glimepirid wegen des günstigen dualen Wirkungsmechanismus, der Einmaldosis und der geringeren Nebenwirkungen.
5. Kombinationen mit allen bisher im Handel befindlichen nicht-insulinotropen Antidiabetika (Situation oft wie unter 3. beschrieben).

Kombinationen: sehr nützlich

6. Kombination mit Insulin bei Spätversagen der alleinigen Tablettentherapie oder wenn der Typ-2-Diabetes so spät diagnostiziert wird, dass bereits Insulin erforderlich ist (dabei Einsparung der Insulin-Dosis um ca. 40% [RIDDLE] und mehr).

Auf die Möglichkeiten und Grenzen der Kombinationstherapie wird in einem späteren Kapitel noch eingegangen. Zu den Nebenwirkungen ist zu sagen, dass diejenigen allergotoxischer Natur, die insbesondere bei Präparaten der ersten Generation auftraten, bei den Präparaten der zweiten und dritten Generation weitgehend verschwunden sind. Im Verlauf der Jahre, in denen die Blutzuckersenkung der Sulfonylharnstoffe millionenfach beobachtet wurde, hat sich mehr und mehr erwiesen, dass es sich bei diesen Präparaten um ungewöhnlich sichere Substanzen handelt. Lediglich unter Chlorpropamid hat man gelegentlich cholestatische Hepatosen festgestellt.

Gibt es Nebenwirkungen?

Die eigentlichen unerwünschten Nebenwirkungen der Sulfonylharnstoffe sind in der Hyperinsulinämie, der damit zusammenhängenden Gewichtszunahme und in der Hypoglykämie-Neigung zu sehen. Obwohl zugegeben werden muß, dass es bei richtiger Indikationsstellung und entsprechender Kooperation durch den Patienten auch unter Glibenclamid nicht zu schweren Hypoglykämien kommen dürfte, sieht die Praxis doch anders aus. Immer wieder sind schwere Hypoglykämien, die zum Teil sogar tödlich verliefen, unter den Präparaten der zweiten Generation, vor allem unter Glibenclamid beschrieben wurden. Gerade in dieser Hinsicht stellt die Entwicklung von Glimepirid einen bedeutsamen Vorteil dar [HOLSTEIN et al., RIDDLE et al.].

Weniger Hypoglykämien

d) Repaglinide

Ein prandialer Glucose-Regulator

Repaglinide ist als ein Carbamoylmethyl-Benzoesäure-Derivat (CMBS) der erste Vertreter einer neuen Substanzklasse, den prandialen Glucose-Regulatoren (**Abb. 22**). Es entfaltet seine Insulin-Sekretionsstimulierende Wirksamkeit über den Schlussder ATP-sensitiven Kalium-Kanäle der B-Zelle. Die hieraus resultierende Depolarisation

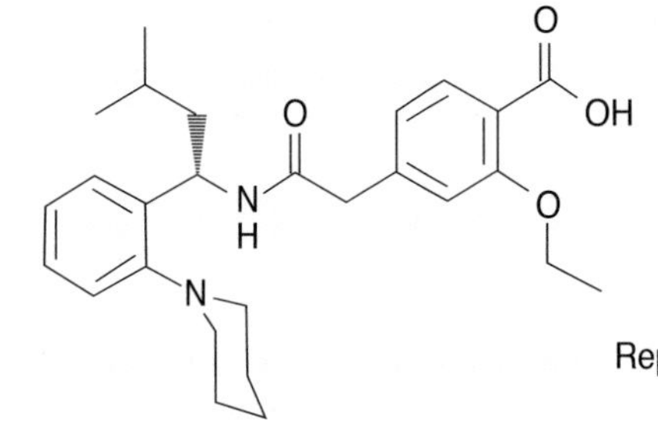

Abb. 22: Strukturformel von Repaglinide

der Zellmembran induziert über einen gesteigerten Calcium-Einstrom die Insulin-Sekretion. Diese Insulin-Sekretionssteigerung durch Repaglinide ist Glucose-abhängig [BAKKALI-NADI et al.]. Repaglinide inhibiert nicht die Proteinsynthese und somit auch nicht die Insulin-Produktion in den Beta-Zellen [vgl. VIÑAMBRES et al.]. Außerdem tritt der von den Sulfonylharnstoffen bekannte Effekt der kontinuierlichen geringen Insulin-Freisetzung auch ohne korrespondierenden Glucose-Reiz beim Repaglinide nicht auf. Die Bindung an die Beta-Zelle erfolgt über einen spezifischen Rezeptor, der sich von dem für die Sulfonylharnstoffe unterscheidet.

Pharmakologische Daten

Repaglinide wird zu über 90% über die Galle ausgeschieden [RATZMANN]. Hypoglykämisch aktive Metaboliten in klinisch relevanter Menge konnten nicht nachgewiesen werden. Die Halbwertszeit liegt bei ca. einer halben bis einer Stunde, die maximale Wirkung tritt bereits nach etwas mehr als einer halben Stunde auf. Die aus diesen pharmakologischen Daten ableitbaren Vorteile konnten in klinischen Studien bestätigt werden. Da der Wirkstoff nur zu 8% im Urin eliminiert wird und aufgrund der sehr kurzen Halbwertszeit sehr gut steuerbar ist, bietet er günstige Eigenschaften für den Einsatz bei Typ-2-Diabetikern mit eingeschränkter Nierenfunktion. In einer von HASSLACHER et al. an 281 Typ-2-Diabetikern mit unterschiedlichem Grad der Nierenfunktionsstörung durchgeführten Studie konnte die Wirksamkeit und Sicherheit von Repaglinide auch beim Einsatz in dieser Patientengruppe bestätigt werden. Weder die Stoffwechsellage noch das Nebenwirkungsprofil von Repaglinide veränderte sich bei den niereninsuffizienten Patienten im Vergleich zu den Nierengesunden. Darüber hinaus ergaben sich bei schwerer Nierenfunktionsstörung (Kreatin-Clearance unter 40 ml/min.) keine vermehrten Hypoglykämien unter Repaglinide.

Sicherheit bei eingeschränkter Nierenfunktion

Clamp-Studien

In einer Clamp-Untersuchung von PFEIFFER et al. wurde der Einfluss von Repaglinide auf Insulinsekretion und Insulinsensitivität bei Typ-2-Diabetikern beschrieben. Unter hyperglykämischen Bedingungen war Repaglinide in der Lage, die sogenannte 1. Phase der Insulinsekretion, die dem Typ-2-Diabetiker bekanntlich fehlt, weitgehend wieder herzustellen ohne weitere Verstärkung der Insulinsekretion bei euglykämischer Stoffwechsellage. Darüber hinaus konnte eine signifikante Verbesserung der Insulinsensitivität festgestellt werden, deren Ursache in weiteren Studien aufgeklärt wird.

Im Vergleich zu Placebo beobachtete man unter Repaglinide eine HbA_{1c}-Senkung um 1,7%-Punkte, eine Senkung des Nüchtern-Blutzuckers um ca. 60 mg/dl und eine Senkung des 2 h-pp-Wertes um ca. 100 mg/dl [LUCAS et al.]. Im direkten Vergleich zu den Sulfonylharnstoffen ließ sich nachweisen, dass Repaglinide hinsichtlich des HbA_{1c}-Verlaufs äquipotent gegenüber Glibenclamid, Gliclazid und Gliburid ist bei gleichzeitiger Überlegenheit gegenüber Glipizid. Die postprandialen und mittleren Blutglucose-Werte waren im Vergleich zu Glibenclamid signifikant niedriger [LANDGRAF et al.]. Repaglinide ist zur Zeit der einzige Vertreter der neuen Substanzklasse der „Glinide" (prandiale Glucoseregulatoren) mit einer Zulassung sowohl für Monotherapie als auch für Kombinationstherapie.

Kombinationen möglich

Bei Diabetikern, die unter einer Monotherapie mit Metformin schlecht eingestellt waren, zeigte sich eine synergistische Wirkung von Repaglinide und Metformin. In der Studie war die Monotherapie mit Repaglinide gleich effektiv wie die Monotherapie mit Metformin. In der Kombination von Metformin und Repaglinide kam es zu einer signifikanten Verbesserung der Stoffwechseleinstellung [MOSES et al.]. Neueste Erkenntnisse aus Kombinationsstudien von Repaglinide mit Glitazonen zeigten besonders synergistische Effekte für die Kombination mit Pioglitazon und mit Rosiglitazon hinsichtlich Absenkung des Nüchternblutzuckerwertes und im Hinblick auf die Reduktion des HbA_{1c}-Wertes.

Eine Hauptmahlzeit, eine Tablette

Repaglinide ist somit der erste Vertreter einer neuen Substanzklasse, den prandialen Glucose-Regulatoren, mit dem Konzept der mahlzeitenbezogenen Dosierung *(eine Hauptmahlzeit, eine Tablette – keine Hauptmahlzeit, keine Tablette)*. Die schnelle und kurze Wirksamkeit soll eine flexible orale Therapie ohne ein gesteigertes Risiko von Hypoglykämien ermöglichen. Beim Verschieben oder Auslassen einer Mahlzeit ist das Risiko für eine Hypoglykämie offenbar äußerst gering. Die blutzuckersenkende Wirksamkeit ist – wie gesagt – äquipotent zu den Sulfonylharnstoffen; Spektrum und Häufigkeit von Nebenwirkungen sind vergleichbar. Hinsichtlich möglicher Wechselwirkungen zeigte Repaglinide keinen Einfluß auf die Kinetik von Digoxin, Theophyllin und Warfarin. Die Resorption von Repaglinide wird durch Cimetidin nicht beeinflusst.

Ohne Mahlzeit keine Tablette

Auf der Jahrestagung der Deutschen Diabetes-Gesellschaft wurde am 28. Mai 1998 in Leipzig auf einem eigenen Symposium Repaglinide vorgestellt [LANDGRAF, RENNER, FRANK, MEISSNER, DAMBSBO, CLAUSEN, ALAWI]. Dabei wurde in Zusammenhang mit der Repaglinide-Theraphie an ein Umdenken in der Therapie von Typ-2-Diabetikern erinnert, bei denen eine Insulin-Sekretionsstimulation sinnvoll ist. Repaglinide ist so gut steuerbar, dass ein Therapiekonzept getestet werden kann wie der Insulin-Ersatz bei der Typ-1-Erkrankung, nämlich eine adaptierte Repaglinide-Dosis zu den jeweiligen Hauptmahlzeiten. Vor einer Hauptmahlzeit wird eine Tablette eingenommen, bei Auslassen der Hauptmahlzeit entfällt auch die Einnahme von Repaglinide [LANDGRAF]. Dieses Therapiekonzept war mit den meisten bisherigen Sulfonylharnstoffen mit langer Halbwertszeit und meist renaler Elimination nicht angedacht und auch nicht möglich. Repaglinide soll bei entsprechend geschulten Patienten die Flexibilität der oralen Diabetes-Therapie wesentlich erleichtern. RENNER wies in diesem Zusammenhang darauf hin, dass Insulin-Resistenz und Insulin-Mangel wesentlich an der Entstehung des Typ-2-Diabetes beteiligt sind. Insulin verringert nach seiner Meinung die Insulin-Resistenz rasch, zuverlässig und nachhaltig, was auch durch die Insulin-stimulierende Wirkung von Repaglinide möglich sein könnte. Da im Frühstadium des Typ-2-Diabetes die Insulin-Spiegel bereits niedriger als während der vorausgegangenen Phase der pathologischen Glucose-Toleranz sind, ist unter diesen Gesichtspunkten die Entstehung des Typ-2-Diabetes letztlich auch – zumindest zum Teil – als Insulin-Sekretionsstörung anzusehen. In dieser Phase ist natürlich Platz für die Therapie mit insulinotropen Substanzen. FRANK betonte bei den Anforderungen an ein ideales orales Antidiabetikum die Normalisierung der Insulin-Sekretion proportional zum Blutglucose-Spiegel, die Normalisierung der prandialen Glucose-Utilisation (Insulin-Resistenz), die Normalisierung der basalen hepatischen Glucose-Produktion sowie die gute Steuerbarkeit (Titration) und Reproduzierbarkeit der Wirkung (Dosis-Wirkungsbeziehung), keine Medikamenteninteraktion, keine Toxizität und keine Nebenwirkungen. Für Glimepirid, aber eben auch für Repaglinide sieht er dabei gute Anwendungsmöglichkeiten unter diesen Aspekten. Kurze Halbwertszeiten sind von besonderem Nutzen, wenn die Flexibilität der Tages- und Mahlzeitengestaltung im Vordergrund steht. Hier sollen insbesondere geschulte und interessierte Diabetiker angesprochen werden. Die wegweisenden Untersuchungen von MEISSNER zur Wirkung der Sulfonylharnstoffe führen diesen Autor zu dem Schluß, dass vor allem Glibenclamid eine langanhaltende Insulin-Sekretion und verstärkte Neigung zu prolongierten Hypoglykämien aufweist. Dies ist bekanntlich in der Praxis bestätigt. Aufgrund dieser „Übersteuerung“ der elektrischen Phänomene an der Beta-Zelle unter Glibenclamid wäre es denkbar, dass infolge ungenügender oder gestörter Ausgleichsmechanismen Störungen der Zellfunktion auftreten, die sich unter anderem in einer Desensitivierung gegenüber Sulfonylharnstoffen äußert. Aufgrund der elektrophysiologischen Ergebnisse wird daher von MEISSNER die Frage diskutiert, ob der therapeutische Einsatz von Sulfonylharnstoffen oder Benzoesäurederivaten mit salvenartiger elektrischer Aktivität und kurzer Halbwertszeit in der Langzeitbehandlung nicht günstiger ist, als die Verwendung von anderen Sulfonylharnstoffen vom Glibenclamid-Typ [s. auch DAMSBO et al.].

Gute Steuerbarkeit von Repaglinide

Cave Glibenclamid!

Die oben besprochenen klinisch-pharmakologischen Daten zu Repaglinide wurden von DAMBSO ergänzt. Er betont, dass Repaglinide als Substanz mit schnell einsetzender und kurz anhaltender Wirkung das Spektrum der sekretagogisch wirksamen Arzneimittel erweitert, wobei sich der Wirkungsmechanismus von dem der Sulfonylharnstoffe hinsichtlich der Bindungsstelle am Beta-Zell-Rezeptor unterscheidet. Repaglinide verursacht keine unnötige Insulin-Freisetzung durch direkte Exozytose, auch die Proteinbiosynthese und da-

Rasche sekretagogische Wirkung

mit die Insulin-Produktion in den Beta-Zellen wird durch Repaglinide nicht inhibiert (siehe oben). Der Anspruch, den postprandialen Glucose-Anstieg einzustellen und mehr dem physiologischen Insulin-Profil anzugleichen, steht nach DAMBSBO in Übereinstimmung mit gegenwärtigen Trends in der Diabetes-Behandlung. Nach CLAUSON hat sich die Wirksamkeit und Verträglichkeit von Repaglinide als ausgezeichnet erwiesen. Es wurden weder Veränderungen der Leberenzyme beobachtet noch traten klinisch relevante EKG-Veränderungen auf. Die Häufigkeit von Hypoglykämien war unter Repaglinide und den Kontrollsubstanzen gleich, jedoch waren schwere Reaktionen in der Gruppe der Kontrollsubstanzen etwa doppelt so häufig. Das Fehlen ernsthafter Hypoglykämien wird auch von MEISSNER betont. Abschließend stellte CLAUSON fest, dass Repaglinide eine ausgezeichnete Wirksamkeit hinsichtlich aller bedeutender Parameter besitzt und ein nachgewiesen günstiges Sicherheitsprofil aufweist. Es ist mindestens so wirksam wie die verfügbaren oralen Antidiabetika, z.B. Glibenclamid; eine wichtige Eigenschaft ist das geringe Risiko schwerer hypoglykämischer Reaktionen im Vergleich zu anderen Antidiabetika wie Glibenclamid. Ein anderer Vorteil ist der synergistische Effekt mit Metformin (siehe oben), auf den auch RATZMANN verweist. Aufgrund dieser Ergebnisse und eigener Untersuchungen schlug ALAWI abschließend ein Therapiekonzept mit Repaglinide vor:

Gute Verträglichkeit

Kaum Hypoglykämien

1. Die Tabletten werden zu den Hauptmahlzeiten eingenommen, (3 x 0,5–2 mg)
2. Präprandialer Einnahmezeitpunkt der Tablette ist ohne grössere Bedeutung,
3. Variabilität mit der Anzahl der Mahlzeiten möglich.

Dadurch können folgende Therapieziele erreicht werden:

1. Mahlzeitbezogene Gabe zur nahezu physiologischen Kontrolle des Blutglucose-Spiegels,
2. Risiko-Minimierung der Hypoglykämie-Episoden,
3. Steigerung der Lebensqualität,
4. Erleichterung der Gewichtskontrolle [LANDGRAF et al.].

Übertragung des Basis-Bolus-Prinzips

Nach ALAWI zeigt Repaglinide dabei neue Wege auf, die Erfahrungen aus der Anwendung des Basis-Bolus-Prinzips bei Typ-1-Diabetikern zu nutzen – wie schon LANDGRAF betonte – und mit Therapieflexibilität und Risikoarmut zu kombinieren. Die oben beschriebenen Vorteile einer einfachen mahlzeitenbezogenen Diabetestherapie mit Repaglinide konnten in einer mittlerweile mehrfach international publizierten Anwendungsstudie von LANDGRAF et al. an 5.985 Typ-2-Patienten gezeigt werden. Bei einer äußerst niedrigen Inzidenz hypoglykämischer Ereignisse (0,8%) konnte bereits nach durchschnittlich 6 Wochen eine Reduktion des HbA_{1c} von 8,6% auf 7,4%, der Nüchternblutglucose von 184 auf 134 mg/dl (10,2 auf 7,4 mmol/l) sowie der prandialen 2-Stunden-Blutglucosewerte von 219 auf 153 m/dl (12,2 auf 8,5 mmol/l) dokumentiert werden. Im Mittel nahmen diePatienten innerhalb von 6 Wochen um 1,2 kg ab, wobei gerade bei den schwersten Patienten eine überproportionale Reduktion des Körpergewichtes zu verzeichnen war.

Die Auswertungen dieser Untersuchungen zeigt darüber hinaus, dass der Einsatz des flexiblen oralen Glucoseregulators Repaglinide, der zu den Hauptmahlzeiten unabhängig von der tageszeitlichen Bindung eingenommen wird, günstige Auswirkungen sowohl auf die Stoffwechselwerte als auch auf die Lebensqualität von Typ-2-Diabetikern hat. Damit konnten die aus dem klinischen Forschungsprogramm gewonnenen Ergebnisse mit Hilfe von Daten aus der täglichen Praxis bestätigt werden.

e) Nateglinide

Nateglinide

Die Entdeckung und Entwicklung von Nateglinide basiert auf dem aktuellen Verständnis der Pathophysiologie des Typ-2-Diabetes. Die Erkenntnis, dass für die Insulinsekretion des Pankreas auch physiologische Stimulanzien wie Aminosäuren von Bedeutung sind, gab den entscheidenden Hinweis bei der Suche nach neuen Wirkstoffen. Besonders erfolgversprechende Eigenschaften zeigte das Aminosäure-Derivat N-[(trans-4-isopropylcyclohexyl) carbonyl]-D-Phenylalanin, das unter dem Substanznamen Nateglinide weiterentwickelt wurde. Nateglinide unterscheidet sich chemisch und pharmakologisch von allen anderen oralen Antidiabetika und leitet als erster Vertreter dieser natürlichen Substanzklasse die Einführung einer neuen Generation von Insulinregulatoren ein (**Abb. 23**).

Indikationen

Nateglinide ist eine insulinotrop wirkende Substanz, die für den Einsatz bei Typ-2-Diabetes entwickelt wurde. Es kann bei allen Patienten, deren Beta-Zellen noch eine ausreichende Aktivität aufweisen, erfolgreich eingesetzt werden. Es ist besonders für die Kombinationstherapie mit Metformin geeignet, wenn mit Metformin allein der Blutzuckerspiegel nicht ausreichend kontrolliert werden kann. Nateglinide ist ein besonders wirksamer Partner, insbesonders da die komplementären Wirkweisen beider Substanzen bei der Senkung des Blutzuckers synergetische Effekte zeigen.

„Quick on – Quick off“-Wirkmechanismus

Nateglinide reguliert die Insulinfreisetzung, indem es die ATP-sensitiven K^+-Kanäle der Plasmamembran der Beta-Zellen blockiert. Die Depolarisation dieser Zellen führt zum Öffnen der spannungsgesteuerten Ca^{2+}-Kanäle und zur Sekretion von Insulin [AKIYOSHI et al.]. Anders als bei Sulfonylharnstoffen und anderen Glucoseregulatoren initiiert Nateglinide bereits wenige Minuten nach Beginn der Mahlzeit durch seine *„Quick on“-Wirkung* die Freisetzung von Insulin und erreicht dabei seine maximale Plasmakonzentration in weniger als einer Stunde. Durch die frühe Insulinausschüttung wird das Blutzucker-Ungleichgewicht rechtzeitig kontrolliert und die Entstehung akuter toxischer Glucosespitzen verhindert. Die *„Quick*

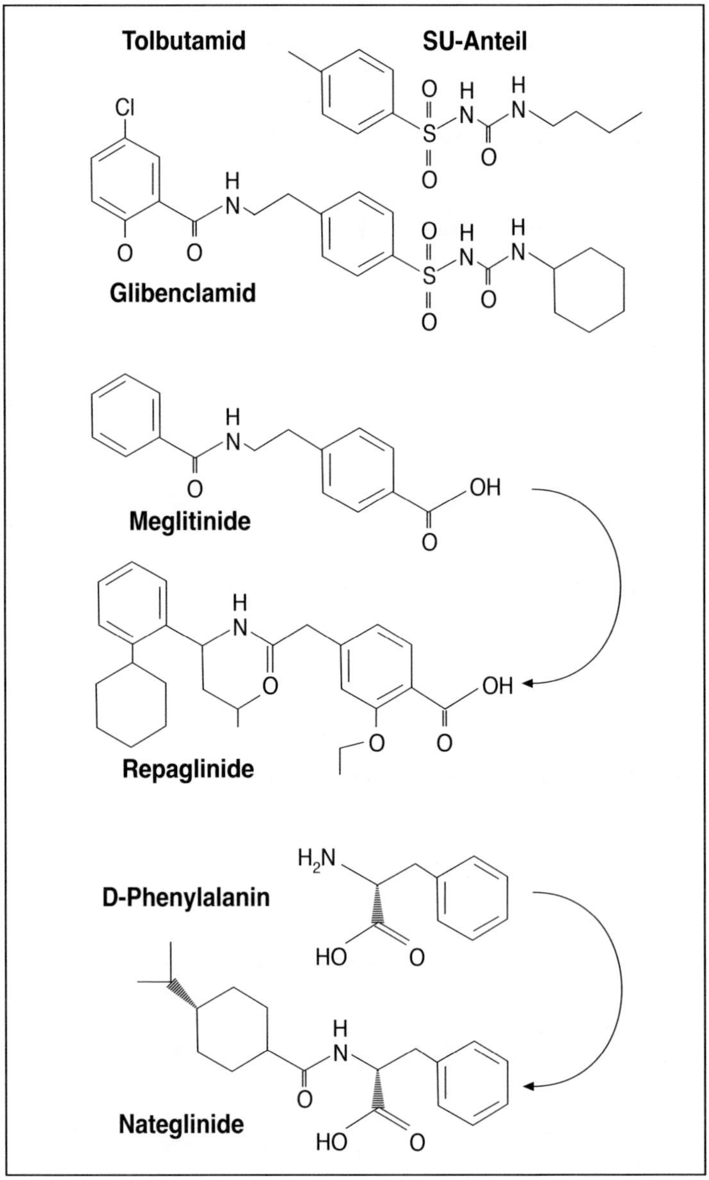

Abb. 23: Nateglinide ist ein Derivat der Aminosäure D-Phenylalanin

off"-Wirkung von Nateglinide wird bestimmt durch die nur 2 Sekunden kurze Halbwertszeit am Rezeptor [HU et al.]. Dieses Wirkprinzip ermöglicht eine der Glucosemenge angepasste Insulinsekretion (**Abb. 24**) [KEILSON J et al.]. Klinische Konsequenz dessen ist das geringe Hypoglykämierisiko von Nateglinide. Durch die kurzzeitige Wirkweise erzielt Nateglinide eine nahezu physiologische Insulinkinetik [HOLLANDER PA et al.]. Die zeitlich begrenzte In-

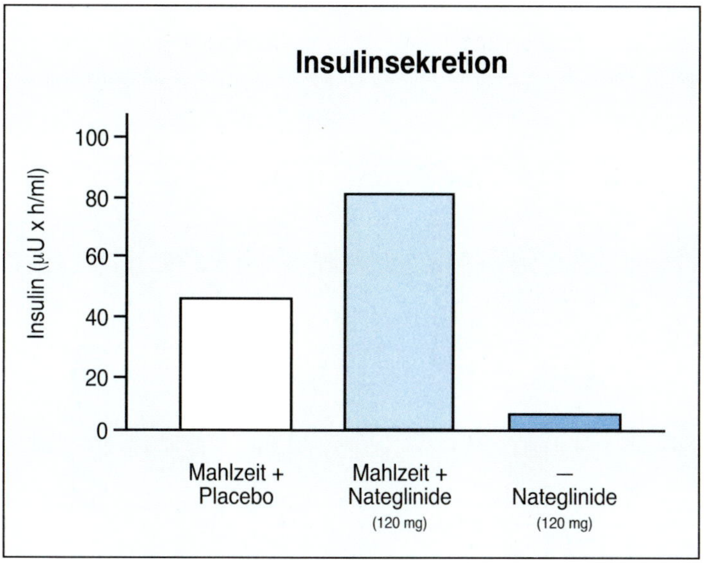

Abb. 24: Minimale Wirkung von Nateglinide auf die Insulin-Sekretion bei Auslassen einer Mahlzeit

sulinausschüttung hat eine Insulinersparnis zur Folge, die nicht nur das Hypoglykämierisiko senkt, sondern auch die Entstehung prolongierter Hyperinsulinämien mit Förderung der peripheren Insulinresistenz verhindert. Diese „milde" Stimulation der Beta-Zellen schont möglicherweise diese und verzögert gegebenenfalls mittelfristig deren Funktionsverlust.

Klinisch wirksam

Die klinische Wirksamkeit von Nateglinide wurde in einem umfangreichen präklinischen und klinischen Studienprogramm mit annähernd 4.000 Typ-2-Diabetespatienten geprüft. Die Daten belegen, dass die Substanz die bei Patienten mit gestörter Glucosetoleranz (IGT) stark reduzierte und bei Typ-2-Diabetikern fehlende frühe Phase der Insulinsekretion wiederherstellt. Sowohl in der Monotherapie als auch in der Kombination mit Metformin oder Glitazonen kontrollierte Nateglinide gezielt die pathologischen postprandialen Glucosespitzen und verringerte langfristig den HbA_{1c}-Wert.

Wertvolle Kombination mit Metformin

Die Insulinfreisetzung durch Nateglinide erfolgt bereits bei Dosen über 20 mg und ist dosisabhängig. Ein maximaler insulinotroper Effekt konnte bei 120 mg gemessen werden [Hanefeld et al.]. Die Insulinspiegel erreichten nach 3-4 Stunden wieder ihre Ausgangswerte. In der Monotherapie erreichte Nateglinide eine Senkung des HbA_{1c}-Wertes um 0,9%-1,4%, in Kombination mit Metformin waren es 1,9%-2,5%. der Effekt war um so stärker, je grösser der ursprüngliche HbA_{1c}-Wert des Diabetespatienten gewesen ist. Bei der Senkung der postprandialen Glucosewerte sind Nateglinide und

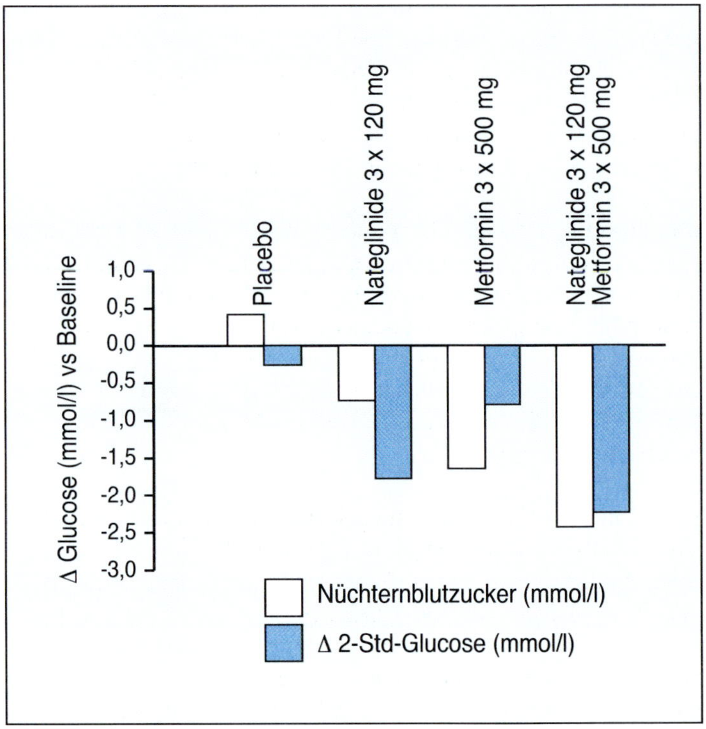

Abb. 25: Nateglinide und Metformin ergänzen sich in ihrer Wirkung

die Kombination von Nateglinide und Metformin besonders erfolgreich (**Abb. 25**) [HORTON ES et al.].

Indikation und Dosierung

Derzeit ist Nateglinide in Deutschland nur in der – allerdings ausnehmend wirksamen – Kombination mit Metformin zugelassen. Die Nateglinide-Dosierung beträgt in der Regel 3 x 120 mg (jeweils zu den Hauptmahlzeiten).

Auch in Kombination mit Insulinsensitizern, den Glitazonen, senkte Nateglinide die akuten und chronischen Blutzuckerwerte. Mit Troglitazon erzielte Nateglinide gegenüber dem Ausgangswert eine Reduktion der HbA_{1c}-Werte um 1,68%: Eine überadditive Wirkung der komplementären Kombinationspartner, denn in Monotherapie sank der HbA_{1c}-Wert unter Nateglinide um -0,55% und unter Troglitazon um -0,75% [ROSENSTOCK J et al.]

Pharmakokinetik

Nateglinide wird nach oraler Gabe rasch über den Dünndarm resorbiert und über die Niere elimiert. Die mittlere Bioverfügbarkeit beträgt etwa 72%. Die maximale Plasmakonzentration, ca. 1 Stunde nach Einnahme, erhöht sich dosisabhängig und wird von der Zusammensetzung der Mahlzeit kaum beeinflusst. Bereits 15 Minuten nach oraler Einnahme von Nateglinide ist eine signifikante Messung der Insulinsekretion möglich. Die Metabolisierung der Substanz erfolgt in der Leber durch die Cytochrom-Isoenzyme CYP 2C9 und CYP 3A4. Die Metaboliten sind inaktiv und werden größtenteils innerhalb von 6 Stunden renal ausgeschieden. Eine Akkumulation des Medikament oder eines seiner Metaboliten wurde nicht beobachtet.

Keine Akkumulation

Sowohl bei Typ-2-Diabetikern mit leichter bis mittelschwerer Leberfunktionsstörung [CHOUDHURY S et al.] als auch bei Patienten mit mittelschwerer bis schwerer Niereninsuffizienz und bei Dialysepatienten wurden ähnliche pharmakokinetische Daten gemessen. Eine Dosisanpassung ist in dieser Risikopatientengruppe daher nicht notwendig. Bei der in der Praxis erforderlichen Kombination mit Metformin müssen allerdings die Kontraindikationen für Metformin (Niereninsuffizienz!) beachtet werden.

Nebenwirkungen

Nateglinide zeigt ein sehr günstiges Nebenwirkungsprofil. Durch Messung des Blutzuckers bestätigte Hypoglykämien wurden im klinischen Studienprogramm nur bei ca. 2,4% der Probanden registriert. Dieser Anteil liegt deutlich unter der Anzahl der Hypoglykämien, die bei den anderen insulinotropen Substanzen beobachtet wurden. Patienten, die Nateglinide erhalten, nahmen nur wenig an Gewicht zu. Das Auftreten gastrointestinaler Beschwerden wie Bauchschmerzen oder Diarrhöe lag auf Placeboniveau. Nateglinide bewirkte keine Veränderungen der Nüchternlipidparameter. Auch bei älteren Patienten sowie Risikopatienten mit Leber- und Nierenschädigungen und koronarer Herzerkrankung erwies sich Nateglinide als ein sicheres Therapeutikum.

Die Anwendung von Nateglinide ist kontraindiziert bei Patienten mit einer bekannten Überempfindlichkeit gegen die Wirksubstanz, bei Typ-1-Diabetes oder bei einer diabetischen Ketoazidose. Während Schwangerschaft und Stillzeit sollte Nateglinide ebenfalls nicht eingenommen werden.

Arzneimittelwechselwirkungen

Nateglinide wird zu 70% – wie erwähnt – durch das Cytochrom P450-Enzym CYP 2C9 und zu 30% durch CYP 3A4 metabolisiert. Auf die Pharmakokinetik der Substanzen Warfarin, Diclofenac, Troglitazon oder Digoxin, die ebenfalls Substrate dieser Isoenzyme sind, zeigt Nateglinide keine klinisch relevante Auswirkung.

f) Glitazone

Welche Effekte dominieren?

Troglitazon, Pioglitazon und Rosiglitazon gehören zu der Klasse der Thiazolidindione, die in den letzten Jahren entwickelt wurden und der Behandlung des Typ-2-Diabetes dienen (**Abb. 26**). Troglitazon wirkt dabei wie die anderen Glitazone (siehe unten) hauptsächlich durch eine Verbesserung der Insulin-Resistenz im Skelettmuskel und im Fettgewebe. In geringerem Umfang reduzieren die Glitazone auch eine überschießende hepatische Glucose-Produktion. Keinesfalls wird aber

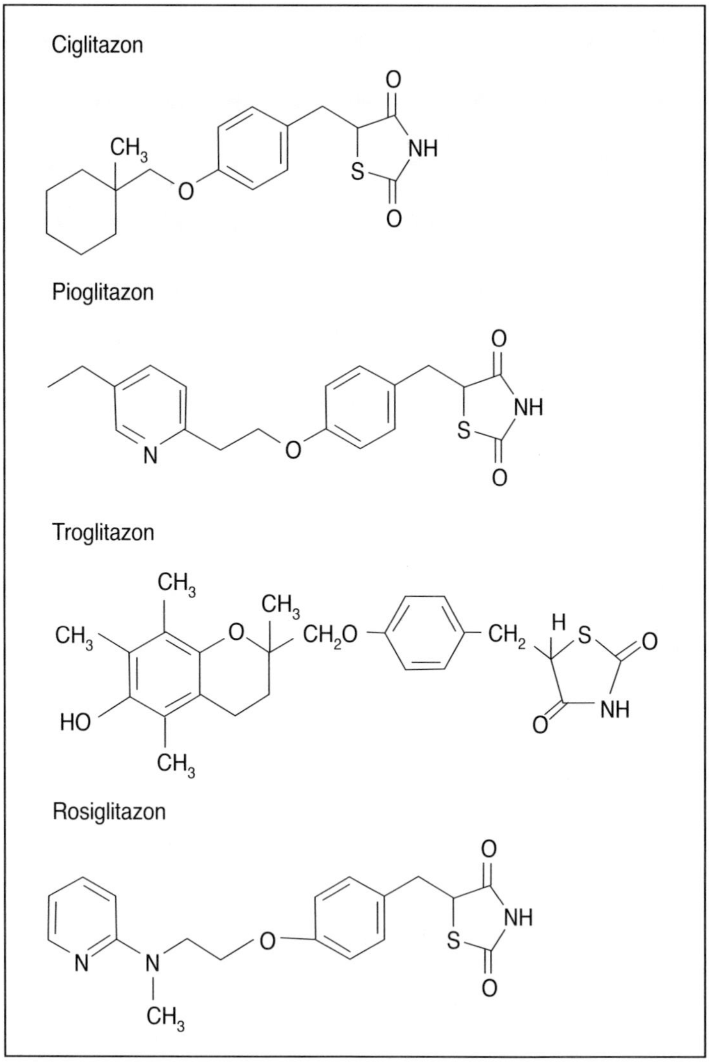

Abb. 26: Strukturformel verschiedener Thiazolidindione (Glitazone)

die Insulin-Sekretion stimuliert. Troglitazon wurde in den 80er Jahren in Japan entdeckt und auf der Basis von Alpha-Tocopherol (Vitamin E) synthetisiert. Deswegen hat es sowohl antioxidative Eigenschaften als auch Wirkungen als „Insulin-Sensitizer". Die bevorzugten metabolischen Effekte der Glitazone sind zu sehen in der Blutzuckersenkung, der Verstärkung der Insulin-Wirkung mit Absinken der Insulin-Spiegel, der Lipidsenkung, einer geringfügigen Blutdrucksenkung, der Effekte auf das Gefäßendothel und der Reduzierung der Albuminurie bei Nierenschädigung. Wichtig ist die Verstärkung des Effekts des endogenen Insulins, was zu einem Spareffekt im Hormonhaushalt führt. Besonders hervorzuheben ist also die Wirkung auf die Insulin-Resistenz

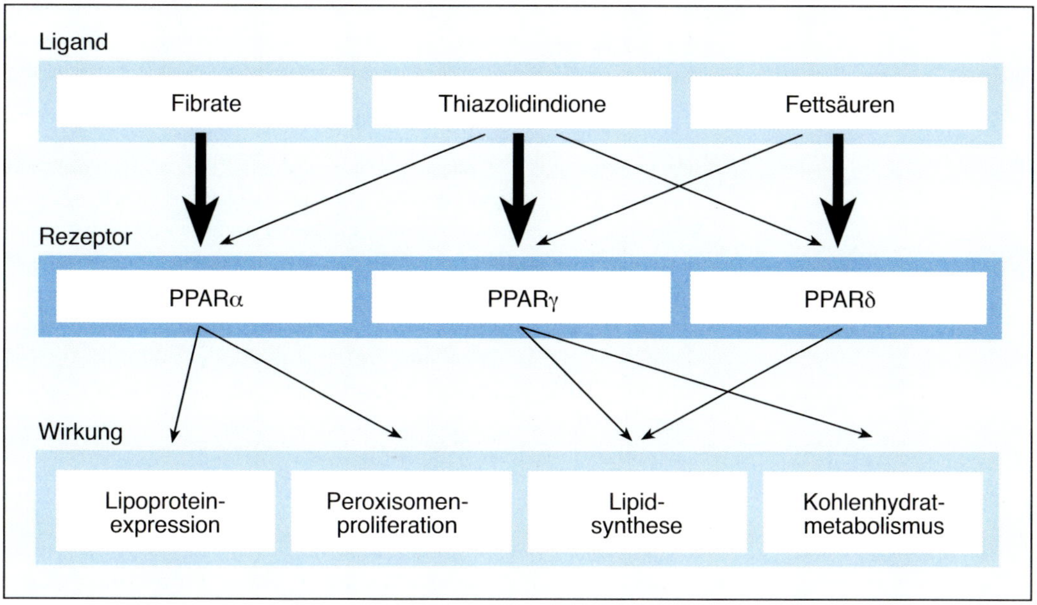

Abb. 27: Die PPAR-Familie der nukleären Rezeptoren [SALTIEL AR, OLEFSKY JM: Diabetes 45:1661 (1996)]

und auf die gestörte Glucose-Toleranz [ANTOLUCCI et al., IWAMOTO et al., KUHMACHER et al., PARULKAR et al.].

Die Glitazone wurden in Tierexperimenten, am isolierten Zellsystem und auch am Menschen untersucht. Die geschilderten Effekte können im wesentlichen erklärt werden durch eine Verbesserung der Insulin-Resistenz (siehe oben), die auch am Menschen gezeigt werden konnte. Der zelluläre Mechanismus ist noch nicht völlig aufgeklärt. Glitazone sind Aktivatoren des nukleären PPARγ-Rezeptors *(peroxisom proliferator activated receptor γ)* (**Abb. 22**) [MANN et al., BETHGE und HÄRING]. Dieser nukleäre Rezeptor vermittelt u.a. Wirkungen von Corticoiden und Schilddrüsenhormonen und ist beteiligt an der Hemmung der Expression des Leptin-Gens. Durch die Aktivierung von PPARγ und die nachfolgende Bildung eines Heterodimers mit dem Retinoid-X-Rezeptor wird die Transkription von verschiedenen Genen reguliert. Dabei bindet der PPARγ-RXR-Komplex an spezifische DNA-Sequenzen, sog. PPARγ-response-elements (PPRE). Die dadurch regulierten Gene spielen eine wichtige Rolle im Glucose- und Lipoproteinstoffwechsel. So kommt es u.a. zu einer vermehrten Expression von Glucosetransportern (z.B. GLUT4), wodurch die Insulin-vermittelte Glucoseaufnahme in periphere Gewebe gesteigert wird. Hinsichtlich des Lipoproteinstoffwechsels reguliert PPARγ HDL-Rezeptoren an Makrophagen und in der Leber. Dies führt zu einer Steigerung des reversen Cholesterin-Transports von Schaumzellen zur Leber und bietet so eine Grund-

Im Vordergrund: Beeinflussung der Insulin-Resistenz

Aktivierung von PPARγ

Antiatherogener Effekt

lage für antiatherogene Effekte von PPARγ-Aktivatoren [CHINETTI et al.]. Darüber hinaus wird auch die Differenzierung von Zellen beeinflusst, z.B. kommt es zu einer vermehrten Ausdifferenzierung von Präadipozyten zu Adipozyten.

Der genaue zelluläre Wirkmechanismus der Glitazone ist noch nicht in jedem Detail aufgeklärt. Weitere Wirkmechanismen wie die Senkung der Serumkonzentration von Resistin werden derzeit intensiv beforscht [STEPHAN et al., PARULKAR et al.] (siehe auch Seite 17). Die Affinität der einzelnen Thiazolidindione zum PPARγ korreliert gut mit der klinischen Dosis: Je grösser die Affinität zum Rezeptor, desto geringer die Dosierung.Von den derzeit auf dem Markt verfügbaren Thiazolidindionen hat Rosiglitazon die stärkste Bindung zum PPARγ-Rezeptor und kann somit klinisch in der niedrigsten Dosierung eingesetzt werden (**Tab. 30**).

Troglitazon wurde im März 2000 aufgrund seines hepatotoxischen Potentials gemäß einer Empfehlung der FDA (*Food* and *Drug Administration*) aus dem Handel genommen und in Europa nicht eingeführt. Die Lebertoxizität ist ein Substanzeffekt von Troglitazon, kein Klasseneffekt der Glitazone.

Rosiglitazon

Rosiglitazon ist ein Insulinsensitizer aus der Gruppe der Thiazolidindione (Glitazone). Als selektiver Agonist am nukleären PPARγ-Rezeptor bewirkt Rosiglitazon eine Senkung der Blutzuckerkonzentration, indem es spezifisch die Insulinresistenz im Fettgewebe, in der Muskulatur und in der Leber senkt [MATTHAEI et al., OLEFSKY, MATTHAEI et al.] Somit verbessert es die Insulin-Resistenz – das körpereigene Insulin zeigt wieder mehr Wirkung. Die Glucose wird vermehrt aus dem Plasma in die Zellen aufgenommen, und der Blutzuckerspiegel sinkt ebenso wie der Plasma-Insulin-Spiegel. Eine Reduktion der Nüchtern-Blutzucker-Werte wird innerhalb von zwei Wochen nach Therapiebeginn beobachtet. Der volle therapeutische Effekt tritt nach 6-8 Wochen ein.

Tabelle: 30

Glitazone: Affinität zur PPARγ korreliert mit klinischer Dosis

Substanz	PPARγ-Bindungsaffinität iC50 (nM)	klinische Dosis (mg/d)
Rosiglitazon	41 ± 18	4 - 8
Pioglitazon	4.830 ± 130	15 - 45
Troglitazon	7.970 ± 580	200 - 600

Wirksamkeit und Sicherheit von Rosiglitazon

Die Wirksamkeit und Sicherheit von Rosiglitazon bei Typ-2-Diabetes wurde in einem umfangreichen klinischen Studienprogramm mit mehr als 5.300 Patienten in 17 klinischen Studien geprüft. Mehr als 2.900 Patienten wurden länger als 1 Jahr, mehr als 1.800 Patienten länger als 2 Jahre und ca. 650 Patienten länger als 3 Jahre behandelt. Damit wurden über 7.000 Patientenjahre mit Rosiglitazon überblickt. Die doppelblinden Studien dauerten meist 26 Wochen, im Anschluss daran bestand die Möglichkeit, an offenen Verlängerungsstudien teilzunehmen.

Doppelblindstudien

In doppelblinden, placebokontrollierten Dosisfindungsstudien wurde die Wirksamkeit der Substanz im Dosisbereich von 0,1 mg bis 12 mg bei Patienten mit Typ-2-Diabetes untersucht. Rosiglitazon zeigte in den genannten Studien eine klare Dosis-Wirkung-Beziehung. Dosierungen von 4 und 8 mg, ein- oder zweimal täglich verabreicht, senkten den Nüchternblutzucker gegenüber den Ausgangswerten und Placebo signifikant. Bei einer Dosierung von 12 mg Rosiglitazon pro Tag zeigte sich kein zusätzlicher Nutzen [PATEL et al., RASKIN et al.] Je nach Dosierung wurde in den klinischen Studien zu Rosiglitazon in der Monotherapie [NOLAN et al., PHILLIPS et al., LEBOVITZ et al.] und in Kombination mit Metformin [FONSECA t al.] oder Sulfonylharnstoffen [WOLFFENBUTTEL et al., MATFIN et al.] eine durchschnittliche Senkung des Blutzuckers um 40–70 mg/dl und eine HbA_{1c}-Senkung um 1,0–1,5 Prozentpunkte erzielt (**Abb. 28**). Dabei wurde eine dauerhafte Verbesserung der Blutzuckereinstellung erreicht, die Wirkung blieb über einen Beobachtungszeitraum von bisher 30 Monaten langfristig erhalten [PATWARDHAN et al.].

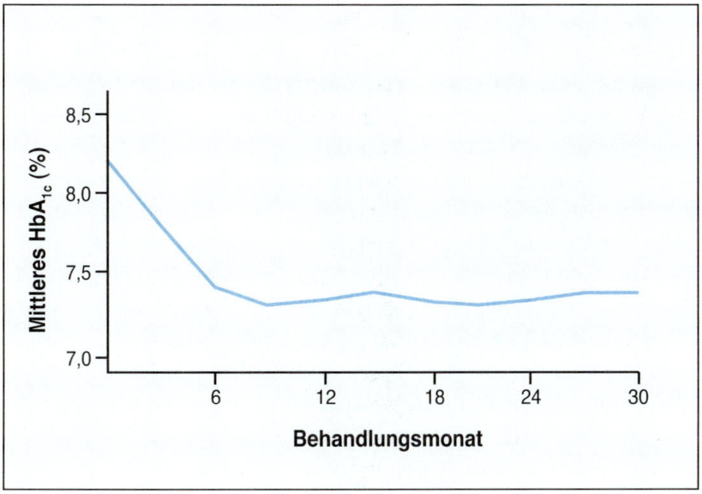

Abb. 28: Langzeitwirksamkeit von Rosiglitazon in der Monotherapie

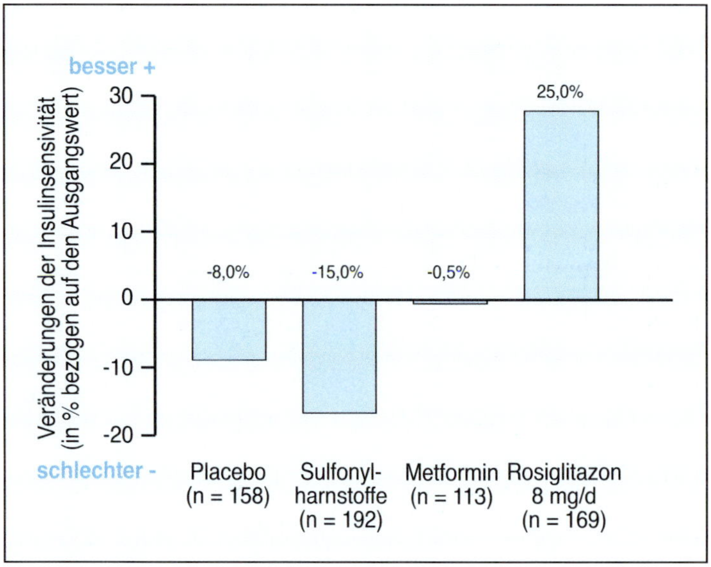

Abb. 29: Verbesserung der Insulinsensivität

Clamp-Untersuchungen

Als Insulinsensitizer bewirkt Rosiglitazon eine spezifische und signifikante Senkung der Insulinresistenz. Dies wurde sowohl im euglykämischen, hyperinsulinämischen Clamp-Test, dem Goldstandard zur Beurteilung der Insulinresistenz, als auch mit dem HOMA-Modell nachgewiesen [CAREY et al., MATTHEWS et al.] (**Abb. 29**). Neben der Verbesserung der Insulinresistenz konnte im HOMA-Modell auch eine signifikante Steigerung der Beta-Zell-Funktion unter Rosiglitazon nachgewiesen werden.

Senkung der Insulinspiegel

Bei Patienten, die mit Rosiglitazon behandelt wurden, war die Blutzuckersenkung mit einer signifikanten Reduktion der endogenen Insulinproduktion verbunden [PORTER et al.] (**Abb. 30**). Diese Effekte decken sich mit der Wirkung der Substanz als Insulinsensitizer: Weniger Insulin ist nötig, um eine bestimmte Blutzuckersenkung zu erreichen, weil der Körper sensibler auf Insulin reagiert. Insulin kann damit wieder besser wirken. Da Patienten mit Typ-2-Diabetes und Insulinresistenz häufig unphysiologisch hohe Insulinspiegel haben, ist eine Senkung der Insulinproduktion pathophysiologisch sinnvoll. Die Rückkehr zu einer physiologischeren Insulinproduktion zeigt sich auch an der Verschiebung der Proinsulin-/Insulin-Ratio. Diese Schonung der Beta-Zellen ist offenbar die Basis für die langfristige Wirkung von Rosiglitazon. Auch in tierexperimentellen Studien wurde die protektive Wirkung auf die Beta-Zell-Funktion nachgewiesen [FINEGOOD et al.]

Beeinflussung kardiovaskulärer Risikofaktoren

Neben der Insulinresistenz werden weitere kardiovaskuläre Risikofaktoren durch Rosiglitazon positiv beeinflusst. Typisch für den

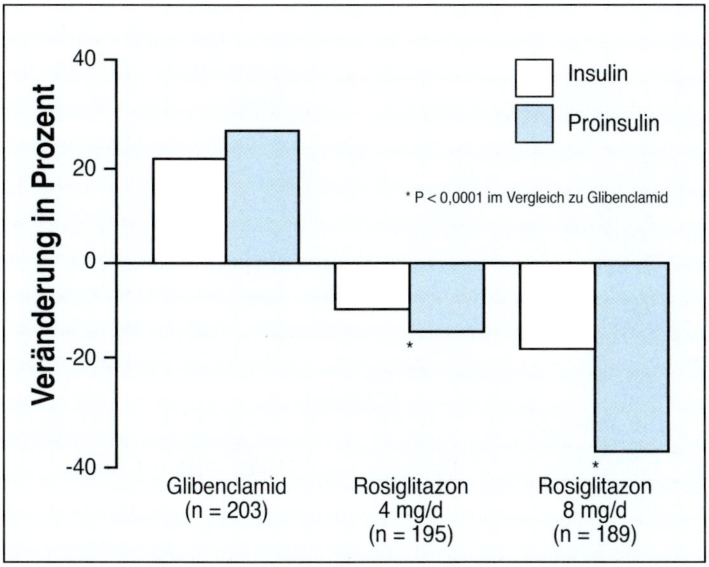

Abb. 30: Rosiglitazon senkt Insulin- und Proinsulin-Spiegel

Typ-2-Diabetes sind neben erhöhten Triglycerid- die reduzierten HDL-Cholesterinspiegel. Das LDL-Cholesterin ist insgesamt meist nicht signifikant erhöht, wobei aber der Anteil der „small dense" Subfraktion gegenüber Nichtdiabetikern erhöht ist. Rosiglitazon erhöht sowohl das HDL- als auch in geringem Umfang das LDL-Cholesterin. Nach initialem Anstieg erreicht das LDL nach wenigen Monaten ein Plateau, während das HDL weiter ansteigt. Für die Beurteilung des kardiovaskulären Risikos ist der Quotient Gesamtcholesterin/HDL entscheidend. Dieser Quotient liegt im Langzeitverlauf bei einer Kombinationstherapie mit Rosiglitazon und Sulfonylharnstoffen oder Metformin oder in der Monotherapie niedriger als zu Therapiebeginn [JONES et al.]. Die LDL-Partikelgrösse, gemessen am Anstieg der LDL/Apo-B-Ratio, nimmt unter der Therapie zu. Damit wird der Anteil der atherogenen „small dense" LDL-Partikel verringert. Rosiglitazon bedingt eine signifikante Reduktion der freien Fettsäuren, die ihrerseits die Insulinresistenz verstärken und die Beta-Zell-Funktion verschlechtern (Lipotoxizität).

In einer Vergleichsstudie mit Glibenclamid kam es unter Rosiglitazon zu einer stärkeren Senkung der Albuminausscheidung im Urin als unter Glibenclamid. Dieser Effekt war unabhängig von der Verbesserung der Blutzuckereinstellung, die in beiden Gruppen vergleichbar war [BAKRIS et al.]. In derselben Studie wurde im Vergleich zu Glibenclamid auch eine leichte Reduktion des Blutdrucks bei der ambulanten 24-Stunden-Blutdruckmessung beobachtet [BA-

KRIS et al.]. Rosiglitazon verbessert überdies die fibrinolytische Aktivität, gemessen an einer Reduktion der PAI-1-Aktivität. Dies wurde in einer 26 wöchigen Studie in Kombination mit Glibenclamid nachgewiesen [FREED et al.].

Gute Verträglichkeit

In dem umfangreichen klinischen Studienprogramm zeigte sich, dass Rosiglitazon allgemein sicher und gut verträglich ist. Die Inzidenz von unerwünschten Wirkungen war niedrig und vergleichbar mit Placebo [KREIDER et al.]. Dieses positive Profil hat sich in der Postmarketing-Phase bestätigt. Rosiglitazon ist seit 1999 in den USA als Monotherapie und in Kombination mit Metformin oder einem Sulfonylharnstoff zugelassen. Weltweit ist Rosiglitazon in mehr als 50 Ländern auf dem Markt, seit Juli 2000 auch in Deutschland in Kombination mit Metformin oder einem Sulfonylharnstoff. Inzwischen wurden weltweit mehr als 2 Millionen Patienten mit Rosiglitazon behandelt.

Zulassung zur Kombination

Kein Hinweis auf Lebertoxizität

Vor dem Hintergrund der unter Troglitazon beobachteten Hepatotoxizität (s.o.) wurde im klinischen Studienprogramm von Rosiglitazon grösster Wert auf die Kontrolle der Leberfunktion gelegt. Im klinischen Prüfungsprogramm einschließlich der sich daran anschließenden offenen Langzeitbehandlung betrug die Rate der Transaminasen-Anstiege (auf mehr als das Dreifache des oberen Normwertes) pro 100 Patientenjahre 0,30 für Patienten unter Rosiglitazon, 0,59 für Patienten unter Placebo und 0,73 für Patienten, die mit Sulfonylharnstoffen oder Metformin behandelt wurden. In der Postmarketing-Periode traten vereinzelt Fälle von erhöhten Leberenzymwerten und hepatozellulären Funktionsstörungen auf. Die gemeldeten Fälle von Leberfunktionsstörungen entsprachen in Häufigkeit und Schweregrad den Erwartungen aus den klinischen Studien. Auch bei den sehr seltenen Fällen einer schweren Leberfunktionsstörung ist ein kausaler Zusammenhang mit der Einnahme von Rosiglitazon nicht nachweisbar [LEBOVITZ et al.].

Da Rosiglitazon wie Troglitazon zur Klasse der Thiazolidindione gehört, wird dennoch eine regelmäßige Kontrolle der Leberenzyme empfohlen, auch wenn allgemein davon ausgegangen wird, dass es sich bei der hepatotoxischen Wirkung von Troglitazon um einen Substanzeffekt und keinen Klasseneffekt der Glitazone handelt (s.o.). Die Leberenzyme sollten bei allen Patienten vor Beginn der Therapie kontrolliert werden. Die Therapie mit Rosiglitazon sollte nicht begonnen werden bei Patienten mit erhöhten Leberenzymwerten (ALT >2,5 fache des oberen Normwertes) oder bei jedem anderen Anzeichen einer Lebererkrankung. Nach Beginn der Therapie wird empfohlen, die Leberwerte während der ersten zwölf Monaten alle zwei Monate und danach in regelmäßigen Abständen zu kontrollieren.

Rosiglitazon kann wie andere Thiazolidindione zu einer Flüssigkeitsretention führen. In Doppelblindstudien traten Ödeme bei 3% der mit Rosiglitazon und Sulfonylharnstoffen behandelten Patienten und bei 4,4% der mit Rosiglitazon und Metformin behandelten Patienten auf. Diese Ödeme waren meist leicht bis mittelschwer und sprachen gut auf eine diuretische Therapie an.

Ödemneigung selten

Rosiglitazon ist bei Patienten mit Herzinsuffizienz (NYHA-I-IV) kontraindiziert. Durch die Flüssigkeitsretention kann eine Herzinsuffizienz ausgelöst oder eine bestehende Herzinsuffizienz verschlimmert werden. Bei allen Patienten sollte daher auf Symptome einer Herzinsuffizienz geachtet werden. In doppelblinden Studien trat eine Herzinsuffizienz unter Rosiglitazon selten und nicht häufiger als unter Placebo auf: Die Herzinsuffizienz-Rate pro 100 Patientenjahre betrug in Kombination mit Sulfonylharnstoffen 0,58, in Kombinatin mit Metformin 0,62 und bei Placebo 0,59. Echokardiographische Untersuchungen zur Bestimmung von Veränderungen der linksventrikulären Masse bei Patienten mit Typ-2-Diabetes, die bis zu 24 Monate lang mit Rosiglitazon behandelt wurden, ergaben keine pathologische Veränderung der Morphologie oder Funktion des Herzens. Die Veränderungen des linksventrikulären Muskelmassen-Index sowie der Ejektionsfraktion waren für Glibenclamid und Rosiglitazon vergleichbar [SALZMAN et al.].

Die Verbesserung der Blutzuckereinstellung mit Rosiglitazon war mit einer Zunahme des Körpergewichts verbunden, was zumindest zum Teil mit einer Wiedereinlagerung des bei schlechter Einstellung zu Verlust gegangenen Körperwassers erklärt werden kann. In Studien über 24 Monate war eine Behandlung in Kombination mit Metformin verbunden mit einem mittleren Anstieg des Gewichtes um 3,7%, in Kombination mit Sulfonylharnstoffen mit einem mittleren Anstieg von 6,3%.

Gewichtszunahme

In allen kontrollierten klinischen Studien wurde sowohl unter Rosiglitazon allein als auch unter der Kombinationstherapie mit Sulfonylharnstoffen und Metformin ein Rückgang von Hämoglobin und Hämatokrit beobachtet (mittlere Abnahme in den einzelnen Studien ca. 1,0 g/dl bzw. 3%). Diese Veränderungen blieben innerhalb der Normalbereiche für Hämoglobin und Hämatokrit. Sie traten in den ersten vier bis acht Wochen der Therapie auf und änderten sich danach kaum noch. Ursache für diese Veränderungen ist ein Verdünnungseffekt durch Flüssigkeitsretention (siehe oben). Eine Studie an gesunden Probanden zeigte, dass Rosiglitazon die Erythropoiese nicht negativ beeinflusst und keinen vorzeitigen Erythrozytenzerfall verursacht [DOGTEROM et al.].

Hämaglobin und Hämatokrit

Da Rosiglitazon – wie alle Glitazone – als Insulin-Sensitizer wirkt und nicht zu einer vermehrten Insulinausschüttung führt, ist während der Behandlung auch nicht mit induzierten Hypoglykämien zu rechnen.

Isoenzyme des Cytochroms P450

Rosiglitazon wird in der Leber durch Isoenzyme des Cytochroms P450 metabolisiert und zwar überwiegend durch CYP 2C8 und nur in geringem Umfang durch CYP 2C9. Da nur wenige Substrate von CYP 2C8 klinisch zur Anwendung kommen, ist nicht damit zu rechnen, dass die gleichzeitige Behandlung mit anderen Arzneimitteln die Clearance von Rosiglitazon beeinträchtigt. Auch klinisch signifikante Wechselwirkungen mit CYP 2C9 oder 3A4-Substraten sind nicht zu erwarten. Dies ist klinisch von Bedeutung, weil eine Reihe von häufig angewendeten Arzneimitteln von CYP 3A4 metabolisiert werden. Damit besteht unter Rosiglitazon keine Gefahr für klinisch relevante Interaktionen mit anderen Medikamenten [KLOTZ et al.]

Der Insulinsensitizer Rosiglitazon stellt eine Innovation in der Therapie des Typ-2-Diabetes dar. Erstmals besteht unter Glitazonen die Möglichkeit, die Insulinresistenz spezifisch zu senken und damit auch andere Faktoren des metabolischen Syndroms positiv zu beeinflussen. Durch die Rückkehr zu einer physiologischeren Insulinsekretion und der damit verbundenen Verbesserung der Beta-Zell-Funktion scheinen die Glitazone die Basis für eine langfristige optimierte Blutzuckereinstellung zu bieten.

Pioglitazon

Auch ***Pioglitazon*** gehört zur Gruppe der Thiazolidindione. Es handelt sich um die Weiterentwicklung des ersten Thiazolidindions Ciglitazon (siehe **Abb. 26**). Ziel war es, ein Antidiabetikum zu entwickeln, welches neben einer effektiven Reduktion des Glucose-Spiegels die weiteren metabolischen Entgleisungen des Typ-2-Diabetikers normalisiert. Hierzu zählen die prokoagulatorischen Störungen der Gerinnung, die diabetische Dyslipoproteinämie und die häufig vorhandene essentielle Hypertonie. Im Vergleich zu den verfügbaren Antidiabetika anderer Stoffgruppen sind Vorteile aufgrund des Verträglichkeitsprofils und der Compliance-orientierten Einmalgabe bei einer geringen Substanzbelastung zu erwarten. Wie andere Thiazolidindione zeigt Pioglitazon im euglykämisch-hyperinsulinämischen Clamp-Versuch eine hochsignifikante Verbesserung der Insulin-Sensitivität mit einem Anstieg von 5,5 ± 2,5 auf 8,3 ± 3,1 mg/kg/min [YAMAZAKI]. Dabei wird neben der muskulären Glucose-Utilisation auch die hepatische Glucose-Aufnahme signifikant gesteigert [KAWAMORI].

Verbesserung der muskulären Glucose-Utilisation und der hepatischen Glucose-Aufnahme

Wirksamkeit

Die Gabe von Pioglitazon einmal täglich über 16 bzw. 26 Wochen zeigt in allen Studien eine effektive Blutzucker- und HbA_{1c}-Senkung. In einer randomisierten, doppelblinden, placebokontrollierten Studie wurde Pioglitazon 30 mg/Tag versus Placebo über 16 Wochen bei Typ-2-Diabetikern eingesetzt. Der HbA_{1c}-Wert lag zu Studienbeginn ≥ 8,0%. 60% der randomisierten Patienten hatten zuvor bereits eine antidiabetische Medikation erhalten. Unter der Therapie mit Pioglitazon konnten HbA_{1c} und Nüchternblutglucose im Vergleich zu Placebo um 1,4% bzw. um 57,5 mg/dl gesenkt werden [MATHISEN]. Ähnliche Ergebnisse fanden GÖKE und SCHERBAUM mit einer sechsmonatigen Therapie.

Auch der kombinierte Einsatz von Pioglitazon mit Metformin oder einem Sulfonylharnstoff führt zu einer deutlichen Absenkung des HbA_{1c} und der Nüchternblutglucose. In einer Studie mit 560 Patienten wurde die Wirksamkeit der Kombination Sulfonylharnstoff plus Pioglitazon (15 mg bzw. 30 mg) untersucht. Eingeschlossen wurden Typ-2-Diabetiker, deren HbA_{1c} unter einer Sulfonylharnstoff-Monotherapie ≥ 8% lag. Dabei erhielten 72% der Patienten ≥ 50%der maximalen Sulfonylharnstoff-Dosis. Die Studienteilnehmer erhielten zusätzlich zum Sulfonylharnstoff entweder Placebo oder Pioglitazon 15 mg/Tag. Nach 16 Wochen Therapie zeigte sich unter Pioglitazon im Vergleich zu Placebo eine mittlere Absenkung des HbA_{1c}-Wertes um 0,9% (15 mg Pioglitazon) bzw. 1,3% (30 mg Pioglitazon) [KIONES]. Darüber hinaus konnten auch Nüchtern-C-Peptid-Spiegel und Nüchtern-Insulin-Spiegel unter Pioglitazon signifikant reduziert werden. In der Kombination Metformin plus Pioglitazon finden sich vergleichbare Ergebnisse [EINHORN].

Pioglitazon und Lipidprofil

Pioglitazon beeinflusst neben der Verbesserung des Glucosestoffwechsels auch das Lipidprofil klinisch relevant (siehe **Abb. 31** und

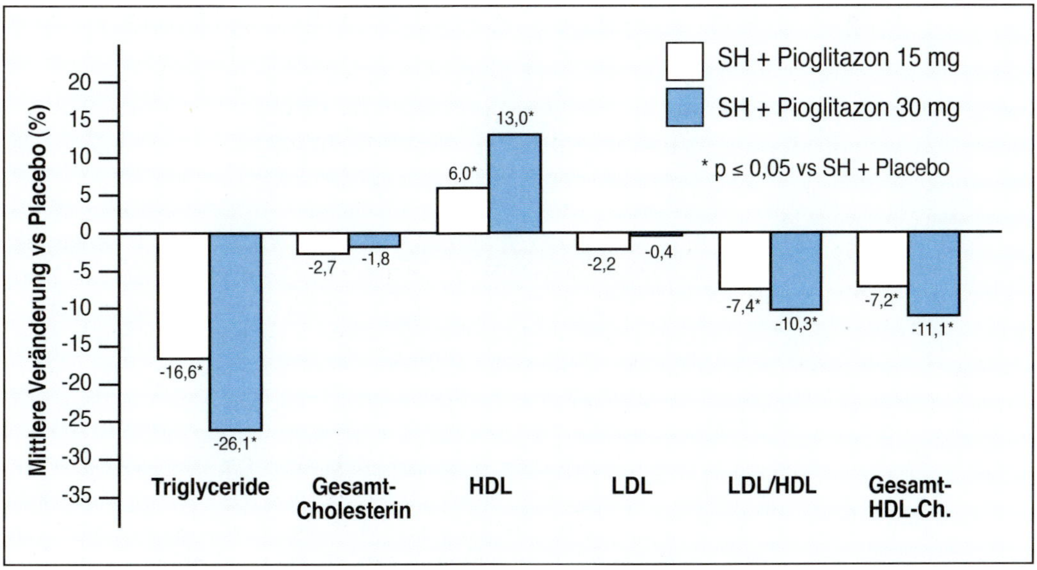

Abb. 31: Kombination „Pioglitazon plus Sulfonylharnstoff" – Veränderung des Lipidprofils

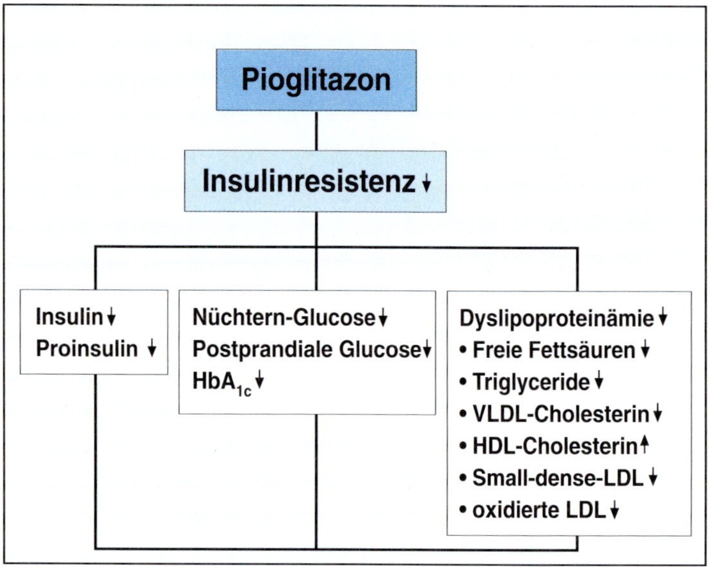

Abb. 32: Klinisch gesicherte Effekte von Pioglitazon in der Therapie des Typ-2-Diabetes

32): Die Plasmaspiegel der freien Fettsäuren und die Triglycerid-Spiegel fallen im Mittel deutlich ab, während das HDL-Cholesterin statistisch signifikant ansteigt. LDL- und Gesamt-Cholesterin bleiben hingegen unverändert [KIPNES]. Weitere positive Effekte sind – wie oben auch für Rosiglitazon geschildert – die Abnahme der – als besonders atherogen geltenden – „small dense" LDL-Partikel [WINKLER] und die herabgesetzte Oxidierbarkeit der Lipide unter Pioglitazon [MAHANKALI]. In der Zwischenzeit liegen bereits Langzeituntersuchungen mit einer Beobachtungsdauer von bis zu einem Jahr vor [HANEFELD]. Dabei konnte demonstriert werden, dass sich die diabetische Stoffwechsellage durch Pioglitazon auch in der Langzeittherapie effektiv kontrollieren lässt.

Wenig Nebenwirkungen

Das Verträglichkeitsspektrum von Pioglitazon ist – wie bei Rosiglitazon – durch das seltene Auftreten leichter peripherer Ödeme sowie einer klinisch irrelevanten, geringradigen Hämodilution gekennzeichnet. Pioglitazon wird nach oraler Einnahme rasch und zu einem hohen Prozentsatz absorbiert. Die Absorption wird durch Nahrungsaufnahme nicht beeinflusst [GEERLOF]. Alter oder eine eingeschränkte Nierenfunktion führen ebenfalls nicht zu Veränderungen der pharmakokinetischen Eigenschaften der Substanz [EDWARDS]. Da die Eliminationshalbwertszeit für Pioglitazon und seiner aktiven Metaboliten 16-24 Stunden beträgt, ist die Verabreichung als tägliche Einmalgabe ausreichend. Wechselwirkungen mit anderen Arzneimitteln sind nicht bekannt.

Die leichte Zunahme des Plasmavolumens führt in der Regel zu einer geringen Reduktion des Hämoglobins (im Mittel um 0,6 g/dl) und des Hämatokrits. Diese Veränderungen treten primär innerhalb der ersten vier bis zwölf Wochen auf und bleiben danach relativ konstant. Auswirkungen auf das kardiovaskuläre System konnten in klinischen Studien bis NYHA-Stadium II ausgeschlossen werden [BELCHER]. Für Patienten mit NYHA-Stadium III und IV laufen zur Zeit entsprechende Studien. Vorläufig gilt – wie unter Rosiglitazon (s.o.) – jede Form der Herzinsuffizienz als Kontraindikation für den Einsatz von Pioglitazon. Glitazone erhöhen die Ansprechbarkeit der peripheren Zielorgane für das anabole Hormon Insulin. Dies kann in Abhängigkeit von der verbesserten Stoffwechsellage und der diätetischen Kontrolle zu einer leichten, dosisabhängigen Gewichtszunahme führen. Hierbei wird vor allem eine Zunahme des subkutanen Fettgewebes beobachtet, während die Masse des atherogenen viszeralen Fettgewebes eher abnimmt [MIYAZAKI]. Das Ausmaß der Gewichtszunahme liegt in einer vergleichbaren Größenordnung wie unter der Therapie mit Sulfonylharnstoffen bzw. Insulin und hängt von der Verfügbarkeit des Insulins ab. Die meisten Patienten können bei ausreichender diätetischer Beratung und Kontrolle ihr Gewicht unter der Therapie stabilisieren. Ansonsten ist das Nebenwirkungsspektrum von Pioglitazon und Placebo vergleichbar. Dies konnte auch die deutsche Multizenterstudie mit 252 Patienten zeigen und ist insbesondere auch für die hepatischen Funktionsparameter zutreffend. Im klinischen Entwicklungsprogramm von Pioglitazon ist bisher kein Fall einer hepatotoxischen Reaktion aufgetreten.

Hämaglobin und Hämatokit

Herzinsuffizienz als Kontraindikation

Keine Hepatotoxizität

Pioglitazon wurde 1999 in den USA zugelassen und ist seit November 2000 auf dem deutschen Markt erhältlich. Während die Substanz in den USA auch für die Monotherapie und für die Kombination mit Insulin verfügbar ist, beschränkt sich die Zulassung in den Ländern der EU – wie bei Rosiglitazon – bisher auf die Kombination mit Metformin oder Sulfonylharnstoffen.

Über die Verbesserung des Glucosestoffwechsels hinaus weisen mittlerweile mehrere tierexperimentelle, zellphysiologische und erste humane Pilotstudien auf ein zusätzlich vaskuloprotektives Potential der Glitazone hin (siehe **Abb. 33**). Alle beobachteten gefäßprotektiven Effekte der Glitazone korrelieren dabei eng mit der Verbesserung der Insulinresistenz. Nach aktuellem Kenntnisstand sind diese Effekte nicht allein durch eine verbesserte Stoffwechseleinstellung, sondern durch eine eigenständige Wirkung der Glitazone an den Gewebestrukturen zu erklären. Hierfür spricht unter anderem, dass der Zielrezeptor PPAR-γ auch an Endothel-, glatten Gefäßmuskelzellen, Monozyten/Makrophagen und an den Beta-Zellen des Pankreas nachgewiesen werden konnte [MARX, LUPI]. Möglicherweise können über eine potentiell anti-atherosklerotische Wir-

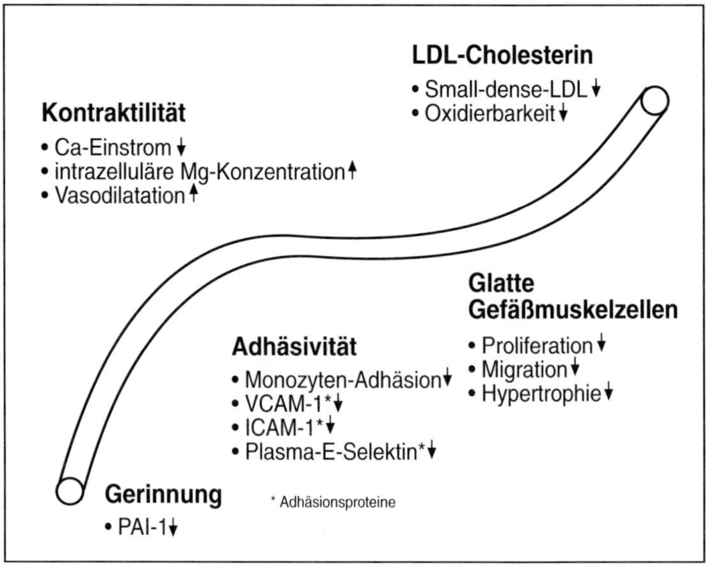

Abb. 33: Einfluss von Glitazonen auf die Gefäßwand und das Gerinnungssystem

kung der Krankheitsverlauf des Typ-2-Diabetes modifiziert und Spätkomplikationen beeinflusst werden. Ob Pioglitazon das Risiko von Herz-Kreislauf-Erkrankungen senken kann, wird aktuell in einer großen Outcome-Studie geprüft (PROactive-Studie).

4. Insulin

Die primären Insulin-Wirkungen

Insulin ist das zentrale Hormon im Stoffwechsel des Menschen und greift in den Metabolismus von Fett, Eiweiß und Kohlenhydraten ein [HEPP, HÄRING]. Außerdem hat es Effekte auf den Elektrolyt- und Wasser-Haushalt. Insulin senkt die Blutzucker-Konzentration und führt zu einer Steigerung anaboler und zu einer Hemmung kataboler Effekte. Heute sind vor allem Präparate im Handel, die nur noch Insuline einer Spezies enthalten. Besonders wichtig ist die Tatsache, dass seit Beginn der 80er Jahre Human-Insulin zur Verfügung steht, wodurch Insulin-Allergien und Insulin-Antikörperbildungen praktisch völlig vermieden werden können. Der Anteil der Human-Insuline (incl. Analoga) beträgt am deutschen Markt bereits mehr als 95% [SCHATZ]. Nach der Stärke der Initialwirkung, der Zeit bis zum Wirkungsmaximum und der Wirkungsdauer unterscheidet man Präparate, die Normal-Insulin *(Alt-Insulin)*, Verzögerungs-Insulin (*Depot-* oder *Basal-Insulin*) und Kombinationen beider Insuline enthalten. Eine mehr detaillierte Unterteilung unterscheidet zwischen kurzwirksamen Insulinen (Normal-Insulinen), intermediärwirksamen Insulinen (NPH-Insulinen) inclusive Kombinationen mit Normal-Insulin, weiteren intermediärwirksamen Insulinen (mit an-

Human-Insuline dominieren

deren Verzögerungsprinzipien), langwirksamen Insulinen (Insulin-Zink-Suspensionen) sowie Insulinen für Insulin-Pumpen [SCHATZ]. Das Prinzip der Verzögerung kann durch verschiedene Manipulationen erreicht werden [ROSAK et al.].

Insulin-Analoga

Insulin-Analoga, bei denen aus einer chemischen Änderung am Insulin-Molekül kürzer oder länger wirkende Präparate resultieren, stehen in der Diskussion und werden in Klinik und Praxis in zunehmenden Maße verwendet. Ein besonders schnell und kurz wirksames Insulin-Analogon macht immerhin bereits einen großen Anteil des Marktes von Normal-Insulin aus (Lispro-Insulin). Ein weiteres kurz wirkendes hervorragendes Insulin-Analogon (Novo Aspart) steht seit September 2000 zur Verfügung. Die gegenteilige (Langzeit-) Wirkung ist beim Insulin glargin gegeben und beim Typ-2-Diabetes sowohl in der Kombinationstherapie (mit oralen Antidiabetika) als auch als Basis-Insulin in der Monotherapie erwünscht. Insulin glargin ist ein Analog des Human-Insulins, bei dem die B-Kette am Carboxylende um zwei Arginine verlängert und das Asparagin in Position A21 durch Glycin ersetzt wurde:

Insulin glargin als Langzeit-Insulin

Diese Strukturvariationen machen das Molekül im physiologischen pH-Bereich schwerlöslich und verursachen eine subkutane Präzipitation nach Injektion der klaren, schwach sauren Lösung. Ausschlaggebend für die stark verlängerte Wirkung von Insulin glargin sind auch zusätzliche Faktoren, für die sich Hinweise aus der Kristallstrukturanalyse ergeben. Aufgrund dieser strukturellen Änderungen resultiert für Insulin glargin nach subkutaner Gabe eine gleichmäßige Blutzuckersenkung über 24 Stunden. Für Patienten mit Typ-2-Diabetes bedeutet dieses, dass mit Insulin glargin häufig kein Mischen vor der Injektion mehr notwendig ist. Die Variabilität der Blutzucker-Einstellung durch unzureichendes Mischen des Insulins vor der Injektion entfällt somit.

Weniger Hypoglykämien

Klinische Phase-III-Studien an ca. 1.100 Typ-2-Diabetikern, welche mit oralen Antidiabetika (OAD) und NPH-Insulin bzw. mit OAD und Insulin glargin behandelt wurden, zeigen eine vergleichbar gute Stoffwechseleinstellung. In der Insulin glargin-Gruppe traten jedoch signifikant weniger nächtliche und weniger schwere Hypoglykämien auf als in der NPH-Gruppe. Das heißt, der Beginn der Insulinierung von Typ-2-Diabetikern mit Insulin glargin (auch in Kombination mit OAD) als bequeme „One Shot"-Therapie scheint sicherer zu sein als mit bisherigen humanen NPH-Insulinen. Außerdem erreichten unter Insulin glargin mehr Patienten Nüchternblutzuckerwerte von weniger als 120 mg/dl als in der NPH-Vergleichsgruppe. Damit dürfte die Akzeptanz bei Ärzten und Patienten zu einem früheren Einstieg in die Insulin-Therapie bei den vielen Typ-2-Diabetikern, welche Insulin benötigen, steigen. In einer weiteren Phase-III-Studie an Typ-2-Diabetikern, bei denen die intensivierte Insulin-Therapie mit Insulin glargin als Basal-Insulin, 1x am Abend, versus NPH-Basal-Insulin, 1x oder 2x/Tag, verglichen wurde, wurden ebenfalls weniger Hypoglykämien in der mit Insulin glargin behandelten Gruppe beobachtet. Ferner nahmen die Patienten in dieser Studie mit der intensivierten Insulin-Therapie unter Insulin glargin deutlich weniger an Gewicht zu als die NPH-Verwender, die das Basal-Insulin zweimal täglich injizieren [ROSENSTOCK et al.].

Pens und Pumpen

Insulin-Bedarf

Insulin wird auf unterschiedliche Weise verabreicht: Mit konventionellen Insulin-Spritzen (Einmalspritzen), mit Insulin-Pens als Injektionshilfen und mit Pumpen. Für Typ-2-Diabetiker kommen aber praktisch nur die Einmalspritzen und die Insulin-Pens in Betracht, von wenigen Patienten abgesehen, die auf eine Insulin-Pumpe eingestellt sind. Insbesonders der Gebrauch von Pens ist den oft unbeholfenen, mit Tremor und eingeschränktem Sehvermögen behafteten älteren Diabetikern sehr zu empfehlen. Der Insulin-Bedarf eines Patienten schwankt zwischen 0,2 und 1,5 Einheiten pro Kilogramm Körpergewicht und ist von verschiedenen Faktoren abhängig, wie z.B. von der noch vorhandenen körpereigenen Insulin-Produktion, von Nahrungsmenge und -zusammensetzung, von der körperlichen Bewegung sowie von der allgemeinen Stoffwechsellage mit der zellulären Wirksamkeit des Insulins am Rezeptor. Ziel einer Insulin-Therapie soll sein, mit so wenig Insulin wie möglich ein optimales Stoffwechselergebnis zu erlangen und eine Überinsulinierung zu vermeiden.

Die falsch gestellte Frage nach der Indikation

Typ-2-Diabetes mit Untergewicht Insulin ja!

Typ-2-Diabetes mit Übergewicht: Insulin anfänglich eher nein!

Die Frage, ob Insulin bei Typ-2-Diabetikern indiziert ist, ist auf diese Weise falsch gestellt: Es kommt darauf an, um welche Typ-2-Diabetiker es sich handelt und in welcher Phase sie sich befinden. Der **Tabelle 31a-e** sind die verschiedenen Situationen zu entnehmen, die bei Typ-2-Diabetikern eine Insulin-Therapie notwendig machen oder ablehnen lassen. Bei Typ-2-Diabetikern mit Normal- oder Untergewicht wird man im allgemeinen eher zum Insulin greifen, zumal sich nicht selten verkappte Typ-1-Diabetiker in diesem Patientenkreis verbergen. Anfänglich kann man solchen Patienten auch Glimepirid (Sulfonylharnstoff ist beim endogenen Insulin-Mangel angezeigt) oder Glinide geben, sollte aber bedenken, dass die Tablettentherapie hier nur kurz wirksam und eine Insulin-Behandlung bald erforderlich ist. Völlig anders liegen die Verhältnisse beim Typ-2-Diabetiker mit Übergewicht, der Praxen und Kliniken bevölkert (**Tab. 31b**). Hier wird Insulin anfänglich nur sehr selten einzusetzen sein, und zwar im allgemeinen nur dann, wenn ein über lange Zeit nicht diagnostizierter Typ-2-Diabetes in seinem Insulin-Mangel so weit fortgeschritten ist, dass er bereits der Substituierung durch die Hormontherapie bedarf [GÖKE]. Es gibt auch Versuche, die durch Glucose-Toxizität bei Hyperglykämie induzierte Insulin-Resistenz mit einer kurzwährenden Insulin-Therapie zu durchbre-

Tabelle: 31

Insulin-Behandlung bei Typ-2-Diabetes

a. Initial- und Dauertherapie bei Typ-2-Diabetes mit Normal- oder Untergewicht	
Vorteile:	Tablettenbehandlung oft nur kurzzeitig erfolgreich. Behandlung „verkappter" Typ-1-Diabetiker mit womöglich immunmodulatorischer Insulin-Therapie.
Nachteile:	Injektionsbehandlung statt Tablettentherapie.
Fazit:	Individuelle Entscheidung erforderlich (z.B. aufgrund der Bestimmungen von Inselzell-Antikörpern (ICA), Insulin-Autoantikörpern (IAA), Glutaminsäure-Decarboxylase (GAD-Antikörpern) o.ä.
b. Initial- und Dauertherapie bei Typ-2-Diabetes mit Übergewicht	
Vorteile:	Rasche Stoffwechsel-Normalisierung. Die später sowieso meist erforderliche Insulin-Therapie wird von Beginn an durchgeführt.
Nachteile:	Injektionsbehandlung statt pathophysiologisch besser begründbarer Tabletten-therapie. Konservierung bzw. Verstärkung der Mastfettsucht beinahe unvermeidbar.
Fazit:	Nachteile überwiegen.
c. Insulin-Monotherapie nach Tablettenversagen	
Vorteile:	Anfänglich meist rasche Stoffwechsel-Normalisierung.
Nachteile:	Zweifelhafte Dauererfolge. Ständige Eskalierung der Insulin-Dosis mit mehrfachen Injektionen. Förderung der Mastfettsucht.
Fazit:	Nachteile überwiegen (im Vergleich zur Kombinationstherapie, → **Tab. 33**).
d. Kombinationstherapie (Insulin plus Tabletten) nach Tablettenversagen	
Vorteile:	Niedrige Insulin-Dosis, kaum Gewichtszunahme. Einmalige Injektion pro die. Erleichterte und bessere Einstellbarkeit.
Nachteile:	Therapiemöglichkeit wahrscheinlich zeitlich begrenzt.
Fazit:	Vorteile überwiegen (im Vergleich zur Monotherapie, → **Tab. 33**).
e. Insulin-Monotherapie in der Spätphase bei Typ-2-Diabetes mit und ohne Übergewicht („Diabetes mellitus senilis")	
Vorteile:	Infolge nunmehr fehlender endogener Insulin-Produktion adäquate Substitution mit (mehreren) Insulin-Injektionen. Im allgemeinen keine „Insulin-Mast".
Nachteile:	Belästigung der alten Menschen durch Injektionsbehandlung.
Fazit:	Vorteile überwiegen.

chen oder in der bei Typ-2-Diabetikern gestörten ersten Phase der Insulin-Sekretion durch kleine Normal-Insulin-Injektionen frühzeitig das Hormon zu substituieren [BRUNS] oder eine Kombination mit „Insulin plus Tabletten" von vornherein durchzuführen (**Tab. 31d**). Auf diese Form der Kombinationstherapie wird noch ausführlicher einzugehen sein (siehe unten).

Diabetes mellitus senilis

Immer wichtiger wird die im hohen Alter erforderliche Insulin-Behandlung bei Typ-2-Diabetikern (**Tab. 31e**), da auch diese Patienten – wie alle Menschen – eine ständig längere Lebenserwartung und damit einen ständig fortschreitenden Insulin-Mangel und eine sich weiter entwickelnde muskuläre Insulin-Resistenz aufweisen. Letzteres Phänomen wird allerdings konterkariert durch das Nachlassen der Fettgewebe-induzierten Insulin-Resistenz, was mit der Abnahme des Körpergewichts im Senium erklärt werden kann. Wenn man beide Phänomene subsummiert, resultiert daraus wohl letztlich ein geringeres Ausmaß an Insulin-Resistenz als vor dem Eintritt ins Senium. Hier gilt nun das Gleiche wie für alt gewordene oder erst im Alter manifestierte Typ-1-Diabetiker, die natürlich neben einer liberalisierten Diät ausschließlich mit Insulin behandelt werden. Je instabiler der Kohlenhydrat-Stoffwechsel ist, desto häufiger werden kurz wirkende Insuline – tags und nachts unterlegt mit einem Basal-Insulin (z.B. mit Insulin glargin, siehe oben) – verabreicht. Letzteres entspricht in etwa dem Basis-Bolus-Konzept bzw. der intensivierten konventionellen Insulin-Therapie, die in gewisser Weise auch beim Diabetes mellitus senilis (**Tab. 31e**) erforderlich werden kann. Noch einmal sei auf die Vorzüge der Pens, insbesondere der Fertig-Pens, in der Insulin-Behandlung gerade älterer Diabetiker hingewiesen.

Die Vorteile der Insulintherapie bei Typ-2-Diabetikern nach Sekundärversagen der oralen Antidiabetika beschreiben AKBER et al. Sie weisen besonders auf die bessere metabolische Kontrolle und das gute Allgemeinbefinden hin, mussten allerdings eine Gewichtszunahme (der Body Mass Index stieg von 24,3 auf 27,3 innerhalb von zwölf Monaten) hinnehmen. Zwei Drittel aller Patienten nahmen an Gewicht zu, was vielleicht auch mit der erneuten Einlagerung von Körperwasser nach vorangehender mäßiger diabetischer Exsikkose zusammen hängen mag.

Versagen der Insulintherapie

Sehr zu beachten sind die Aussagen von BACHMANN zu dem Problem „Erreichen des Therapieziels durch Insulin", die hier wörtlich wiedergegeben sein sollen: „Die vielen Vorzüge des Insulins (letztendlich ist Insulin ein lebensrettendes Hormon) sollten nicht den Blick auf die Wirklichkeit der Insulintherapie bei Typ-2-Diabetes verstellen. So gibt es nicht wenige Patienten, die trotz steigender Insulindosen das Therapieziel nie erreichen bzw. bei denen dieses viel zu rasch wieder verloren geht. Häufig nehmen diese Patienten zusätzlich ständig an Gewicht zu, mit allen, nicht nur metabolischen, Nachteilen der Adipositas. Man muss sich deshalb eingestehen, dass es »Insulintherapieversager« bei Typ-2-Diabetes gibt: Dieses sind Patienten, die trotz hoher und ständig steigender Insulindosis das Therapieziel nicht erreichen und übergewichtig bleiben bzw. weiterhin zunehmen."

Stufenschema der Differentialtherapie

5. Kombinationstherapie

Ein Überblick über die wichtigsten Formen der Kombinationstherapie für Typ-2-Diabetes ist der Abbildung über ein Stufenschema der

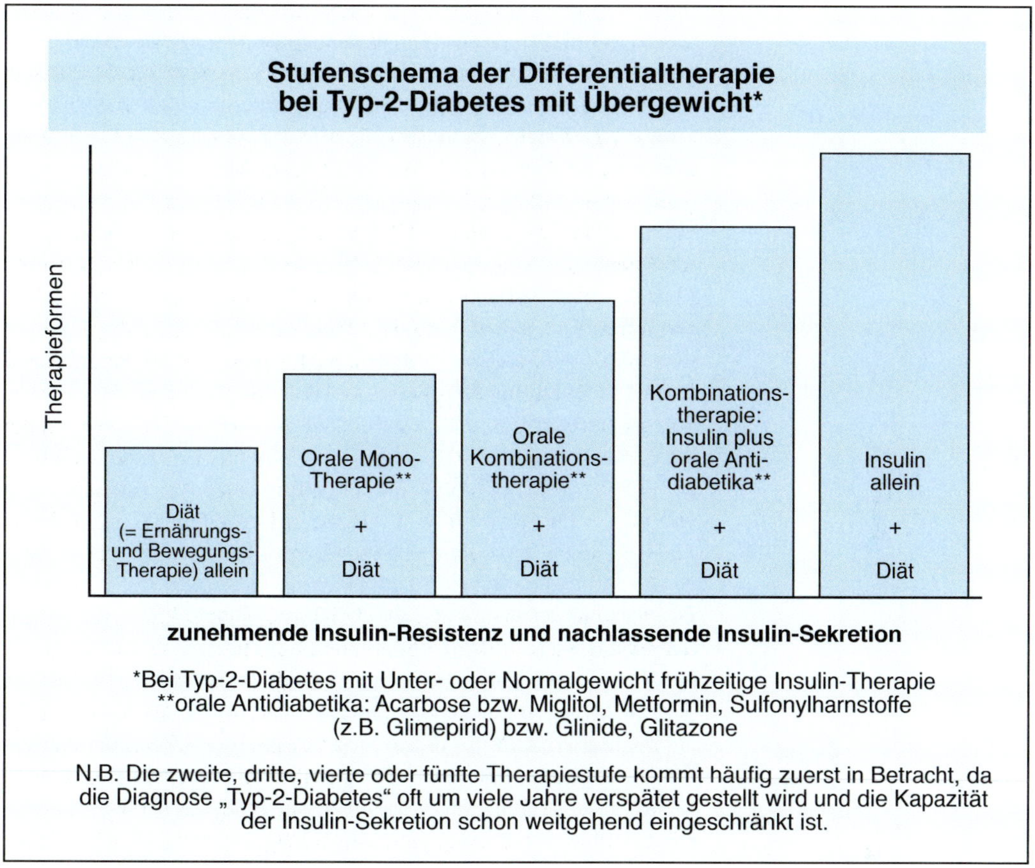

Abb. 34: Stufenschema der Differentialtherapie bei Typ-2-Diabetes mit Übergewicht

Kombinationen: Therapie der Wahl und der Zukunft

Differentialtherapie zu entnehmen (**Abb. 34**). Zahllose Arbeiten der letzten Jahre haben gezeigt, dass im Grunde fast alle blutzuckersenkenden Arzneimittel miteinander kombiniert werden können. Ähnlich wie bei der Hochdrucktherapie darf man sagen, dass die Kombinationstherapie mit verschiedenen oralen Antidiabetika (und eventuell Insulin) auch heute schon die Therapie der Wahl und die Therapie der Zukunft ist: Gelingt es doch, z.B. unter suboptimaler Dosierung verschiedener Substanzen, die Nebenwirkungen zu minimieren und die Hauptwirkung durch die additive Blutzuckersenkung zu maximieren [STANDL]. So wurden gute Ergebnisse bei den Kombinationen Sulfonylharnstoff/Biguanid [MEHNERT und SEITZ], Acarbose/Metformin [CHIASSON et al.], Repaglinide/Metformin [MOSES], Nateglinide/Metformin [HORTON et al.] und Glitazone/Metformin [LOTZ] mitgeteilt und immer wieder bestätigt. Neben vielen anderen Studien zeigt eine Arbeit von WILLMS und RUGE, dass die Kombinationsbehandlung – hier Acarbose und Metformin – ebenso sinnvoll ist wie die gemeinsame Verabreichung primär insulinotroper und primär nicht-insulinotroper oraler Antidiabetika. Auch LANDSTEDT-HALLIN et al. heben die Vorteile von Kombinationen – hier Insulin plus Sulfonylharnstoff – hervor. Im Zusammenhang mit den verschiedenen Formen der Kombinationstherapie – insbesondere unter Einbeziehung von Insulin – sei außerdem auf eine neue Studie von YKI-JÄRVINEN verwiesen.

Seit neuestem ist in den USA auch die erste fixe Kombination aus Metformin und einem Sulfonylharnstoff (Glibenclamid) in drei verschiedenen Dosisstärken verfügbar. Die bislang vorliegenden Studienergebnisse bestätigen die Sinnhaftigkeit einer frühzeitigen Kombinationstherapie, durch die bei sehr gutem Risikoprofil [GARBER] die synergetische Wirkung der beiden verschiedenen Substanzen ausgenutzt werden kann [DONOVAN]. Sowohl der Nüchternblutzucker als auch die HbA_{1c}-Werte wurden bereits bei niedriger Dosisstärke (250 mg Metformin + 1,25 mg Glibenclamid; maximal 4 Tbl./die) effektiver gesenkt als mit einer höheren Dosis der jeweiligen Einzelwirkstoffe (max. 2.000 mg Metformin bzw. 10 mg Glibenclamid/die). Gerade auch Patienten, die bereits mit submaximalen Dosen von Glibenclamid behandelt werden, können sehr von einer frühzeitigen Umstellung auf eine derartige Kombinationsmedikation profitieren. Neben einer Senkung des HbA_{1c} und der Nüchternblutzuckerwerte wurde unter der Kombinationstherapie auch eine deutliche Reduktion der postprandialen Blutzucker-Werte beobachtet [ROSENSTOCK], die heute als ein unabhängiger Risikofaktor für kardiovaskuläre Mortalität gelten. Da die Patienten unter der fixen Kombination weniger Nebenwirkungen (gastrointestinale Beschwerden, aber auch Hypoglykämien, s.u.) aufwiesen, eröffnen sich hier – nicht zuletzt auch unter Compliance-Gesichtspunkten – neue therapeutische Optionen in der Behandlung der beiden beim Typ-2-Diabetes zumeist nebeneinander vorliegenden Stoffwechselstörungen, nämlich der Insulinsekretionsstörung und der Insulinresistenz. Von besonderer klinischer Relevanz dürfte der Umstand sein, dass unter der verwendeten fixen Kombination die Ansprechrate auf die Therapie deutlich höher war als unter einer Monotherapie und signifikant mehr Patienten initial die therapeutische Ziele erreichten [MARRE] und diese dann auch über längere Zeiträume stabilisieren konnten [BLONDE]. Für die klinische Praxis lassen sich aus diesen Erkenntnissen folgende Aspekte schon jetzt ableiten: Bereits Patienten, bei denen unter einer vergleichsweise niedrigen Dosis von Sulfonylharnstoffen (z.B. 1,75-3,5 mg Glibenclamid oder 1-2 mg Glimepirid) erneute Stoffwechselverschlechterungen beobachtet werden, sollten frühzeitig auf eine Kombinationstherapie mit Metformin umgestellt werden. Hiervon sind deutlich höhere Ansprechraten zu erwarten, als wenn die Sulfonylharnstofftherapie als Monotherapie weiter hoch dosiert wird. Damit können gleichzeitig die Nebenwirkungen reduziert werden.

Besteht bei der Kombinationstherapie die gleiche Gefahr von Hypoglykämien, wie sie bei der Monotherapie mit Glibenclamid beschrieben ist? Jede insulinotrope Substanz – die eine mehr, die andere weniger – kann, vor allem bei falscher Indikationsstellung, zu Hypoglykämien führen. Hier ist in erster Linie der zu frühe Einsatz nach alleiniger diätetischer Behandlung zu nennen. In Kombination mit Metformin dürfte aber das Hypoglykämierisiko des Glibenclamid aus folgenden Gründen geringer sein als bei der Monotherapie mit Glibenclamid. Einmal besteht ja die Möglichkeit, ein Kombinationspräparat auszuwählen, in dem der Glibenclamidanteil relativ niedrig ist. Zum zweiten werden sicherlich nicht selten nach wie vor Patienten erst dann kombiniert behandelt, wenn die Stoffwechsellage mehr oder weniger derangiert ist. Wenn sich die Blutzuckerwerte deutlich jenseits des normoglykämischen Bereichs finden, ist das Risiko für Hypoglykämien sicherlich geringer. Drittens ist zu bedenken, dass natürlich auch bei der Kombinationstherapie die Kontraindikationen für Metformin (Niereninsuffizienz und auch sehr hohes Lebensalter!) beachtet werden müssen. Damit geraten alle Patienten, die wegen eingeschränkter renaler Elimination der oralen Antidiabetika vermehrt zu Hypoglykämien neigen, in Wegfall für die Kombinationsbehandlung, das heißt, sie kommen für eine solche Therapie ohnehin nicht in Betracht.

In der Kombination seltener Glibenclamid-Hypoglykämien

In den USA erhielt Glimepirid als einziger Sulfonylharnstoff die Zulassung für drei Indikationen: in der Monotherapie, in der Kombination mit Metformin und in der Kombination mit Insulin. Damit bewertet die Zulassungsbehörde (FDA) die Situation der Kombinationstherapie mit Metformin – auch unter Berücksichtigung der UKPDS (siehe unten) – in ähnlicher Weise, wie es in **Tabelle 43** zum Ausdruck gebracht wird. Die Reihenfolge der beim frühen Typ-2-Diabetes einzusetzenden oralen Antidiabetika ist nochmals **Tabelle 32** zu entnehmen. In zunehmendem Maße wird bei Typ-2-Diabetikern, die gleichsam ihren fortschreitenden Insulin-Mangel jetzt aufgrund der längeren Lebenserwartung erleben, eine Insulin-Therapie erforderlich. Die Insulin-Monotherapie mit hohen Hor-

Insulin-Monotherapie und Insulin-Mast

Tabelle: 32

In welcher Reihenfolge wird der Typ-2-Diabetes mit Übergewicht in der frühesten Phase behandelt?

1. Mit Ernährungs- und Bewegungstherapie
2. Mit nicht-insulinotropen Antidiabetika (Acarbose, Metformin, Glitazonen, evtl. untereinander kombiniert)
3. Mit Kombinationen nicht-insulinotroper und insulinotroper Antidiabetika

mon-Dosen bedingt nicht selten eine Insulin-Mast, die mit einer Kombinationstherapie (siehe Stufenschema, **Abb. 34**) weitgehend vermieden werden kann. BACHMANN et al. sowie CHOW et al. haben unabhängig voneinander bei ihren kombiniert behandelten Patienten eine durchschnittliche Insulin-Dosis von nur 14-15 Einheiten täglich ermittelt, während bei der Insulin-Monotherapie annähernd 60 Einheiten täglich erforderlich waren. Die Kombination von Sulfonylharnstoffen und Insulin, neuerdings aber auch von nicht-insulinotropen Substanzen und Insulin, hat sich hierbei besonders bewährt [BACHMANN, BLOOMGARDEN, CHOW, CLAUSON, HAUPT, HENRICHS, JÄRVINEN, LIEBL, LOTZ, MÄKIMATTILA, MEHNERT, RIDDLE, ROSAK, WOLFFENBUTTEL u.a.]. Die Diagnose des Typ-2-Diabetes wird bekanntlich zumeist erst viele Jahre nach der Manifestation – also in einer späteren Phase der Erkrankung bei fortgeschrittenem Insulin-Mangel – gestellt. Deshalb wird oft eine frühzeitige Kombinationstherapie eingeleitet werden müssen, wenn mit oraler Therapie allein keine Optimierung der Stoffwechsellage mehr erreichbar ist. Im allgemeinen gilt dabei die Regel, dass man die ursprüngliche Tablettendosis beibehält und mit kleinen Dosen Insulin (4 bis 6 Einheiten langsam ansteigend) beginnt. Hierfür sind Misch- oder Verzögerungs-Insuline (am besten Insulin glargin) angezeigt, die vor dem ersten Frühstück [BACHMANN] oder aber vor dem Schlafengehen [CLAUSON et al., RIDDLE] verabreicht werden können. Vielversprechend ist insbesondere für die letztere Variante Insulin glargin. Denn neuere Studien zeigen, dass durch die 24 stündige Wirkung nicht nur günstigere Nüchternblutzuckerwerte (bei geringerem Hypoglykämierisiko) erreicht werden, sondern auch präprandiale und postprandiale Werte über den Tag günstiger sind als bei Verwendung von NPH-Verzögerungsinsulinen [YKI-JÄRVINEN et al.] Obwohl man – wie gesagt – Insulin auch mit anderen Substanzen wie Acarbose, Metformin (s. z.B. HIRSCH) oder eventuell Glitazonen kombinieren kann, sollte man bei einem fortgeschrittenen Insulin-Mangel des Insulin-bedürftig gewordenen Patienten die körpereigene Restsekretion des Hormons durch insulinotrope Substanzen voll zum Tragen bringen und die anderen Substanzen eventuell ergänzend (z.B. am Abend) hinzugeben. Sehr zu empfehlen ist z.B. die Kombination „Insulin glargin plus Glimepirid", da hier ein orales Antidiabetikum verabreicht wird, das nur einmal täglich gegeben zu werden braucht. Die Tagestherapie hat sich dann mit einer einmaligen Gabe von Insulin und Glimepirid (zum gleichen Zeitpunkt!) für den Patienten bereits vor dem ersten Frühstück oder aber vor dem Schlafengehen „erledigt". Auf die Probleme älterer Patienten mit mehrfachen Insulin-Injektionen haben LIEBERMEISTER et al. eindringlich hingewiesen. Die besonderen Eigenschaften von Glimepirid machen es nicht nötig, diesen Sulfonylharnstoff wie andere Präparate der ersten und zweiten Generation im Abstand zum Frühstück einzunehmen. Die Vorteile einer rechtzeitigen Kombinationstherapie sind in **Tabelle 33** zusammenge-

Die Vorteile der Kombinationstherapie „Insulin plus orale Antidiabetika"

Was leistet „Insulin plus Glimepirid"?

Tabelle: 33

Vorteile der frühzeitigen (= rechtzeitigen) Kombinationstherapie „Insulin glargin plus Glimepirid"

1. Optimierung der Stoffwechsellage durch Kausaltherapie des endogenen Insulin-Mangels.
2. Im Vergleich zur Insulin-Monotherapie geringere Insulin-Dosen und damit geringere Gewichtszunahme.
3. Verbesserte Compliance, da in der Regel nur ein Therapieschritt erforderlich: Insulin plus Glimepirid
4. Frühzeitiges Erlernen der früher oder später sowieso erforderlichen Insulin-Behandlung und Blutzucker-Selbstkontrolle.
5. Die Kombinationstherapie mit niedrigen Insulin-Dosen ist wesentlich billiger als die Insulin-Monotherapie mit sehr hohen Insulin-Dosen.
6. Die Einleitung und Durchführung der Kombinationsbehandlung ist in der Praxis eher möglich und durchführbar (geringere Hypoglykämiegefahr!) als die Insulin-Monotherapie.
7. In der Regel weist der Patient nahezu normale Nüchternblutzuckerwerte auf; die physiologische Ausschüttung des endogenen (Rest-) Insulins wird durch Glimepirid gefördert.

stellt. Wenn die Insulin-Dosis allmählich ansteigt und etwa 30 Einheiten täglich überschreitet, kann durch einen Auslaßversuch (Weglassen der Tabletten) ermittelt werden, ob orale Antidiabetika noch erforderlich sind oder ob jetzt nicht zur alleinigen Insulin-Behandlung übergegangen werden kann. Die Vorteile der abendlichen Insulin-Injektion vor dem Schlafengehen liegen in der geringeren Lipogenese (keine Mahlzeit mehr nach der Injektion) und in der Absenkung des morgendlichen Nüchtern-Blutzucker-Wertes. Die Vorteile des stabil und lang wirkenden Insulin-Analogon Insulin glargin sind hier besonders evident. Dieses Insulin wird wegen seines stabilen 24-Stunden-Effekts gerade auch im Alten- und Pflegeheim bevorzugt verwendet: Ist es doch am Abend durchaus möglich, das Analogon nicht erst spät vor dem Schlafengehen, sondern z.B. vor dem Abendessen zu spritzen und auf diese Weise Personalprobleme (geringere personelle Besetzung am späten Abend!) zu vermeiden.

Vorteile des Insulin glargin in Altenheimen

Alternativ zu einer reinen Insulin-Monotherapie sollte gerade bei übergewichtigen Patienten, die durch hohe Insulindosen ja häufig erst recht weiter an Gewicht zunehmen, aber auch die Kombinationstherapie von Metformin und Insulin in Betracht gezogen werden. Die ausgesprochen positiven Effekte auf die Stoffwechselsituation der Patienten wurden mittlerweile eindrucksvoll dokumentiert. Unter einer Metformin/Insulin-Kombinationstherapie kann eine signifikante Senkung der HbA_{1c}-Werte um 0,75% bis 0,9% bei einer gleichzeitigen Reduktion der Insulindosis um fast ein Drittel erreicht werden [PONSSEN, AVILÉS-SANTA]. Nicht zuletzt unter Berücksichtigung des Aspektes der Gewichtszunahme, die häufig unter hohen Dosen Insulin, wie sie vielfach bei insulinresistenten Typ-2-Diabetikern benötigt werden, erfolgt, ist die Kombination mit Metformin sicherlich sehr sinnvoll.

Differentialtherapeutische Erwägungen bei der Kombinationstherapie

BACHMANN, der „Vater" der Kombinationstherapie „Insulin plus orale Antidiabetika", sei abschliessend noch einmal wörtlich zitiert: „Typ-2-Diabetes ist eine sich kontinuierlich, progressiv verschlechternde Erkrankung. Dabei spielen die beiden Komponenten Insulinresistenz und Insulinsekretionsstörung individuell eine unterschiedlich starke Rolle. Bei jedem Patienten sind jedoch beide Komponenten lebenslang nachweisbar und müssen bei der Therapie lebenslang berücksichtigt werden. Zum Zeitpunkt der Insulinbedürftigkeit ist darum Insulin additiv zur vorbestehenden oralen Medikation hinzuzugeben, Letztere kann ggf. auf ein oder zwei Medikamente reduziert werden. Vernünftige Kombinationen sind entweder die Verabreichung eines kurzwirkenden Insulins/Analagons vor den großen Mahlzeiten in Addition zu Medikamenten, die die Insulinresistenz vermindern, oder die Gabe von langwirkenden Insulinen/Insulinanaloga zur Nacht zur Beeinflussung der Nüchternhyperglykämie in Ergänzung zu oralen Medikamenten, die die postprandiale Situation beeinflussen wie Alpha-Glucosidasehemmer oder insulinotrope Substanzen. In der Situation des »Versagens der Insulintherapie« sind orale Medikamente unter ähnlichen Gesichtspunkten, individuell ausgewählt, hinzuzufügen. Bei Gabe von insulinotropen Substanzen sind die vorbestehenden Insulindosen immer zu reduzieren, unabhängig von der aktuellen Stoffwechselwirkung. Bei Zugabe von Medikamenten, die die Insulinresistenz reduzieren, ist entsprechend dem Therapieeffekt die Insulindosisreduktion durchzuführen."

Nebenwirkungen aller Behandlungsformen

Der **Tabelle 34** sind die Nebenwirkungen bei verschiedenen länger erprobten Behandlungsformen des Diabetes mellitus zusammengefaßt noch einmal zu entnehmen.

6. Die britische Interventionsstudie UKPDS

In diesem Kapitel wird über die große britische Diabetes-Studie bei Typ-2-Diabetikern berichtet, die anläßlich des Europäischen Diabetes-Kongresses am 10. und 11. September 1998 in Barcelona von TURNER, HOLMAN und anderen vorgestellt wurde. Die Ergebnisse beeinflussen fast alle Therapiekapitel dieses Buches, in denen bislang nur kurz auf die Studie Bezug genommen wurde. Um so ausführlicher werden Design, Ergebnisse und Schlußfolgerungen im folgenden besprochen.

Tabelle: 34

Nebenwirkungen bei verschiedenen Behandlungsformen des Diabetes mellitus

	Insulin	Sulfonamide*	Biguanide	Acarbose	Diät allein
Leukopenie	Ø	+	Ø	Ø	Ø
Agranulozytose	Ø	(+)	Ø	Ø	Ø
Thrombopenie	Ø	+	(+)	Ø	Ø
Hautallergien	(+)	+	(+)	Ø	Ø
Antikörperbildung	(+)	Ø	Ø	Ø	Ø
Gastrointestinale Beschwerden	Ø	(+)	++	++	Ø
Leberschäden	Ø	Ø	Ø	Ø	Ø
Förderung vaskulärer Komplikationen	Ø	Ø	Ø	Ø	Ø
Teratogener Effekt	Ø	(+)	?	?	Ø
Refraktionsänderungen der Linse	+	(+)	(+)	?	(+)
Hyperinsulinämie	+++	++	Ø	Ø	Ø
Hypoglykämie	+++	(+)	Ø	Ø	Ø
Sonstige Neben-erscheinungen	Insulin-ödeme	bei einigen Präparaten bakterio-statischer Effekt	Gefahr der Lactazidose bei falscher Indikations-stellung		mitunter Arzt-wechsel

Ø = nicht bekannt bzw. nicht bewiesen
? = fraglich
(+) = äußerst selten
+ = gelegentlich
++ = häufig
+++ = meistens

* Bei den Sulfonylharnstoffen gibt es graduelle und prinzipielle Unterschiede in den Nebenwirkungen (Beispiele: Nur unter Chlorpropamid sind cholestatische Hepatosen beobachtet worden; Glimepirid bewirkt eine nur gering ausgeprägte Hyperinsulinämie und Hypoglykämie-Neigung; allergotoxische Nebenwirkungen sind am häufigsten unter Carbutamid). Bei den Human-Insulinen und selbst unter Insulin-Analoga werden Allergien und Antikörperbildung praktisch nicht mehr beobachtet. Glinide und Glitazone siehe Text.

Mehr als 5.000 Patienten

In den ersten wichtigsten fünf Publikationen (UKPDS Group) und zwei kommentierenden Editorials [MOGENSEN, NATHAN] wurden die Ergebnisse der längsten (mittlerer Beobachtungszeitraum 11,1 Jahre) und umfangreichsten (5.102 Patienten) Interventionsstudie bei neu diagnostizierten Typ-2-Diabetikern abgehandelt (**Tab. 35**). UKPDS bedeutet United Kingdom Prospective Diabetes Study und stellt eine Interventionsstudie dar, an der von den rekrutierten Patienten letztlich fast 4.000 Typ-2-Diabetiker teilnahmen. Diese wurden über einen Zeitraum von mehr als 10 bis 15 Jahren untersucht. Etwa 50% der teilnehmenden Patienten hatten bei Eintritt in die Stu-

Tabelle: 35

UKPDS: Design
23 Zentren rekrutierten 5.102 Typ-2-Diabetiker. Beobachtungszeit: Bis zu 20 Jahren. Vergleich von „konventionell" und „intensiv" behandelten Gruppen. In der „Intensiv-Gruppe" Unterscheidung von Therapie mit Insulin, Sulfonylharnstoffen (Chlorpropamid und Glibenclamid), Acarbose (nur über drei Jahre) und Metformin (nur bei Übergewichtigen). Hochdruckstudie: „Konventionell" gegen „Intensiv" (Intensiv = Behandlung mit ACE-Hemmern bzw. Beta-Blockern).

Viele Risikopatienten waren eingeschlossen

die schon erste mikro- oder makrovaskuläre Schäden aufzuweisen. Dies war natürlich für die Studie mit ihrer Fragestellung nach der Entwicklung von Gefäßkomplikationen besonders günstig, da damit vor allem auch Risikopatienten untersucht wurden. Lediglich solche Patienten, die ausgeprägte kardiale Ereignisse in der Vorgeschichte (Herzinfarkt im abgelaufenen Jahr, konstante Angina pectoris oder Herzinsuffizienz, mehr als ein bedeutsames vaskuläres Ereignis) aufwiesen, wurden von der Studie ausgeschlossen, keinesfalls aber solche, die eine für Typ-2-Diabetiker fast „übliche" koronare Herzerkrankung aufwiesen, ja nicht einmal solche, die einen länger zurückliegenden Herzinfarkt gehabt hatten. KOHNER, eine der Mitautorinnen der Studie, hat hierzu angemerkt, dass praktisch nur solche koronarkranke Diabetiker von der UKPDS ausgeschlossen waren, bei denen im nächsten halben Jahr aufgrund ihres Krankheitsverlaufs ernsthafte Komplikationen oder sogar der Tod zu befürchten waren. Erfahrungsgemäß leidet aber darüber hinaus ein hoher Prozentsatz an Typ-2-Diabetikern bei Diagnosestellung im Rahmen des metabolischen Syndroms bereits an einer Koronarsklerose, was natürlich auch auf die Probanden der Studie zutrifft. Es ist ja bekannt, dass zwischen Manifestation und Diagnose des Typ-2-Diabetes sechs bis sieben, manchmal aber durchaus auch 10 bis 15 Jahre – also ohne Behandlung des Diabetes und damit ohne Prävention der Angiopathie – liegen. Dies ist um so gravierender, als innerhalb der nächsten 10 bis 15 (20) Jahre – also während der Studiendauer – selbstverständlich viele neue Fälle von Koronarsklerose noch hinzu gekommen sind.

Teuer, aber preiswert!

Die UKPDS wurde von verschiedenen öffentlichen Institutionen und von der Pharmaindustrie finanziert und kostete alles in allem 23 Millionen englische Pfund. Die fachliche Neutralität war durch die Qualität der Untersucher und der die Studie betreuenden Kommissionen gewährleistet.

Tabelle: 36

UKPDS: Kriterien „konventionell“ und „intensiv“
Bei über die Jahre progredienter gleichförmiger Verschlechterung von Blutzucker (HbA_{1c}) und Blutdruck blieb ein Abstand von ca. 1,0% HbA_{1c} und 10 mmHg systolischer Blutdruck zwischen bei den Gruppen zugunsten von „intensiv“ stets erhalten.

Design der Studie

Das Design der Studie sowie der Unterschied zwischen „intensiv“ und „konventionell“ behandelten Patienten sind in den **Tabellen 35** und **36** festgehalten. Die Fragestellungen im einzelnen sind **Tabelle 37** zu entnehmen. Die erste Frage richtete sich also auf die Auswirkung einer strikten Senkung des Blutzuckers und des Blutdrucks auf zu erwartende oder sich verstärkende vaskuläre Komplikationen. Bei der zweiten Frage sollten die verschiedenen Therapieversuche auf ihre Wirksamkeit geprüft werden: Behandelt wurden die Patienten entweder mit Diät allein oder mit den Sulfonylharnstoffen Glibenclamid oder Chlorpropamid, mit Acarbose, mit Insulin und – dies nur bei Übergewichtigen – mit Metformin. In der intensiv behandelten Hochdruckgruppe erhielten die Patienten entweder den ACE-Hemmer Captopril oder den Betablocker Atenolol.

Nützen Blutzucker- und Blutdrucksenkungen?

Zur Beantwortung der zwei Fragen wurde unterschieden zwischen konventioneller und intensiver Behandlung. Dabei wies – wie die **Tabelle 38** zeigt – die sogenannte konventionell behandelte Kontrollgruppe gegenüber den intensiv zusätzlich mit Medikamenten behandelten Zuckerkranken nur einen um knapp 1% (0,9%) schlechteren HbA_{1c}-Wert auf. Dieser Abstand blieb trotz einer deutlichen Verschlechterung der Einstellung in beiden Gruppen bis zum Ende der Studie erhalten. Ähnlich entwickelte sich die Situation bei den Blutdruckwerten. Hier unterschied sich die konventionelle von

Konventionelle und intensive Behandlung

Tabelle: 37

UKPDS: Wichtigste Fragestellungen
1) Kann man mit niedrigeren Blutzucker- (oder HbA_{1c}-) bzw. Blutdruckwerten das Ausmaß mikro- und makrovaskulärer Folgeschäden reduzieren?
2) Sind bestimmte blutzucker- bzw. blutdrucksenkende Arzneimittel zu bevorzugen?

Tabelle: 38

Reduktion von Folgeschäden des Diabetes durch verbesserte Blutglucose- (HbA1c-Median 7,0 vs 7.9%, n=2.729 vs 1.138) bzw. schärfere Blutdruckeinstellung (RR-Mittelwert 144/82 vs 154/87 mmHg, n= 758 vs 390)

	Relatives Risiko bei besserer Diabetes-Einstellung	Signifikanz (p-Wert)	Relatives Risiko bei scharfer Blutdruckeinstellung	Signifikanz (p-Wert)
Alle Diabetes-bezogenen Endpunkte	0,68	0,029	0,76	0,0046
Diabetes-bezogene Mortalität	0,90	0,34	0,68	0,019
Herzinfarkte	0,84	0,052	0,79	0,13
Mikroangiopathie-Endpunkte	0,75	0,0099	0,63	0,0092

„Intention to treat"-Prinzip

der intensiv behandelten Patientengruppe durch eine Differenz im systolischen Wert von nur 10 mm/Hg (diastolisch: 5 mmHg). Es lag im Wesen der Studie, dass die Ergebnisse ausschließlich nach dem „Intention to treat"-Prinzip ausgewertet wurden, d.h. die Patienten, die als konventionell oder intensiv behandelte Diabetiker im Laufe der Jahre gemäß ihren schlechteren Werte mehr Medikamente erhielten, wurden als der ursprünglich zugeordneten Therapie angehörig zugeordnet. So waren auch in der anfänglich nur diätetisch behandelten konventionellen Gruppe zuletzt mehr als 70% der Diabetiker, in der intensiv behandelten Gruppe sogar fast alle Patienten zusätzlich mit Medikamenten therapiert. Da aus ethischen und statistischen Gründen aber das „Intention to treat"-Prinzip nicht zu vermeiden ist, und überdies der Abstand in den Stoffwechsel- bzw. Blutdruckwerten zwischen den einzelnen Gruppen bis zuletzt erhalten blieb, war eine Auswertung der Ergebnisse letztlich möglich.

Wichtigste Ergebnisse

Blutzuckersenkung lohnt

Die UKPDS erwies eindeutig, dass sich eine bessere Einstellung auch bei den hier untersuchten älteren Patienten (Durchschnittsalter bei Studienbeginn 53 Jahre) gelohnt hat (siehe **Tabelle 38, 39**), eine überzeugende Parallele zu den gleichartigen Ergebnissen, die vor Jahren die amerikanische DCCT-Studie bei Typ-1-Diabetikern erbrachte. Die bessere Einstellung mit allen ihren Vorteilen brachte in

Tabelle: 39

UKPDS: Ergebnisse (1)
Blutzucker-(HbA_{1c}-)Senkung bewirkt vorwiegend eine Reduzierung von mikrovaskulären (und neuropathischen) Schäden im Vergleich zur Kontrollgruppe. Eine Signifikanz für die Reduzierung der Herzinfarkt-Rate wurde nur ganz knapp verfehlt. Blutdrucksenkung reduziert mikro- und makrovaskuläre Schäden signifikant.

der Sulfonylharnstoff- und vor allem in der Insulin-Gruppe höhere Körpergewichte (bis zu einem Mehrgewicht von über 5 kg) und gelegentlich Hypoglykämien mit sich. Die Zahl der Todesfälle blieb in der Kontrollgruppe und in der Therapiegruppe in der begrenzten Beobachtungszeit (noch ?) annähernd gleich. Andere Parameter erwiesen aber eindeutig die Überlegenheit einer guten Diabetes-Einstellung. Vor allem Schäden an Augen und Nieren traten signifikant geringer auf, während bei der Kenngröße „Herzinfarkt" die Signifikanz nur ganz knapp verfehlt wurde, der Trend allerdings auch hier – wie die Autoren hervorhoben – eindeutig positiv zugunsten einer strikteren Kontrolle ausfiel (s. auch COUTINHO et al. sowie GERSTEIN). Fast noch überzeugender waren die Ergebnisse im Hinblick auf die bessere Kontrolle des Blutdrucks: Hier zeigten sich eindeutig bessere Resultate, und zwar sowohl auf die Mikro- als auch auf die Makroangiopathie sowie auf die Diabetes-bezogene Mortalität der intensiv behandelten Patientengruppe.

Blutdrucksenkung lohnt

Einzelergebnisse

Wie sieht es nun mit den zu bevorzugenden blutzuckersenkenden bzw. blutdrucksenkenden Medikamenten aus? Grob gesagt gilt für beide Fragestellungen, dass nicht die Art des Therapeutikums, sondern das Ergebnis der damit erzielten Besserung ausschlaggebend gewesen ist.

Initiale Insulin-Therapie nicht obligatorisch

So kann beispielsweise keine Rede davon sein, dass man jeden Typ-2-Diabetiker sofort mit Insulin behandeln müßte (**Tab. 40**), wie umgekehrt eine zu lange ausgedehnte orale Therapie mit schlechteren Blutzucker- und HbA_{1c}-Werten ebenfalls unbedingt abzulehnen ist. Im Gegensatz zu verschiedenen Verlautbarungen und zu den unbefriedigenden Ergebnissen der statistisch nicht relevanten alten amerikanischen UGDP-Studie (siehe Glossar-Studien) führten die Sulfonylharnstoffe – sowohl Glibenclamid als auch Chlorpropamid – nicht zu einer vermehrten kardialen Sterblichkeit (**Tab. 41**). Diese Frage ist damit definitiv zugunsten der Sulfonylharnstoff-Therapie beantwortet. Wie oben ausführlich dargestellt, gilt dies auch für koronarkranke Patienten, die zahlreich in der Studie vertreten waren.

Keine Kardiotoxizität durch Sulfonylharnstoffe

Tabelle: 40

UKPDS: Ergebnisse (2)

Blutzuckersenkung durch verschiedene Therapien: Mit allen Therapieformen sind gleichartige Blutzucker-(HbA_{1c})-Senkungen zu erreichen.

N.B. Eine sofortige obligate Initialtherapie mit Insulin ist demnach nicht erforderlich. Ausnahme: Unbefriedigende Stoffwechselwerte unter anderen Therapieformen.

Tabelle: 41

UKPDS: Ergebnisse (3)

Wichtige Einzelbefunde:

1) Bei Übergewichtigen bringt eine Monotherapie mit Metformin besonders günstige Resultate (im Hinblick auf Herzinfarktrate sowie Todesfälle).

2) Es gibt keinerlei Anhaltspunkte für kardiale Schäden als Folge einer Sulfonylharnstoff-Langzeittherapie.

Acarbose erfolgreich

Der Alpha-Glucosidase-Hemmer Acarbose wurde wegen seiner späten Zulassung in Großbritannien nur über einen Zeitraum von 3 Jahren randomisiert gegen Placebo geprüft und führte zu durchaus günstigen, anhaltend gesenkten HbA_{1c}-Werten (**Tab. 42**). TURNER merkt hierzu an: „Die Ergebnisse belegen, dass Acarbose unzweifelhaft eine blutzuckersenkende Wirkung besitzt, die über drei Jahre

Tabelle: 42

UKPDS: Ergebnisse (4)

Wichtige Einzelbefunde:

1) Acarbose senkt verläßlich HbA_{1c}-Werte (bei einer relativ hohen Abbruchrate wegen gastrointestinaler Nebenwirkungen).

2) Es besteht – trotz der stärksten Gewichtszunahme – kein Anhalt für atherogene Einflüsse durch eine Therapie mit Insulin.

erhalten bleibt. Die Blutzuckersenkung hängt nicht von der Art und Dosierung der Begleittherapie ab, d.h. Acarbose lässt sich mit allen anderen antidiabetischen Therapien und mit Insulin ohne Beeinflussung der Wirksamkeit von Acarbose kombinieren". Zusätzlich ist folgendes festzustellen: In den letzten drei Jahren der Studie nahmen 2.000 Patienten an einer prospektiven, placebokontrollierten, doppelblinden Acarbose-Studie teil. Über diesen Zeitraum wurde zusätzlich Acarbose oder Placebo verabreicht. Das heißt, es handelte sich um „austherapierte" Patienten, bei denen die Wirkmöglichkeiten der anderen weiter verabreichten Medikamente nicht mehr zu erhöhen waren. Acarbose senkte bei diesen Patienten das HbA_{1c} im Mittel um 0,5% signifikant (bei einem p von 0,0001). Die HbA_{1c}-Senkung blieb konstant erhalten. Der Acarbose-Effekt addierte sich also zur Wirkung der anderen Antidiabetika auch nach langer Vorbehandlung hinzu. Das Körpergewicht stieg unter Acarbose nicht an. Acarbose war etwa gleich wirksam wie Glibenclamid, Metformin oder Insulin. Einen gewissen Nachteil stellte eine höhere Abbruchrate der Acarbose-Patienten im Vergleich zu Placebo (mit einer ebenfalls erstaunlich hohen Abbruchrate) im ersten Jahr dar. Die bekannten gastrointestinalen Nebenwirkungen (Meteorismus, Flatulenz) spielten hier die entscheidende Rolle. Dazu ist aber zu bemerken, dass die britischen Autoren sich nicht an die deutschen Vorschriften mit dem langsamen „Einschleichen" (siehe Seite 69) bei der initialen Acarbose-Therapie gehalten, sondern von vornherein 3 x 50 oder gar 3 x 100 mg vom ersten Tag an verordnet hatten. Dies führt zwangsläufig zu erheblichen gastrointestinalen Nebenwirkungen und damit oft zum Abbruch der Therapie. Bezeichnenderweise war die Abbruchrate unter Acarbose im zweiten und dritten Studienjahr nicht höher als unter Placebo.

HbA_{1c}-Senkung bei „austherapierten" Patienten 0,5%

Das gute Abschneiden von Metformin bildete die eigentliche Sensation der Studie (**Tab. 41**). Die Autoren empfehlen deshalb diese Substanz für die initiale Monotherapie des übergewichtigen Typ-2-Diabetikers ausdrücklich. Metformin schnitt nämlich in allen Belangen (Mikro- und Makroangiopathie, Mortalität) günstiger ab als andere vergleichbare Therapieformen in der intensiv behandelten Gruppe und bewirkte praktisch keine Gewichtszunahme. Dass Metformin in Kombination mit Sulfonylharnstoffen eher schlechtere Ergebnisse als die Monotherapie (mit Sulfonylharnstoffen oder Metformin) erbrachte, wurde von den Autoren selbst nicht hoch bewertet und auch bei den abschließenden Empfehlungen zugunsten von Metformin nicht berücksichtigt (**Tab. 43**). Möglicherweise müssen hier grössere Patientenzahlen und weitere Untersuchungen für eine abschließende Beurteilung abgewartet werden. Eine zusätzliche epidemiologische Analyse ergab im übrigen keine vermehrte Diabetes-bedingte Todesrate unter der kontrollierten Sulfonylharnstoff/Metformin-Therapie im Vergleich zu den anderen Gruppen. Zufällig hatte offenbar die kleine Sulfonylharnstoff-Gruppe besser abge-

Bei übergewichtigen Diabetikern: Metformin

Auch Kombinationstherapie möglich

Tabelle: 43

UKPDS: Kombinierte Metformin/Sulfonylharnstoff-Therapie	
Resultate:	Die Kombination Metformin/Sulfonylharnstoff ergab ungünstigere Ergebnisse der Diabetes-bezogenen sowie der allgemeinen Mortalität als die Sulfonylharnstoff-Monotherapie

Kommentar der Autoren:
1) Unterschiedliche Ausgangsbedingungen in dieser speziellen Studie
2) Patientenzahl zu klein
3) Nicht die „Kombinations-Gruppe" wies bei einem allgemeinen Vergleich schlechtere Ergebnisse auf, sondern die „Sulfonylharnstoff-Gruppe" zeigte überdurchschnittlich bessere Resultate – „by chance" (zufällig)
4) Die zusätzliche epidemiologische Studie ergab keinen Unterschied zwischen beiden Gruppen
5) „Polypharmacy" – auch mit „Metformin plus Glimepirid" – wird in der Patientenbehandlung empfohlen bzw. beibehalten

N.B. Die modernen Kombinationen „Metformin plus Glimepirid" bzw. „Metformin plus Repaglinide" wurden in der UKPDS nicht geprüft und damit auch nicht nachteilig beurteilt

schnitten als die Kombinations-Gruppe, die ihrerseits nicht schlechtere Ergebnisse als sonstige andere Gruppen erbrachte. Auch ist zu bedenken, dass die Autoren auf Differenzen in den Ausgangswerten der Patientengruppen hinwiesen, die zum Nachteil der kombiniert mit Sulfonylharnstoffen und Metformin behandelten Gruppe ausgefallen sind (z.B. auch bei den Blutdruckwerten [SCHERNTHANER, persönliche Mitteilung]). TURNER betonte im übrigen, dass er seine Patienten nach wie vor und aufgrund der allgemeinen Studienlage sogar bevorzugt mit Kombinationen oraler Antidiabetika behandele. Weltweit hat jedenfalls die Kombination „Sulfonylharnstoff plus Metformin" bisher keinen Anlaß zu Bedenken gegeben, wie gerade die in den letzten Jahren enorm anschwellende amerikanische Fachliteratur gezeigt hat. Diese Empfehlung wurde auf dem Kongreß der American Diabetes Association (San Diego, Juni 1999) von vielen Autoren gutgeheißen, so erneut von TURNER sowie von ROBBINS. Glimepirid wurde als Sulfonylharnstoff nicht geprüft und kommt damit – ebenso wie die Glinide – für etwaige Bedenken gegenüber der Kombinationstherapie noch weniger in Betracht.

Neueste Studie zur Kombination Metformin/ Sulfonylharnstoff

Eine jüngst publizierte Arbeit (JOHNSON et al.) konnte im übrigen in einem epidemiologischen Studiendesign an mehr als 12.000 Patienten demonstrieren, dass Metformin seine Potenz zur kardiovaskulären Risikoreduktion auch in der Kombinationstherapie mit Sulfonylharnstoffen eben doch behält. Diese größte zu diesem Thema bislang vorliegende Studie zeigte, dass das Mortalitätsrisiko von Typ-2-Diabetikern im Vergleich zu einer Sulfonylharnstoff-Monotherapie deutlich reduziert ist, wenn die Patienten eine Kombinationstherapie mit Metformin und Sulfonylharnstoffen erhielten. Spätestens seit dem Vorliegen dieser Arbeit ist es sicherlich nicht mehr gerechtfertigt, den Patienten diese gut evaluierte Therapieform vorzuenthalten.

Keine Lactazidosen

Interessanterweise wurde das Wort Lactazidose während der gesamten Präsentation der UKPDS nicht erwähnt. Anscheinend war die strikte Einhaltung der Kontraindikationen (z.B. Niereninsuffizienz) durch die kontinuierlichen Kontrollen bei der UKPDS besser garantiert, als man sie gelegentlich im ärztlichen Alltag antrifft. Die schwerste Biguanid-Komplikation trat also in der UKPDS niemals auf.

Gewichtszunahme unter Insulin

Bei der Insulin-Therapie waren keine Nachteile zu erkennen, so dass man, trotz der nicht unerheblichen Gewichtszunahme der damit behandelten Patienten, offenbar keine vermehrten makroangiopathischen Komplikationen dieser so wichtigen Behandlungsform befürchten muß (**Tab. 42**). Trotzdem darf man – optimale Bedingungen vorausgesetzt – wie die Autoren der UKPDS die Empfehlung geben, den übergewichtigen Typ-2-Diabetiker zuerst mit Ernährungs- und Bewegungstherapie allein, dann mit oralen Antidiabetika (wenn nötig, kombiniert, „Polypharmacy" nach der Nomenklatur der Autoren) und erst später (aber keinesfalls zu spät!) mit Insulin zu behandeln.

ACE-Hemmer und Betablocker gleichwertig

Bei dem Vergleich zwischen der ACE-Hemmer- und Betablocker-Behandlung ergaben sich in der Therapiegruppe keinerlei Unterschiede für die Entwicklung von mikro- und makrovaskulären Komplikationen. Entscheidend ist auch hier offenbar die Tatsache, dass der Blutdruck überhaupt gesenkt wird und nicht, womit er gesenkt wird (**Tab. 44**).

Natürlich interessiert den Betrachter der Studie besonders auch das Ergebnis der Kosten-Nutzen-Analyse (**Tab. 45**). Hier zeigte sich eindeutig und in Übereinstimmung mit den in Deutschland gemachten Erfahrungen, dass eine striktere Behandlung der Patienten auch trotz des vermehrten Einsatzes von Medikamenten erhebliche Summen einsparen kann. Dies erklären die Autoren mit der in der intensiv behandelten Patientengruppe deutlich geringeren Hospitalisierungsrate. Auch nach der Lebensqualität wurden die Teilnehmer der Studie befragt (**Tab. 46**). Diese sehr sorgfältigen Befragungen ergaben keinerlei Unterschiede zwischen der konventionell und der intensiv (mit mehr Medikamenten) behandelten Gruppe, obwohl letztere ja eine stärkere Gewichtszunahme und vermehrte Hypoglykämien aufzuweisen hatte; möglicherweise wurde dieser Nachteil durch das bekanntermaßen bessere Befinden bei besser eingestellten Patienten ausgeglichen.

Tabelle: 45

UKPDS: Ergebnisse (5)
Kosten-Nutzen-Analyse:
Die striktere Blutzucker- bzw. Blutdruckeinstellung führt trotz höherer Medikamentenkosten insgesamt zu geringeren Kosten als in der Kontrollgruppe (Begründung: Geringere Rate der Hospitalisierungen).

Tabelle: 46

UKPDS: Ergebnisse (6)
Befragung der Patienten nach ihrer Lebensqualität: Kein Unterschied zwischen beiden Gruppen (trotz größerer Gewichtszunahme und vermehrter Hypoglykämien in der „Intensiv"-Gruppe).

Schlußfolgerungen und Zusammenfassung

Folgerungen aus der Studie

Die Autoren weisen abschließend darauf hin, dass die Diagnose des Typ-2-Diabetes früher gestellt werden muß (viele unbehandelte Patienten wiesen bei der Diagnose bereits Gefäßschäden auf , siehe oben), dass eine orale „Polypharmacy" für viele Patienten die Therapie der Wahl darstellt und dass man bei schlechter Stoffwechselführung unter oralen Antidiabetika nicht zu spät Insulin einzusetzen hat (**Tab. 47**). Zu der so häufig diskutierten Frage, an welcher Stelle Insulin bei Typ-2-Diabetes einzusetzen ist, sollen die Autoren selbst zu Wort kommen [UKPDS-Autoren, Ann Intern Med 128:165-175 (1998)]: „Because initial therapy induced more hypoglycemic reactions and weight gain without necessarily providing better control, it may be reasonable *to start with oral agents* and change to insulin if goals for glycemic levels are not achieved".

Diese Aussage lässt an Klarheit nichts zu wünschen übrig. Weiterhin ist zusammenfassend festzustellen, dass Sulfonylharnstoffe keine kardialen Schäden verursachen, dass Metformin ein besonders wertvolles Medikament darstellt und dass an der verläßlichen Blutzuckersenkung von Acarbose kein Zweifel besteht. Die präventive Bedeutung der in der Studie relativ geringfügigen Blutdrucksenkung durch ACE-Hemmer oder Betablocker sei ausdrücklich hervorgehoben.

Meisterstück an Wissenschaftlichkeit und praktischer Relevanz

Die UKPDS stellt ein Meisterstück an Wissenschaftlichkeit und praktischer Relevanz dar. Sie hat gezeigt, dass die alten Diabetologen wie JOSLIN und CONSTAM Recht hatten: Die gute Diabetes-Ein-

Tabelle: 47

UKPDS: Folgerungen für die Diabetes-Therapie

1. Frühdiagnose ermöglicht rechzeitige Therapie
2. Rechtzeitiger Einsatz von oralen Antidiabetika, bevorzugt kombiniert
3. Falls orale Antidiabetika unzureichend wirksam: Rechtzeitige Behandlung mit Insulin

stellung ebenso wie die optimierte Behandlung des Blutdrucks lohnen sich nicht nur, wie lange erwiesen, bei Typ-1-, sondern vor allem auch bei Typ-2-Diabetikern. Sie stellen die entscheidende Grundlage für die Prävention vaskulärer Komplikationen dar.

7. Die CODE-2-Studie

Europäische Studie zum Typ-2-Diabetes

Anläßlich des 5. Kirchheim-Forums Diabetes am 6./9.10.1999 wurden erstmals Ergebnisse der CODE-2-Studie vorgestellt, wobei die Abkürzung steht für „Costs of Diabetes in Europe for Typ-2-Diabetes“. Mit dieser Studie wurde versucht, genaue Zahlen für die Kosten des Typ-2-Diabetes vorzulegen. Im deutschen Arm der Studie wurden der Krankheitsverlauf und die daraus entstehenden Kosten von ca. 800 Patienten mit Typ-2-Diabetes festgehalten. Die Daten wurden von Allgemeinärzten, Internisten und vor allem Diabetologen anhand von Interviews auf Basis der Krankenakten retrospektiv für den Zeitraum des Jahres 1998 erhoben.

Inzidenz von Mikro- und Makroangiopathie

Zunächst wurde festgestellt, dass etwa die Hälfte der Typ-2-Diabetiker unter schwerwiegenden diabetesbedingten Komplikationen litt – eine Aussage, die die Studie vergleichbar macht mit der UKPDS-Studie, wo bei Eintritt in die Studie ebenfalls 50% der Patienten bereits eine Mikro- oder Makroangiopathie erlitten hatten. Hochrechnungen ergaben eine jährliche Inzidenz von etwa 27.900 Amputationen bei den Typ-2-Diabetikern in Deutschland; eine Erblindung tritt bei etwa 6.000 Typ-2-Diabetikern pro Jahr auf. Mit einer Dialyse ist bei insgesamt rund 21.400 Patienten zu rechnen; jedes Jahr kommen dabei über 8.000 Typ-2-Diabetiker hinzu. Die jährliche Zahl der Myokardinfarkte belief sich bei den Patienten – immer hochgerechnet – auf ungefähr 27.000, die der Schlaganfälle sogar auf etwa 44.400.

Kosten des Typ-2-Diabetes

Die durchschnittlichen Kosten pro Typ-2-Diabetiker betrugen etwas mehr als 9.000 DM. Damit belaufen sich die jährlichen Gesamtkosten in Deutschland bei einer sehr niedrig geschätzten Gesamtzahl von 3,5 Millionen Betroffenen auf 31,4 Milliarden Mark. Es ist zu bedenken, dass die Zahl der Diabetiker in Wirklichkeit deutlich höher liegen dürfte. Der niedrigere Prozentsatz wurde den Zahlen des statistischen Bundesamtes entnommen.

3.370 DM oder 11.000 DM?

Die Aufwendung für Typ-2-Patienten machen immerhin 8% der Leistungsausgaben der gesetzlichen Krankenversicherung aus. Ein großer Teil dieser Kosten ist durch Folgeschäden bedingt. Die jährlichen Ausgaben für Patienten mit Typ-2-Diabetes ohne Komplikationen betragen 3.370 DM. Hat ein Patient bereits mikro- und makrovaskuläre Komplikationen entwickelt, so verursacht er Kosten in Höhe von mehr als 11.000 DM. Diese Kosten liegen mehr als viermal höher als die durchschnittlichen Ausgaben der gesetzlichen Krankenkasse für den einzelnen Versicherten. Die hohen Kosten kommen vor allem durch die Hospitalisierungsraten zustande. Interessant ist, dass dies mehr als 50% der Ausgaben für Typ-2-Diabetiker ausmacht, während auf die Kosten für Medikamente nur 7% für Antidabetika (2% für orale Antidiabetika und 5% für Insulin) entfallen.

50% oder 7%?

Unbefriedigende HbA_{1c}-Werte

Weitere Daten der CODE-2-Studie zeigen, dass 45% aller untersuchten Patienten einen HbA_{1c}-Wert über 7,5% aufweisen, ja dass bei 22% der HbA_{1c}-Wert sogar über 8,5% lag. Die medikamentös behandelten Diabetiker wiesen einen besonders hohen Anteil an schlechten HbA_{1c}-Werten auf. Bei nur ca. 10% aller Patienten kann mit Ernährungs- und Bewegungstherapie eine gute Blutzuckereinstellung erreicht werden. Diese im Grunde so wichtigen Therapieformen sind also als Mittel der Wahl keineswegs für alle Patienten ausreichend. Dies liegt sicherlich sowohl an der späten Diagnose als auch an der mangelnden Compliance der Patienten.

Gesamttherapie des Typ-2-Diabetes: Sehr teuer!

Diabetes ist zweifellos ein Problem für die Volksgesundheit, insbesondere der hier untersuchte Typ-2-Diabetes. Es besteht der Bedarf nach verbesserter Therapie und nach rechtzeitiger Diagnose. Typ-2-Diabetes stellt eine enorme ökonomische Belastung für das Gesundheitswesen dar. Die bisher geschätzten Kosten für Diabetes belaufen sich auf 6,1 Milliarden DM. Aufgrund dieser Studie hat sich aber gezeigt (s.o.), dass allein für die – in ihrer Zahl auch noch unterschätzten – Typ-2-Diabetiker mehr als 31 Milliarden DM pro Jahr aufgewendet werden müssen. De facto wird man aber aufgrund neuer epidemiologischer Zahlen (siehe oben) mit deutlich mehr als 50 Milliarden DM (etwa 25 Millionen Euro) jährliche Kosten für Typ-2-Diabetiker in Deutschland zu rechnen haben. Nicht an der Diabetestherapie, sondern durch die Diabetesbehandlung sollte gespart werden. Bezeichnenderweise machen die eigentlichen Diabetesmedikamente nur einen kleinen Bruchteil der Behandlungskosten aus, während bei den Medikamenten die kardiovaskulären Medikamente und die Lipidsenker den Hauptanteil bedingen. Natürlich ist die Insulinbehandlung deutlich teuerer als die Therapie mit oralen Antidiabetika. Sie ist aber aus guten Gründen oft unvermeidbar.

Insgesamt zeigt die CODE-2-Studie sehr deutlich, wo die Hebel zur Kostendämpfung angesetzt werden müssen: In der Behandlung sollte der Schwerpunkt auf die frühe Prävention von Komplikationen gesetzt werden. Je besser ein Diabetiker eingestellt ist, desto weniger Folgeschäden wird er entwickeln.

Zu viele Insulin-behandelte Typ-2-Diabetiker?

Bei einem Vergleich der Insulin-behandelten Typ-2-Diabetiker lässt sich erkennen, dass in Deutschland 27%, in Holland z.B. aber nur 7% der Typ-2-Diabetiker mit Insulin behandelt werden. Dies lässt sich zum Teil dadurch erklären, dass in Deutschland ein grösserer Prozentsatz an Schwerpunktpraxen und deren Patienten bei der Auswertung berücksichtigt wurden. Leider bestehen aber vielerorts in Deutschland ökonomische Anreize, auch solche Patienten auf Insulin einzustellen, die man womöglich – gemäß den Vorgaben der UKPDS – lieber zunächst auf orale Antidiabetika hätte einstellen sollen. Andererseits ist aber auch zu bedenken, dass der Schweregrad der Folgeschäden und damit die Dauer des Diabetes bei den deutschen Patienten in den Schwerpunktpraxen wohl fortgeschrittener war, so dass eher eine Insulinbedürftigkeit bestanden haben mag. Dennoch gibt die vierfach höhere Zahl der Insulin-behandelten Diabetiker in Deutschland zu denken.

Erschreckendes Ausmaß von Folgeschäden

Im Vergleich zur UKPDS war das Alter der Patienten bei der Befragung mit 67 Jahren deutlich höher als das Eintrittsalter der britischen Patienten in die UKPDS-Studie (53 Jahre). Gegen Ende der UKPDS dürfte also das Lebensalter dann vergleichbar gewesen sein mit dem der CODE-2-Patienten. In die CODE-2-Studie, deren erste Zielsetzung die Aufdeckung von Kostenstrukturen war, ist eine eigenständige zweite Studie einbezogen, um das Ausmaß von Komplikationen bei Typ-2-Diabetikern in Deutschland festzustellen. Hierüber wurde oben bereits berichtet. Zu den erschreckenden Zahlen für die verschiedenen Komplikationen kann man eine vereinfachte andere Aussage machen: In Deutschland ereignen sich bei Typ-2-Diabetikern alle 90 Minuten eine neue Erblindung, alle 60 Minuten eine neue Dialysepflichtigkeit, alle 19 Minuten eine Amputation, alle 19 Minuten ein Herzinfarkt und alle 12 Minuten ein Schlaganfall. Dabei sind sich die Experten einig, dass gerade die überwiegende Zahl der Amputationen bei Diabetikern durch adäquate Therapie vermeidbar wäre [LIEBL].

8. Therapie des Typ-2-Diabetes – eine zusammenfassende Analyse

Zu späte Diagnose

Folgende Lehren können aus der großen britischen Studie UKPDS, aus früheren Publikationen und aus den Erfahrungen diabetologisch tätiger Ärzte gezogen werden:

1. Der Typ-2-Diabetes wird zu spät diagnostiziert, so dass in der Re-

gel 50% der schon länger manifestierten Typ-2-Diabetiker bei der Diagnosestellung eine Mikro- und/oder eine Makroangiopathie aufweisen.

Normalisierung aller atherogener Faktoren

2. Auch für den Typ-2-Diabetes gilt, dass eine weitgehende Normalisierung des Blutzuckers (bzw. HbA_{1c}-Wertes) die Prognose der vaskulären und neuropathischen Schäden entscheidend verbessert. Eine adäquate Behandlung des Typ-2-Diabetes wäre unvollkommen, wenn nicht zusätzlich die Forderung erhoben würde, auch die Blutdruckwerte, die Lipide und das Körpergewicht zu normalisieren sowie das Rauchen völlig einzustellen.

3. Es ist gleichgültig, welche Medikamente zur Erreichung dieser Therapieziele verwendet werden, wenn nur der Blutzucker (sowie der Blutdruck und die Lipide) dauerhaft gesenkt und an die Normalwerte herangeführt werden.

Medikamentöse Behandlung – leider – meist unumgänglich

4. UKPDS und ärztliche Erfahrungen [z.B. HANEFELD, JULIUS] haben leider gelehrt, dass nur wenige der nach wie vor zum großen Teil übergewichtigen Patienten dauerhaft willens sind, durch Ernährungs- und Bewegungstherapie dem Übergewicht entgegenzuwirken. Aus diesem Faktum ist abzuleiten, dass die weitaus überwiegende Zahl der Patienten zusätzlich medikamentös behandelt werden muß, um die oben skizzierten Therapieziele zu erreichen.

Beginn mit oralen Antidiabetika

5. Die UKPDS hat ferner gelehrt – und dies wird von den Autoren ausdrücklich hervorgehoben –, dass der Beginn der medikamentösen Therapie des Typ-2-Diabetes in der Regel mit oralen Antidiabetika stattzufinden hat. Wenngleich der Insulin-Therapie keine atherogenen Eigenschaften zuzuschreiben sind, sind doch die vermehrte induzierte Gewichtszunahme und die häufigen Hypoglykämien im Vergleich zur Therapie mit oralen Antidiabetika als Nachteil anzusehen. Insulin ist aber stets dann rechtzeitig erforderlich, wenn die Diabetes-Einstellung (einschließlich eventueller postprandialer Hyperglykämien) unter Behandlung mit oralen Antidiabetika unbefriedigend ist.

„Polypharmacy" – das Gebot der Stunde

6. Die ärztliche Erfahrung lässt erkennen, dass die Forderung der englischen UKPDS-Autoren berechtigt ist, die Möglichkeiten einer „Polypharmacy" auszuschöpfen und entsprechende Kombinationen oraler Antidiabetika zu verwenden. Dies betont auch HAUPT aufgrund der Ergebnisse seiner Kissinger Diabetes-Interventionsstudie. Nach STANDL umfaßt die Strategie dabei die Verordnung einzelner oder mehrerer Medikamente, mit deren Hilfe eine Maximierung der Wirksamkeit und eine Minimierung von Nebenwirkungen angestrebt wird. Wenn die Monotherapie mit einem Medikament das angestrebte Behandlungsziel nicht erreicht, sollen andere Medikamente versucht bzw. Kombinationen von mehreren Medikamenten bei einer niedrigen oder mittleren Dosierung eingesetzt werden. Verschiedene wertvolle Medikamente (Glitazone, Nateglinide) sind derzeit sowieso nur in Kombination – vorwiegend mit Metformin – zugelassen.

Insulin bei untergewichtigen Typ-2-Diabetikern

Natürlich muß sich die Therapie des Typ-2-Diabetes danach richten, ob die Patienten normal- oder untergewichtig oder aber übergewichtig sind. Die Therapieempfehlungen für den eher seltenen Typ-2- Diabetes mit Untergewicht sind einfach: Hier sollte neben der diätetischen Behandlung (Ernährungs- und Bewegungstherapie) nach Möglichkeit Insulin – gegebenenfalls kombiniert mit Tabletten – eingesetzt werden. Die Begründung hierfür ist darin zu sehen, dass orale Antidiabetika wegen der mangelnden diätetischen Möglichkeiten bei den normalgewichtigen Patienten nur kurz wirksam sind und dass sich häufig hinter der Fehldiagnose eines solchen Typ-2-Diabetes verkappte Typ-1-Diabetiker (vom Typ LADA) verbergen. Sicherlich darf man es sich aber nicht zu leicht machen und die jungen Diabetiker, die einem Typ 2 entsprechen, grundsätzlich alle als verkappte Typ-1-Diabetiker ansehen. Dies zeigt z.B. eine Arbeit von MAGGIE CY et al., die bei chinesischen Patienten genetische Faktoren und vor allem Übergewicht als wichtiger erachteten als die Autoimmunität. Letztere wurde nur bei 4% der jungen Typ-2-Diabetiker festgestellt.

Völlig anders ist die Situation beim übergewichtigen Typ-2-Diabetiker:
a) Die am besten behandelten übergewichtigen Typ-2-Diabetiker sind diejenigen, bei denen es mit Hilfe der Ernährungs- und Bewegungstherapie gelingt, das Körpergewicht zu reduzieren, die Glucose-Toleranz zu verbessern und die begleitenden Risikofaktoren (Hypertonie, Dyslipoproteinämie, Hyperurikämie) zu reduzieren. Trotz der schlechten Erfahrungen im Hinblick auf die Compliance der Diabetiker bei der Beachtung der Diät ist es fast als Kunstfehler anzusehen, wenn man bei übergewichtigen Typ-2-Diabetikern nicht zunächst den Versuch einer alleinigen diätetischen Behandlung (genügend lang, über mehrere Wochen ausgedehnt) macht.

Trotz allem: Priorität der Ernährungs- und Bewegungstherapie

b) Unter den nicht-insulinotropen Arzneimitteln bieten sich gemäß dem Stufenschema der Differentialtherapie (siehe **Abb. 34**) besonders bei stark übergewichtigen, Insulin-resistenten, hypertriglyceridämischen, frisch manifestierten Typ-2-Diabetikern zunächst die Alpha-Glucosidase-Hemmer Acarbose oder Miglitol, Metformin und die Glitazone an. Miglitol kommt wegen seiner 90%igen Aufnahme der Substanz in die Blutbahn und in den Organismus unseres Erachtens weniger in Betracht. Acarbose hat den Vorteil der praktisch fehlenden Kontraindikationen und der Einsatzmöglichkeiten auch im hohen Lebensalter sowie den Nachteil gastrointestinaler Nebenwirkungen, insbesondere bei falscher Dosierung. Metformin hat von allen geprüften Antidiabetika bei der UKPDS am besten abgeschnitten. Die Substanz wirkt der Insulin-Resistenz entgegen, senkt den Blutzucker und ist vor allem auch antiatherogen wirksam. Auf diese Weise ist wohl die günstige Beeinflussung mikro- und makrovaskulärer Schäden sowie die Minimierung von Todesfällen unter Metformin zu erklären. Auch die Glitazone gehören zu den nicht-insulinotropen Substanzen wie Acarbose und Metformin. Sie sind hervorragende Antidiabetika, zumal sie besonders stark der Insulin-Resistenz entgegenwirken. Kombi-

Acarbose

Metformin

Glitazone

nationen der nicht-insulinotropen Substanzen mit anderen oralen Antidiabetika und vor allem mit Insulin (zur Reduzierung der exogenen Insulin-Dosis) wurden bei vielen Patienten beschrieben. Die an sich so wertvolle Kombination „Insulin plus Glitazone" ist allerdings in Europa noch nicht zugelassen.

c) Die Sulfonylharnstoffe sind nach wie vor weit verbreitet und kommen – wegen der zu späten Diagnose des Typ-2-Diabetes – auch im Stufenschema der Differentialtherapie (**Abb. 34**) oft schon früh zum Einsatz. Verschiedene Autoren setzen Sulfonylharnstoffe oder Glinide sogar als erste orale Antidiabetika ein, um mit der insulinotropen Wirkung der nachlassenden Insulin-Sekretion (erste Phase, **Abb. 10** und **11**) gerecht zu werden.

Glibenclamid versus Glimepirid

Das weit verbreitete Glibenclamid sollte trotz der nicht ungünstigen Ergebnisse in der UKPDS zumindest in der Monotherapie und in der Kombination mit Insulin durch Glimepirid abgelöst werden. Der Grund hierfür ist darin zu sehen, dass Glimepirid nur einmal am Tag verabreicht wird, extrapankreatische Wirkungen hat und vor allem in quantitativer und qualitativer Hinsicht bei den durch Sulfonylharnstoffe induzierten Hypoglykämien wesentlich besser abschneidet als Glibenclamid. In der Fixkombination mit Metformin bestehen weniger Bedenken gegen das dabei niedrig dosierte Glibenclamid (s.o.).

Repaglinide und Nateglinide

Der Benzoesäure-Abkömmling Repaglinide liefert ein interessantes neues Therapiekonzept: Eine Hauptmahlzeit, eine Tablette. Dieser Slogan besagt, dass Repaglinide gleichsam wie eine „endogene Alt-Insulin-Injektion" eingesetzt wird, aber in fortgeschrittenen Fällen die Insulin-Therapie natürlich nicht ersetzen kann. Repaglinide ist sohl in der Monotherapie als auch in der Kobinationstherapie mit Metformin zugelassen. In gleicher Weise mit etwas schnellerem insulinotropen Effekt ist Nateglinide wirksam („Quick on – Quick off"). Die Substanz wirkt mahlzeitengerecht, vermeidet dauerhafte Hyperinsulinämien sowie Hypoglykämien und ist in der Kombination mit Metformin verwendbar.

Insulin

d) Insulin – bei sicherlich inzwischen 700-900.000 deutschen Typ-2-Diabetikern angewendet – kann in Kombination oder als Monotherapie eingesetzt werden. Letztere sollte im wesentlichen dem Diabetes mellitus senilis – nach Erlöschen der letzten endogenen Insulin-Reserven – vorbehalten bleiben,

Kombinationen

während die Kombination – vorzugsweise mit Glimepirid oder Metformin – sonst die Therapie der Wahl darstellt. Aber auch andere Antidiabetika, wie Acarbose, Glinide und Glitazone, wurden erfolgreich für die Kombinationsbehandlung mit Insulin eingesetzt.

Die Therapie des Typ-2-Diabetes ist nicht einfach und bringt für den Arzt eine große Verantwortung mit sich: Gilt es doch, die drei „Killer" Hyperglykämie, Hypertonie und Dyslipoproteinämie in den Griff zu bekommen und bei der Regulierung des Kohlenhydratstoffwechsels die richtigen Therapiemethoden zum richtigen Zeitpunkt zu verwenden.

III. Folgeschäden

1. Klassifikation

Mikro- und Makroangiopathie sowie Neuropathie

Eine Klassifizierung der wichtigsten, hier relativ kurz zu besprechenden Folgeschäden am Gefäßsystem ist **Abbildung 35** zu entnehmen. Auch die Polyneuropathie wird darin bereits aufgeführt, die zusammen mit der Mikro- und Makroangiopathie besondere Probleme bei der Prävention und Therapie aufwirft.

Erscheinungsbild von Retinopathie und Glomerulosklerose

Zunahme der Nephropathie

Grundsätzlich unterscheiden sich die Folgeschäden von Typ-1- und Typ-2-Diabetes in qualitativer und quantitativer Hinsicht nur wenig. Von einer allein beim Typ-1-Diabetes auftretenden Mikroangiopathie kann also keine Rede sein. So ist z.B. die diabetische Retinopathie bei Typ-1- und bei Typ-2-Diabetes annähernd gleich häufig. Lediglich die proliferative Form der Netzhauterkrankung wird bei Typ-1-Diabetikern weitaus öfter beobachtet. Auch die Nephropathie (Glomerulosklerose) ist beim Typ-2-Diabetes infolge längerer Lebenserwartung dieser Patienten in ständiger Zunahme begriffen: Die Zahl der Dialyse-pflichtigen Typ-2-Diabetiker wächst ständig an. Etwa 40% der Typ-1-Diabetiker entwickeln nach ca. 15 Jahren Diabetes-Dauer eine spezifische Nephropathie. Mit 15% Prävalenz ist dieses Risiko bei Typ-2-Diabetikern zwar geringer, dennoch ist

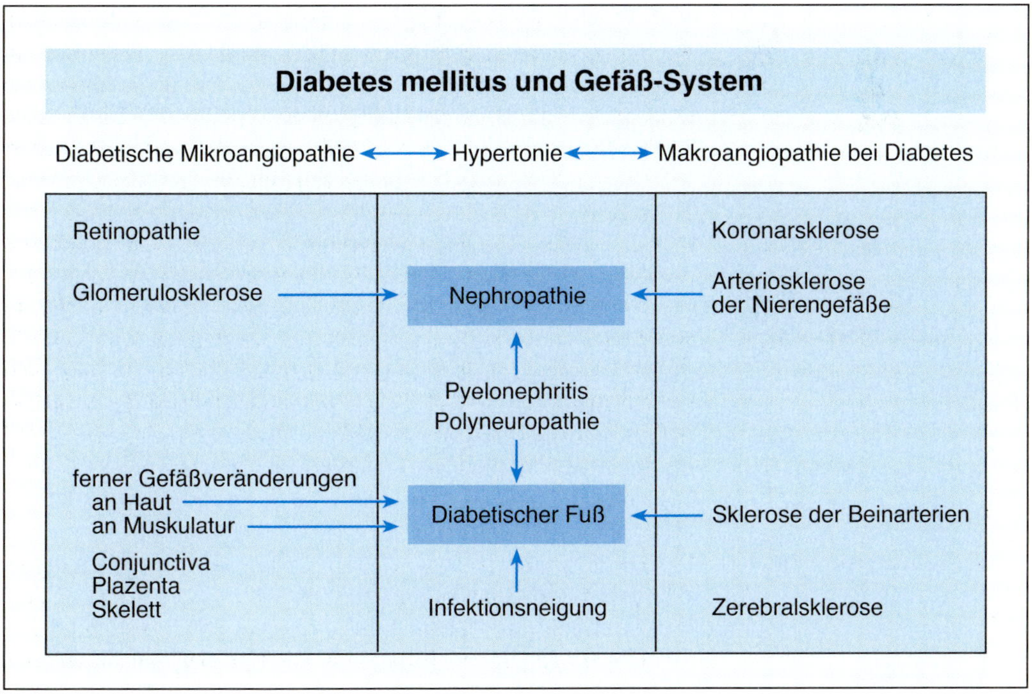

Abb. 35: Diabetes mellitus und Gefäß-System

Stadien der Nierenerkrankung

ihre absolute Zahl unter den Dialyse-Patienten inzwischen höher als die der Typ-1-Diabetiker. Im Stadium 1 der Nierenerkrankung sind lediglich funktionelle Veränderungen festzustellen. Bei deutlicher Hyperglykämie liegt regelhaft eine glomeruläre Hyperfiltration vor, die zu einer Vergrößerung der Nieren (sonografisch leicht feststellbar) führen kann. Im Stadium 2 werden die ersten strukturellen Veränderungen der Basalmembran sichtbar, ohne dass im Urinbefund Auffälligkeiten vorhanden sind. Auch diese Veränderungen scheinen noch reversibel zu sein. Im Stadium 3 kehrt die Hyperfiltration zur Norm zurück, was sicher schon Ausdruck nephropathisch bleibender Veränderungen ist. Jetzt wird eine Mikroalbuminurie beobachtet und der Blutdruck steigt an. Im Stadium 4 erhöht sich der Kreatininwert langsam; eine große Proteinurie bis zum Bild des nephrotischen Syndroms tritt auf. Das Stadium 5 ist durch die fortschreitende und terminal werdende Niereninsuffizienz gekennzeichnet.

Nach PHILIPP gelten als Risikofaktoren für die Nephropathie vor allem folgende Befunde: genetische Disposition, ungenügende Diabetes-Einstellung, arterielle Hypertonie und hohe Proteinzufuhr mit der Nahrung.

Erscheinungsbild der Makroangiopathie

Während die Mikroangiopathie (vor allem Retinopathie und Glomerulosklerose) Diabetes-spezifisch ist, entspricht die Makroangiopathie bei Diabetes weitgehend der Atherosklerose von Nicht-Diabetikern. Die Makroangiopathie tritt bei Diabetikern allerdings früher auf, schreitet schneller fort und erreicht oft – nicht selten bedingt durch weitere Risikofaktoren – ein ungewöhnliches Ausmaß. Sie ist überdies an den Extremitäten mehr peripher lokalisiert, imponiert vornehmlich als Mediasklerose und befällt beide Geschlechter in gleicher Weise [JANKA et al.]. FROST et al. aus der Arbeitsgruppe von BEISCHER stellten fest, dass bereits innerhalb des ersten Jahres nach Diagnosestellung bei Typ-2-Diabetikern eine verstärkte subklinische Arteriosklerose – erkennbar durch Messung der Intima-Media-Dicke der Arteria carotis communis und der Arteria femoralis communis – feststellbar ist. Die bei den neu diagnostizierten Patienten im Rahmen eines metabolischen Syndroms schon vorhandenen Risikofaktoren für eine enstehende Makroangiopathie wirken sich vor allem an der Arteria carotis communis aus. In der RIAD-Studie konnten HANEFELD et al. zeigen, dass die postprandiale Hyperglykämie weitaus strenger zur erhöhten Carotis-Intima-Media-Dicke korreliert ist als die Nüchternblutzuckerwerte.

Messungen der Intima-Media-Dicke

2. Pathophysiologie und Pathobiochemie

Bei allen Formen des Diabetes ist die Entwicklung von spezifischen mikrovaskulären Veränderungen – mit der hauptsächlichen Manifestation an Netzhaut und Nierenglomeruli – zu beobachten

[SCHLEICHER]. Daneben ist aber auch das kardiovaskuläre Risiko insbesondere bei Typ-2-Diabetikern signifikant erhöht. Für die Entstehung dieser vaskulären Schäden werden verschiedene Faktoren, wie eine metabolische Fehlregulation, die Hypertonie, die Hyperfiltration, die Dyslipoproteinämie sowie genetische und andere Risikofaktoren, verantwortlich gemacht. Schon vor vielen Jahrzehnten haben alte Diabetologen wie JOSLIN, CONSTAM u.a. immer wieder auf die Bedeutung einer normnahen Diabetes-Führung zur Prävention der vaskulären Schäden hingewiesen. Die Relevanz der Hyperglykämie für die Entstehung der Mikroangiopathie wurde definitiv aber erst durch die amerikanischen und englischen Studien DCCT und UKPDS gezeigt. Man weiß überdies, dass akute Hyperglykämien eine Reihe von funktionellen vaskulären Veränderungen verursachen können. Gerade auch die postprandialen kurzfristigen Hyperglykämien – die wegen der relativ langsamen Bildung des glykierten Hämoglobins nicht in den HbA_{1c}-Wert einfließen müssen – sind, wie schon oben erwähnt, nach CERIELLO, HANEFELD et al. u.a. durchaus von Bedeutung. Neben vielen anderen Autoren zeigten SHAW et al., dass die isolierte postprandiale Hyperglykämie, die nur durch 1- oder 2-Stunden-Glucosemessungen erfaßt werden kann, häufig ist und das Sterblichkeitsrisiko mindestens verdoppelt. Ihre Bestimmung ist im Hinblick auf die Aussage zur kardiovaskulären Mortalität eindeutig der Bestimmung der Nüchternglucose überlegen. Auch LEFÈBVRE et al. konstatieren die überragende Bedeutung des Risikos postprandialer Hyperglykämien für die Entwicklung kardiovaskulärer Erkrankungen. Auf die Relevanz des postprandialen Blutzuckerwerts für Diagnose und Prognose weisen ebenso BARRETT-CONNOR et al. in der Rancho Bernardo Study hin. Auch wenn eine andere Studie von BAYSTER et al. keine Aussage zu harten Endpunkten machen kann, legt sie doch nahe, dass die Verbesserung vor allem der postprandialen Glucosewerte anderen Therapieoptionen überlegen ist. Die Verlautbarung der DECODE Study-Group, die für die Europäische Diabetes-Epidemiologie-Gruppe spricht, deckt sich mit diesen Ausführungen: Für die Diagnostik ist die Glucosebelastungsprobe ebenso unentbehrlich, wie sich erweist, dass die Störung der postprandialen Glykämie am meisten mit dem kardiovaskulären Risiko korreliert ist. Auch LIAO et al. konstatieren die Überlegenheit postprandialer Blutzuckerwerte im Vergleich zu den Ergebnissen des Nüchternblutzuckers. Dies gilt für die Prädiktion kardiovaskulärer Folgeschäden. Interessant sind die Untersuchungen von BALKAU et al., die zeigen konnten, dass höhere Blutzuckerkonzentrationen (nüchtern und postprandial) einen Risikofaktor für die Mortalität sogar bei per definitionem nichtdiabetischen (oder noch-nicht-diabetischen) Menschen darstellt. Eine Subanalyse der bei Typ-1-Diabetikern durchgeführten DCCT-Studie hat zudem gezeigt, dass die Retinopathie-Rate bei zwei Patientengruppen, die den gleichen HbA_{1c}-Wert, aber eine unterschiedliche – intensivierte oder konventionelle – Behandlung

Relevanz der Hyperglykämie

Cave postprandiale Hyperglykämie

DECODE-Studie

DCCT-Subanalyse

aufwiesen, durch die intensivierte Behandlung mit dem Wegfall postprandialer Blutzuckerspitzen, die – wie gesagt – häufig nicht in den HbA_{1c}-Wert eingehen, drei- bis viermal seltener auftraten (DCCT Research Group). Auch in tierexperimentellen Studien konnte gezeigt werden, dass eine kurzzeitige Blutzuckererhöhung zu vermehrtem Blutfluß, zu gesteigerter Gefäßpermeabilität und zu erhöhtem intravaskulärem Druck führt. Nach Blutzucker-Normalisierung sind diese Veränderungen reversibel. Man nimmt jedoch an, dass wiederholt auftretende Blutzuckerspitzen (Spikes) zu länger anhaltenden Veränderungen führen.

Die Bedeutung der extrazellulären Matrix

Die Zunahme der extrazellulären Matrix, die aus Kollagen besteht, ist sowohl für die makrovaskulären Veränderungen als auch für die glomerulären Alterationen charakteristisch. Deswegen wurde versucht, durch Inkubation von Nierenzellen mit erhöhten Glucose-Konzentrationen die diabetische Stoffwechsellage zu simulieren. In der Tat bewirken erhöhte Glucose-Spiegel nach einer Induktionsphase die Neuproduktion von jenen Kollagen-Typen, die auch bei fortgeschrittener Glomerulosklerose erkennbar sind. In tierexperimentellen Studien konnte die Induktion von verschiedenen Zytokinen und Wachstumsfaktoren in Glomeruli und in der Netzhaut von diabetischen Ratten nachgewiesen werden. Bestimmte Faktoren konnten dabei für die Entwicklung der diabetischen Glomerulopathie in Zusammenhang mit der Neovaskularisierung (proliferative Retinopathie) und der Proliferation der glatten Muskelzellen der Arterienwände verantwortlich gemacht werden.

Hyperinsulinämie allein – kein Risikofaktor?

Die häufig diskutierte Hypothese, dass hohe Insulin-Spiegel die Progression der Gefäßschäden beschleunigen, konnte aufgrund der Ergebnisse der UKPDS nicht erhärtet werden. Allerdings ist zu bedenken, dass die Hyperinsulinämie als Gefäßnoxe beim metabolischen Syndrom wegen des gleichzeitigen Vorhandenseins einer Insulin-Resistenz – also durch das Zusammenwirken der beiden Faktoren endogene Hyperinsulinämie und Insulin-Resistenz – durchaus noch diskutiert wird (siehe S. 22).

Sorbit-Akkumulierung

Die rasche Umwandlung von Glucose zu Sorbit im Organismus ist immer wieder gezeigt worden. Dabei führt die intrazelluläre Sorbit-Akkumulierung zu Störungen des Zellstoffwechsels, die wiederum für die Entwicklung von Spätschäden verantwortlich gemacht werden könnten. Die deswegen therapeutisch eingesetzten Aldose-Reduktase-Inhibitoren, die die Diabetes-induzierte Sorbitbildung hemmen, haben aber – insbesondere in der Behandlung der Neuropathie – nicht überzeugen können.

AGE-Products

Nicht nur Proteine wie Hämoglobin, sondern auch Kollagen werden unter dem Einfluß einer Hyperglykämie vermehrt glykosyliert. Die glykierten Proteine sind nicht stabil und reagieren weiter zu hochreaktiven Folgeprodukten (AGE-Products, i.e. *advanced glycosyla-*

tion end products), die ebenfalls für die Entstehung diabetischer Gefäßschäden verantwortlich gemacht werden. Aminoguanidin ist ein Hemmstoff der AGE-Bildung und wird zur Zeit experimentell im Hinblick auf seine Wirkung auf diabetische Spätschäden erprobt.

Zur Bedeutung der Proteinkinase C

Weil Hinweise für eine Beteiligung der Proteinkinase C (PKC) an der Entstehung von diabetischen Gefäßschäden existieren, ist außerdem ein PKC-β-Inhibitor entwickelt worden, der im Tierexperiment erste Erfolge an Niere und Netzhaut zeigte. PKC ist ja ein Enzym, das die Phosphorylierung anderer Proteine katalysiert. Auf diese Weise beeinflusst PKC die intrazelluläre Signalübertragung und reguliert Mechanismen wie Zellproliferation und Produktion von Zytokinen. In der Hyperglykämie – so wurde an Zellkulturen, an zuckerkranken Tieren und am diabetischen Menschen gezeigt – sind einige Isoformen der PKC, auch die β-Isoform, aktiviert, sodass Entwicklung und Einsatz des oben erwähnten PKC-β-Inhibitors Sinn macht [Schleicher bei Schatz, Tomkin sowie Idris et al.].

Homocysteinämie

Ob die von Ambrosch et al. mitgeteilten Zusammenhänge zwischen einer Homocysteinämie (bekannt als möglicher Risikofaktor für die Arteriosklerose) einerseits und der diabetischen Neuropathie bei Typ-2-Diabetikern andererseits für die Pathogenese der Neuropathie eine Rolle spielen, müssen – auch nach Ansicht der Autoren – weitere Untersuchungen erweisen.

Oxidativer Stress

Nach wie vor kontrovers diskutiert wird die Bedeutung des oxidativen Stress für die diabetischen Gefäßschäden und die Neuropathie. Hier zeigen sich interessante Ansatzpunkte für Vitamin E und Alpha-Liponsäure. Vitamin E hat in nicht unumstrittenen Studien zu einer Infarktreduzierung geführt, während Alpha-Liponsäure in mehreren Studien seine gute Wirksamkeit bei der diabetischen Polyneuropathie gezeigt hat (siehe unten).

3. Epidemiologie und Pathogenese der Makroangiopathie bei Diabetes

Kardiovaskuläre Ereignisse

Janka betont zurecht, dass kardiovaskuläre Erkrankungen die häufigsten Folgeschäden bei Diabetikern darstellen und die hohe Morbidität und Mortalität dieser Patienten erklären. So sind in den USA kardiovaskuläre Erkrankungen bei Diabetikern für 75% der Gesamtmortalität verantwortlich. Die zugrundeliegende Arteriosklerose tritt bei Zuckerkranken früher auf und zeigt eine rasche Progredienz; sie führt häufig zu schweren und fatalen Komplikationen wie Myokardinfarkt, Schlaganfall und vaskulärem diabetischen Fußsyndrom. In der UKPDS waren schwere kardiovaskuläre Komplikationen mit Todesfällen 70mal häufiger als tödliche mikrovaskuläre Folgeschäden. Überall zeigte sich, dass die Mortalität an Herz-

Kreislauf-Erkrankungen bei Typ-2-Diabetikern drei- bis vierfach höher ist als bei Nicht-Diabetikern. Wie erwähnt, ist die Inzidenz bei Frauen mit Diabetes nahezu gleich hoch wie bei diabetischen Männern (oder sogar erhöht [LEE et al.], während nicht-diabetische Frauen deutlich weniger davon betroffen sind. Die jährliche Durchschnittsmortalität bei Typ-2-Diabetikern beträgt 5,4% und ist damit doppelt so hoch wie bei altersgleichen Nicht-Diabetikern; die Lebenserwartung wird dadurch um fünf bis zehn Jahre vermindert.

Verletzung des Endothels

Der der Arteriosklerose zugrundeliegende Prozeß ist bisher nicht eindeutig geklärt. Die am meisten favorisierte These ist die Verletzungstheorie des Endothels *(response to injury)*. Andere Hypothesen der Arteriosklerose als monoklonale Gefäßzellwucherung oder Folge einer Infektion mit Chlamydien sind jedoch nicht eindeutig widerlegt. Die meisten Befunde sprechen bei der Makroangiopathie für ein Ungleichgewicht von hormonellen, metabolischen und physikalischen Faktoren, wodurch es zu einer Verletzung oder Dysfunktion des Endothels kommt, die den arteriosklerotischen Prozeß in die Wege leitet.

Bei Diabetes: dramatische Steigerung

Der Diabetes steigert diesen Prozeß derart dramatisch, dass die manifeste Zuckerkrankheit heute als eine der Hauptrisikofaktoren der Arteriosklerose gilt [TEMELKOVA-KURKTSCHIEV et al.]. In einer Studie wurde gezeigt [JANKA], dass die Elimination des Diabetes in einer entsprechenden Population von Typ-2-Diabetikern die vorhergesagte Inzidenz der koronaren Herzkrankheit in einem solchen Maße reduzieren würde, wie es nur die Elimination von Hypertonie, Hypercholesterinämie und Zigarettenrauchen zusammengenommen bewirkt.

Koronare Herzkrankheit und metabolisches Syndrom

Klinische und experimentelle Befunde der letzten Jahre deuten in zunehmendem Maße auf das oben ausführlich diskutierte metabolische Syndrom mit seinen wichtigen kardiovaskulären Risikofaktoren hin. Nach REAVEN setzt sich dieses Syndrom aus Fettstoffwechselstörungen, Hyperinsulinämie, Hypertonie und später Hyperglykämie zusammen, wobei eine Insulin-Resistenz (mit Hyperinsulinämie) die Basis zu bilden scheint (siehe S. 22ff). Auf andere Faktoren, wie die androide Adipositas, Mikroalbuminurie, erhöhte Konzentrationen des antifibrinolytischen Plasminogen-Aktivator-Inhibitors (PAI-1) und auf die besonders atherogenen kleinen dichten LDL-Proteine wird immer wieder hingewiesen. Es ist deswegen nicht verwunderlich, dass bereits bei Diagnose eines Typ-2-Diabetes ein hoher Prozentsatz der Patienten eindeutige Zeichen einer Makroangiopathie aufweist.

4. Prävention und Therapie

Was leisten die verschiedenen Formen der Prävention?

Den **Tabellen 48-49** ist zu entnehmen, an welcher Stelle die verschiedenen Formen der Prävention zu greifen haben [MEHNERT]. Es zeigt sich dabei letztlich, dass die Optimierung der Stoffwechsellage von überragender Bedeutung für die Verhinderung oder Besse-

Tabelle: 48

Prävention bei Diabetes mellitus		
Manifestation des Diabetes	verhindert durch	Primärprävention des Diabetes
Entstehung der Folgeschäden	”	Primärprävention der Folgeschäden
Komplikationen der Folgeschäden	”	Sekundärprävention der Folgeschäden
Behandlung von Komplikationen	erreicht durch	Tertiärprävention der Folgeschäden

rung von Mikro- und Makroangiopathie [STANDL et al., COUTINHO et al., GERSTEIN] sowie Neuropathie ist. Aber auch die Normalisierung des Blutdrucks [BRETZEL u.a.], die Normalisierung der Blutfettwerte [HANEFELD], die Aufgabe des Rauchens [BRETZEL] und die körperliche Tätigkeit sind von überragender Bedeutung für die Prävention diabetischer Folgeschäden.

Schäden des Rauchens

Wenig bekannt ist die Tatsache, dass Rauchen für den Diabetiker auch einen renalen Risikofaktor darstellt. Die aktuelle Datenlage belegt diese Problematik, die für Diabetologen und Nephrologen von großer Relevanz ist und bisher in der Patientenführung noch nicht hinlänglich umgesetzt wurde [ORTH und RITZ]. Zumindest bei Männern interferiert offenbar das inhalierende Rauchen auch mit der Beta-Zellfunktion. Zur Prävention des Typ-2-Diabetes sollen deswegen und aus anderen Gründen (vaskuläre Gefährdung!) Strategien zur Beendigung des Rauchens entwickelt werden [ÖSTGREN et al.].

Erkennung der Mikroalbuminurie – das Gebot der Stunde

Das Auftreten einer persistierenden geringen Albumin-Ausscheidung (sog. Mikroalbuminurie) stellt bekanntlich bei Patienten mit Typ-1-Diabetes das erste Zeichen einer Schädigung der Nierenfunktion dar. Ohne entsprechende therapeutische Maßnahmen kommt es regelhaft zum Fortschreiten dieser Komplikationen mit Zunahme der Albumin-Ausscheidung bis hin zur Makroangiopathie und zum Auftreten einer Niereninsuffizienz. Bei Patienten mit Typ-2-Diabetes ist die Diagnose einer beginnenden Nephropathie insofern schwierig, als die Mikroalbuminurie auch Ausdruck einer generalisierten Makroangiopathie sein kann. Sie kennzeichnet somit ein Patientenkollektiv nicht nur mit renalem, sondern auch mit hohem kardiovaskulären Risiko. Da die erwähnten, ständig steigenden Zahlen an Dialyse-pflichtigen Typ-2-Diabetikern weltweit zu beobachten

Tabelle: 49

Diabetes mellitus: Präventionsstufen

Primärprävention der diabetischen Stoffwechselstörung
Eugenische Maßnahmen (?), Gentherapie (?)

Typ 1: Immunsuppression in der prädiabetischen Phase (?)

Typ 2: Normalisierung des Körpergewichts in der prädiabetischen Phase, körperliche Tätigkeit

Primärprävention von Mikro- und Makroangiopathie sowie Neuropathie	
Exakte Diabetes-Einstellung	(Mi, Ma, Neu)
Normalisierung des Blutdrucks	(Mi, Ma)
Normalisierung der Blutfett-Werte	(Ma)
Aufgabe des Rauchens	(Mi, Ma)
Körperliche Tätigkeit	(Ma)
Fußpflege	(Mi, Ma, Neu)
Sekundärprävention von Mikro- und Makroangiopathie sowie Neuropathie	
Exakte Diabetes-Einstellung	(Mi, Ma, Neu)
Normalisierung des Blutdrucks	(Mi, Ma)
Normalisierung der Blutfett-Werte	(Ma)
Aufgabe des Rauchens	(Mi, Ma)
Körperliche Tätigkeit	(Ma)
Fußpflege	(Mi, Ma, Neu)
Medikamentöse Behandlung	(Ma, Neu)
Tertiärprävention von Mikro- und Makroangiopathie sowie Neuropathie	
Laser-Therapie	(Mi)
Dialyse bei Niereninsuffizienz	(Mi, Ma)
Konservative Behandlung oder Amputation des diabetischen Fußes	(Mi, Ma, Neu)
Angioplastie	(Ma)

N.B. Mi = Mikroangiopathie
Ma = Makroangiopathie
Neu = Neuropathie

PROSIT-Projekt

sind (siehe S. 107), kommt der Früherkennung und der konsequenten Behandlung der diabetischen Nephropathie gerade bei dieser Patientengruppe besondere Bedeutung zu [HASSLACHER et al.]. Ein grosses deutsches Screening-Projekt (PROSIT) hat all diesen Forderungen Rechnung getragen [PIEHLMEIER et al.]. Bei Patienten mit Typ-2-Diabetes und Mikroalbuminurie wird man eine diabetische Nephropathie stets dann diagnostizieren dürfen, wenn gleichzeitig

Tabelle: 50

Ziele der Diabetes-Behandlung	
Kurzfristig:	Bekämpfung der Initialsymptome, Koma-Verhinderung
Mittelfristig:	Verhinderung von Infektionen. Senkung der perinatalen Mortalität und der Mißbildungsrate bei Neugeborenen diabetischer Mütter
Langfristig:	Abschwächung, Verzögerung oder Verhinderung von Spätkomplikationen (Mikro- und Makroangiopathie, Polyneuropathie, Katarakt), Wohlbefinden der Patienten

eine diabetische Retinopathie festgestellt wird. Letztere liefert einen gewichtigen Hinweis auf Beweis für die Diabetes-Spezifität der Nierenerkrankung.

Die Ziele der Diabetes-Therapie (**Tab. 50**) werden durch eine konsequente Diabetes-Behandlung im Sinne einer „Troika" (**Tab. 51**) erreicht. Die präventiven bzw. therapeutischen Einflußmöglichkeiten auf die Folgeschäden werden durch die Feststellung nicht entwertet, dass auch genetische Einflüsse vorhanden und wirksam sind. So gibt es für die diabetische Nephropathie [PHILIPP, PASCHKE] und die diabetische Neuropathie zweifellos eine erbliche Prädisposition, wie Familienuntersuchungen gezeigt haben. Für die Retinopathie gilt dies so nicht, wohl aber existieren hier genetische Determinanten in der Progression bzw. in der Protektion der Erkrankung. Das genetische Risiko der Makroangiopathie besteht in einer allgemeinen, nicht für den Diabetes spezifischen Arteriosklerose-Prädisposition, die allerdings durch den Diabetes verstärkt wird [PASCHKE].

Zur Bedeutung genetischer Einflüsse

Die Therapie der verschiedenen Folgeschäden ist oft identisch mit der Prävention, insbesondere mit der Sekundär- und Tertiärprävention. Gegen die Mikroangiopathie gibt es – allenfalls außer der Beeinflussung der Mikroalbuminurie durch ACE-Hemmer (siehe unten) – kein wirksames Arzneimittel: Die gute Diabetes-Einstellung dominiert als Therapiemaßnahme der Wahl. Voraussetzung hierfür ist natürlich die frühzeitige, das heißt, rechtzeitige Diagnose des Diabetes. Gerade hiermit liegt es aber beim Typ-2-Diabetes im argen, der – wie oben ausgeführt – im allgemeinen erst viele Jahre nach der Manifestation diagnostiziert wird. Aus diesem Grunde haben 15% aller Typ-2-Diabetiker zum Zeitpunkt der Diabetes-Diagnose bereits eine Retinopathie (und 50% eine Makroangiopathie!). Hier kommt dann möglichst früh die Laser-Behandlung des Augenhintergrunds in Betracht, um Blutungen und einer weiteren Ausbreitung der Retinopathie vorzubeugen. Das Gleiche gilt für die

Keine Medikamente gegen die Mikroangiopathie

Frühdiagnose des Diabetes ist unentbehrlich

Tabelle: 51

„Troika" der Diabetes-Behandlung
1. Schulung des Patienten
2. Therapie der Stoffwechselstörung (Diät, Muskelarbeit, Insulin, orale Antidiabetika)
3. Sicherstellung des Therapieerfolgs durch Selbstkontrolle des Patienten (Körpergewicht, Blutzucker, Harnzucker, Harnazeton) neben der Kontrolle beim Arzt

Macula-Ödem

rechtzeitige Behandlung des Macula-Ödems, einer bei Typ-2-Diabetikern besonders gefürchteten ophthalmologischen Komplikation.

135 bzw. 160 mg/dl Blutglucose: Kritische Grenzwerte

Ganz offensichtlich irritieren postprandiale Blutzuckerspitzen bevorzugt das Gefäßendothel und stören die Rheologie des Blutes (siehe oben). Aufgrund von Empfehlungen einer europäischen Konsensus-Konferenz gelten postprandiale Blutzuckerwerte ab 160 mg/dl als schädlich im Sinne einer Mikroangiopathie, während bereits Werte ab 135 mg/dl schon mit einer Förderung makroangiopathischer, also arteriosklerotischer Prozesse einhergehen (**Tab. 53**). Diese Erkenntnisse haben zwei Implikationen im Gefolge: Zunächst muß sichergestellt werden, dass solcherart erhöhte Blutzuckerwerte nicht verborgen bleiben. Postprandiale Blutzuckermessungen in Praxis, Klinik und vor allem bei der Selbstkontrolle der Patienten sind also das Gebot der Stunde. Alleinige Harnzuckerbestimmungen für die Erkennung des Makroangiopathie-Risikos anhand der europäischen Kriterien sind obsolet, da die Risikogrenze weit unter der Nierenschwelle für Glucose (160-180 mg/dl) liegt. Auch in die HbA_{1c}-Werte – zu Recht sonst als „Goldstandard" der Diabeteskontrolle bezeichnet – brauchen sehr kurz wirksame postprandiale Blutzuckerspitzen aus speziellen biochemischen Gründen (siehe oben) nicht einzugehen, sind also an diesem glykierten Protein nicht immer zu erkennen. Vor allem gilt es aber, rechtzeitige und richtige Therapiemaßnahmen zu ergreifen. Um diese zu verstehen, ist es wichtig zu wissen, dass – wie auf Seite 30ff geschildert– beim Typ-2-Diabetiker primär die erste „schnelle Phase" der Insulinsekretion und weniger die langsamer einsetzende „zweite Welle" der Insulinsekretion gestört ist, was bevorzugt zu postprandialen Blutzuckerspitzen führt. Was kann man hiergegen tun? Zunächst einmal wirkt als ernährungstherapeutische Maßnahme der Vollzug der Forderung, viele kleine anstelle weniger großer Mahlzeiten zu sich zu nehmen und die Zufuhr von reinem Zucker vom Glucosetyp weitgehend zu vermeiden, im Sinne einer Blutzuckerglättung. Kausal kann dem Defekt der frühen Insulinsekretion mit seinen Folgen

Postprandiale Hyperglykämie: Was tun?

für die Blutzuckerregulation aber auch dadurch entgegengewirkt werden, dass man zu den Mahlzeiten eine schnell wirksame insulinotrope, d.h. die Insulinsekretion fördernde Substanz wie Repaglinide oder Nateglinide, einen bedarfsgerecht wirkenden Sulfonylharnstoff (Glimepirid) oder die den Blutzucker glättenden Acarbose einnimmt. Bei Übergewichtigen ist oft – gegebenenfalls zusätzlich – eine Metforminbehandlung oder die Gabe von Glitazonen angezeigt. Dieses Vorgehen begünstigt die rasche Verwertung der Kohlenhydrate, ohne dass es in der Regel zu postprandialen Blutzuckerspitzen kommt. Außerdem besteht zwischen den Mahlzeiten in der Regel keine persistierende Hyperinsulinämie, die ja wegen der damit verbundenen Förderung der Lipogenese und des Hypoglykämierisikos durchaus unerwünscht wäre. Da der Typ-2-Diabetes zumeist mit mehrjähriger Verspätung diagnostiziert wird – in einer Phase also, in der der endogene Insulinmangel schon weit fortgeschritten ist –, genügt es jedoch oft nicht, allein mit Tabletten zu behandeln. Vielmehr muß – nach dem Prinzip der komplementären Insulintherapie von BRUNS – dieses Hormon nicht selten von außen zugeführt, aber dabei ebenfalls auf die Mahlzeiten abgestimmt werden (auch „prandiale Insulintherapie" genannt). Dies gelingt natürlich besonders gut mit Normalinsulin oder den extrem kurz und schnell wirksamen Insulin-Analoga Insulin Aspart und Insulin Lispro, mit deren Hilfe man ebenfalls das Insulindefizit der ersten Phase der körpereigenen Insulinsekretion beseitigen und – wegen der kurzen Wirkung – die Förderung der Fettsucht durch die Insulintherapie vermeiden kann. Dieser modernen Diabetestherapie liegt also ein wichtiges Prinzip zugrunde: Die Beseitigung der postprandialen Blutzuckerspitzen und damit die Optimierung der Diabeteseinstellung, deren Qualität maßgebend für die Abschwächung, Verzögerung oder sogar Verhinderung diabetischer Folgeschäden verantwortlich ist (**Tab. 52**) [Übersicht s. BONORA et al.].

Die komplementäre Insulintherapie

Bei der Makroangiopathie kommt es auf die Behandlung aller Facetten des metabolischen Syndroms an, so auf die Blutzuckersenkung (siehe oben), auf die Lipidnormalisierung bei Dyslipoproteinämie (niedriges HDL-, hohes LDL-Cholesterin, hohe Triglyceride) und auf die antihypertensive Behandlung bei dem so häufigen Hochdruck der Diabetiker (**Tab. 53** und **54**). Hier bestehen im Grunde ähnliche Überlegungen wie bei der Therapie atherosklerotischer Nicht-Diabetiker. Nur ist zu bedenken, dass Dyslipoproteinämie [HAFFNER] und Hochdruck [UKPDS Group] bei Diabetikern noch früher und noch intensiver zu behandeln sind als bei Nicht-Diabetikern; denn diese Risikofaktoren wirken zusätzlich zum Diabetes besonders atherogen. So sind die LDL-Partikel (Typ B) bei Diabetikern klein, dicht, oxidiert und glykiert und somit besonders gefäßaktiv und gefährlich (siehe oben); da ihre Zunahme dem Anstieg der Triglyceride parallel läuft, ist auf eine ausreichende Senkung der Triglyceride auf Werte unter 150 mg/dl zu achten. Das

Makroangiopathie: Bekämpfung von Hyperglykämie, Dyslipoproteinämie und Hypertonie

Chemisch modifizierte LDL-Partikel bei Diabetikern sind besonders gefährlich

Tabelle: 52

Postprandiale Hyperglykämie – was tun?

1. Diagnose auch durch postprandiale Blutzuckermessung (HbA_{1c}-Bestimmungen und Nüchternblutzucker sind hierfür nur bedingt geeignet)

2. Therapie
   a) Ernährungstherapeutische Maßnahmen (Vermeidung der Zucker vom Glucose-Typ, ggf. Verteilung der Kohlenhydrate auf mehrere kleine Mahlzeiten), und
   b) Blutzuckerglättung durch Alpha-Glucosidase-Hemmer (Acarbose oder Miglitol) oder
   c) prandiale Blutzuckerregulation durch Repaglinide oder Nateglinide (Mehrfachgabe) oder
   d) bedarfsgerechte Blutzuckersenkung durch Glimepirid (Einmalgabe) oder
   e) präprandiale Insulininjektion mit Normalinsulin (Spritz-Eß-Abstand!) oder mit den ultrakurz wirkenden Analoga Insulin Lispro oder Insulin Aspart (kein Spritz-Eß-Abstand!)

Tabelle: 53

Wünschenswerte Blutglucose- bzw. HbA_{1c}-Spiegel bei Typ-2-Diabetikern

	Niedriges Risiko	Makrovaskuläres Risiko	Mikrovaskuläres Risiko
HbA_{1c}	≤ 6,5	> 6,5	> 6,5
venöse Plasmaglucose			
Nüchtern/präprandial			
mmol/l	≤ 6,0	> 6,0	≥ 7,0
mg/dl	< 110	≥ 110	> 125
Blutzuckerselbstkontrolle			
Nüchtern/präprandial			
mmol/l	≤ 5,5	> 5,5	> 6,0
mg/dl	< 100	≥ 100	≥ 110
Postprandial			
mmol/l	< 7,5	≥ 7,5	> 9,0
mg/dl	< 135	≥ 135	> 160

Statine – ein großer therapeutischer Fortschritt

LDL-Cholesterin soll bei Diabetikern nach Möglichkeit nicht höher als 100-115 mg/dl liegen. Die HDL-Werte sollen 45 mg/dl überschreiten. Mehrere hochwirksame Cholesterin-Synthese-Enzym-Hemmer (synonym: *HMG-CoA-Reductase-Hemmer* oder *„Sta-*

Tabelle: 54

Wünschenswerte Blutlipid-Spiegel bei Typ-2-Diabetikern

	Niedriges Risiko	gewisses Risiko	Hohes Risiko
Serum-Gesamtcholesterin			
mmol/l	< 4,8	4,8 – 6,0	> 6,0
mg/dl	< 185	185 – 230	> 230
Serum-LDL-Cholesterin			
mmol/l	< 3,0	3,0 – 4,0	> 4,0
mg/dl	< 115	115 – 155	> 155
Serum-HDL-Cholesterin			
mmol/l	> 1,2	1,0 – 1,2	< 1,0
mg/dl	> 46	39 – 46	< 39
Serumtriglyceride			
mmol/l	< 1,7	1,7 – 2,2	> 2,2
mg/dl	< 150	150 – 200	> 200

tine") stehen zur Behandlung der Hypercholesterinämie und – in Grenzen – auch der Hypertriglyceridämie zur Verfügung [HANEFELD]. Während Atorvastatin die stärkste Lipidsenkung hervorrufen dürfte [HANEFELD], ist die Datenlage für die Primär- und Sekundärprävention koronarer Ereignisse für Simvastatin (4S-Studie) und Pravastatin (CARE-, WOSCOP-, LIPID-Studie) am günstigsten. SCHWANDT betont, dass eine 10%ige Reduzierung der Cholesterin-Werte bereits eine 15%ige Absenkung der koronaren Todesrate mit sich bringt. Dabei soll bei Verabreichung von Statinen nicht nur der Blutfett-senkende Effekte dieser Substanzen sondern auch der durch Statine bewirkte Epithelschutz eine Rolle spielen.

Subgruppen-Analysen der 4-S-Studie und der CARE-Studie bei Diabetikern, die mit Simvastatin bzw. Pravastatin behandelt wurden, sowie der Helsinki-Heart-Studie, bei der Fibrate zum Einsatz kamen, haben gezeigt, dass Diabetiker überdurchschnittlich von einer lipidsenkenden medikamentösen Therapie im Hinblick auf die Entwicklung einer koronaren Herzkrankheit profitieren. Im übrigen konnte HANEFELD mit seiner Diabetes-Interventionsstudie gerade auch den Nutzen der Triglycerid-Senkung für die Infarktinzidenz durch intensivierte Gesundheitserziehung zeigen. Die Bedeutung der Triglyceride als atherogener Faktor trat bei der Diabetes Intervention Study (DIS) zu Tage, wobei sich auch die Blutglucose und der Blutdruck als signifikante Prädiktoren für eine koronare Herzerkrankung herausstellten. Die Autoren fordern deswegen – wie es in diesem Buch immer wieder betont wird – eine gute Kontrolle des Kohlenhydrat- und Fettstoffwechsels sowie des Blutdrucks, um ein geringeres Vorkommen von koronarer Herzerkrankung und konse-

Die Untersuchungen von HANEFELD

kutiver Todesrate zu erreichen. In einer weiteren Arbeit stellten HANEFELD et al. fest, dass die koronare Herzkrankheit häufig von einer Hyperinsulinämie begleitet wird – ein Ergebnis, dass mit den obigen Ausführungen zur Bedeutung von Insulin-Resistenz und Hyperinsulinämie für die Entstehung der Makroangiopathie übereinstimmt. Interessant ist ferner, dass HANEFELD als einer der ersten auf die Bedeutung des erhöhten postprandialen Blutzuckers für das Arteriosklerose-Risiko hingewiesen hat (siehe oben). Immer mehr verdichtet sich, dass nicht allein im Zusammenhang mit den Nüchtern-Blutzucker-Werten – in der HANEFELD-Studie sogar weniger – als vor allem durch erhöhte postprandiale Blutzuckerspitzen die Gefäße nachhaltig geschädigt werden können. In diesem Zusammenhang empfehlen die Autoren den Einsatz von Acarbose zur Kappung der postprandialen Spitzen und zur Beeinflussung der Triglycerid-Spiegel. Aber auch der Einsatz von prandial verabreichten Gliniden oder kurz wirksamen Insulinen (Analoga!) kann dem Insulinmangel der ersten Sekretionsphase und damit der postprandialen Hyperglykämie entgegen wirken (siehe oben).

Statine, Fibrate, ACE-Hemmer

Sowohl für die Lipidsenker (Reductase-Hemmer bzw. Fibrate, nach jüngsten Erfahrungen nicht in Kombination) als auch für die Antihypertensiva gelten sonst die üblichen Indikationen bei der Auswahl der Arzneimittel.

In einer wichtigen Studie haben STEINER et al. belegt, dass die Therapie mit Fenofibrat gerade bei der Dyslipoproteinämie des Typ-2-Diabetes in der Sekundärprävention der koronaren Herzkrankheit von großem Nutzen sein kann. Ein „angenehmer" Nebeneffekt der Statine wurde von CHUNG et al. beschrieben: Unter HMG-CoA-Reduktase-Inhibitoren nahm der Knochenmineralgehalt am Oberschenkel bei männlichen Typ-2-Diabetikern signifikant zu. Fettstoffwechselstörungen sind bei Diabetikern häufig und sehr gefährlich [SCHAPER et al.]. Die Notwendigkeit der Behandlung solcher diabetischer Dyslipoproteinämien leitet sich vor allen aus dem erheblich höheren Risiko einer vorzeitigen Atherosklerose wichtiger Versorgungsgefäße ab. Die konsequente Therapie bezieht zunächst die optimale Diabeteseinstellung ein und kann durch Gesundheitserziehung (Ernährungs- und Bewegungstherapie!) und entsprechende Antidiabetika herbeigeführt werden. Die allerdings häufig zusätzlich nötige Therapie mit Lipidpharmaka erweist sich als die wirksamste medikamentöse Prophylaxe der Makroangiopathie. Diabetiker profitieren dabei – wie gesagt – nachweislich überdurchschnittlich von einer Therapie mit Lipidsenkern. Gerade für Statine liegen kontrollierte Langzeitstudien vor, die eine substantielle Senkung von Koronarkrankheiten und Mortalität erweisen (siehe oben).

Vorrangig: Die Therapie der diabetischen Dyslipoproteinämie

Viele Hochdruckstudien der letzten Jahre haben gezeigt, dass eine antihypertensive Therapie das kardiovaskuläre Risiko deutlich senkt

[MANN]. Interessanterweise gilt dies nicht nur für höhergradige, sondern gerade auch für milde Hypertonieformen. Auch ist immer wieder gezeigt worden, dass die positiven Effekte einer antihypertensiven Therapie die Prävention makro-, aber auch mikrovaskulärer Komplikationen darstellen. Schon in den 70er Jahren wurde die prinzipielle Bedeutung der antihypertensiven Therapie beim Diabetes dokumentiert, wie sie jetzt durch die Resultate der UKPDS-Studie erneut belegt wurde (siehe S. 119).

Nephroprotektion durch ACE-Hemmer und Nitrendipin

Diabetiker werden oft mit ACE-Hemmern behandelt, da diese Substanzen der Insulin-Resistenz entgegenwirken und kardio- und nephroprotektiv wirksam sind [HANSSON et al. u.a.]. Auch unter Nitrendipin wurden günstige Effekte, insbesondere die Nephroprotektion, beobachtet [BRETZEL]. H. KELLER betont, dass die Senkung der Sterblichkeit von Typ-2-Diabetikern nur möglich ist durch eine frühzeitigere Diagnosestellung und Behandlung. Dazu gehören von vorn herein auch die Begleitkrankheiten, wie Bluthochdruck, Fettstoffwechselstörungen und Übergewicht. So konnte gerade bei der HOPE-Studie für die wichtigsten kardiovaskulären Risikofaktioren auch isoliert gezeigt werden, dass die Behandlung mit einem ACE-Hemmer (Ramipril) die Sterblichkeit um etwa ein Drittel senkt. Dieser Effekt trat unabhängig von einer Senkung des Blutdrucks ein, der bereits zuvor im Studienverlauf gut eingestellt worden war. Bei einer Teilgruppe der untersuchten Patienten, die keinen manifesten Diabetes mellitus hatten, aber andere Herz-Kreislauf-Risiken aufwiesen, wurde dabei als hochinteressanter Nebeneffekt festgestellt, dass die Gabe von Ramipril in mehr als 30% der Fälle das Entstehen eines Typ-2-Diabetes verhinderte. Aber auch gegen den Einsatz von Thiaziden und Betablockern, die gelegentlich den Kohlenhydrat- und Fettstoffwechsel geringgradig verschlechtern, ist bei entsprechender Indikationsstellung nichts einzuwenden. Auf die zu geringe Verschreibung von Betablockern bei diabetischen Patienten nach Herzinfarkt wiesen YOUNIS et al. hin. GRESS et al. setzten sich für eine Thiazidbehandlung der arteriellen Hypertonie bei nichtdiabetischen Erwachsenen ein, da sie das Risiko einer Manifestation des Typ-2-Diabetes unter diesen Medikamenten für gering halten. Das gleiche gilt für die Betablocker, deren zweifellos vorhandener, aber sehr geringer diabetogener Nebeneffekt im Hinblick auf die Risikoreduktion für kardiovaskuläre Ereignisse abgewogen werden muß. Die ausschließliche Bevorzugung einer Einzelsubstanz kann aufgrund der Datenlage zur Zeit und nach der UKPDS nicht befürwortet werden (s. auch WHO-Report). Dies gilt auch für die vielversprechenden Angiotensin-Rezeptoren-Blocker *(AT_1-Rezeptor-Blocker)* bei deren Einsatz unangenehme Nebenwirkungen der ACE-Hemmer – wie Husten – vermieden werden [PHILIPP]. Ähnlich wie bei den Blutfettwerten sind auch beim Blutdruck von Diabetikern die Grenzwerte niedriger anzusetzen als bei Nicht-Diabe-

HOPE-Studie: Erfolge mit ACE-Hemmern

Thiazide und Betablocker

Niedrige Grenzwerte

tikern: So sollten Werte von 130/85 mmHg möglichst nicht überschritten, ja sogar noch niedrigere Werte (um 120/80 mmHg) angestrebt werden [KERNER, PHILIPP, BRETZEL].

Diabetische Kardiomyopathie

Die diabetischen Herzerkrankungen [VON ARNIM] werden maßgeblich bestimmt durch die koronare Herzkrankheit, die ihrerseits durch Dyslipoproteinämie, Hypertonie, Hyperglykämie und Rauchen gefördert wird. Die Kardiomyopathie ohne Koronarsklerose beruht vorwiegend auf einer Mikroangiopathie *(small vessel disease)*, und auf Schädigungen durch den gestörten – diabetischen – Stoffwechsel. Myokardsklerose und vor allem die autonome kardiale Neuropathie mit ihrem hohen Mortalitätsrisiko sind ebenfalls zu beachten. Die Prävalenz von koronarer Herzkrankheit ist bei diabetischen Erwachsenen mit 55% zu veranschlagen. Die Einjahres-Mortalität nach Infarkt beträgt bei Nicht-Diabetikern 10%, bei Diabetikern hingegen 25% [PFEIFFER, siehe auch GU et al.]. Neuere Untersuchungen [JANAND-DELENNE et al.] zeigten, dass die stille Myokardischämie bei Diabetikern in etwa einem Fünftel jener männlichen Typ-2-Diabetiker auftritt, die völlig asymptomatisch im Hinblick auf eine koronare Herzerkrankung waren. Interessant ist, dass die linksventrikuläre diastolische Dysfunktion bei Diabetikern sogar in normotensiver Situation und bei guter Diabeteseinstellung überdurchschnittlich häufig zu beobachten ist. Auch dies trägt zur kardialen Gefährdung des Diabetes per se bei [POIRIER et al.].

Stille Myokardischämie

Die MONICA-Studie

In der großen Augsburger MONICA-Studie war das Herzinfarktrisiko bei diabetischen Männern um das 3,7-fache und das der Frauen sogar um das 5,9-fache gegenüber nicht-diabetischen Probanden erhöht. Die 28-Tage-Sterblichkeit der Diabetiker war um 50% (Frauen) bis 70% (Männer) erhöht. Die Autoren [LÖWEL et al.] schließen, dass eine aktive Prävention der Risikofaktoren bereits im prädiabetischen Stadium – insbesondere bei positiver Diabetes-Familienanamnese – einsetzen sollte, um die klinische Manifestation des Diabetes mellitus zu verzögern und kardiovaskuläre Komplikationen möglicherweise auf diese Weise zu verhindern. Körperliche Betätigung würde hierbei bei Diabetikern und Nichtdiabetikern eine wichtige Rolle spielen [WANNAMETHEE et al.]. In einer klugen Metaanalyse prospektiver Studien zeigten auch LEE et al., dass die Auswirkungen des Diabetes auf tödliche koronare Ereignisse für Frauen signifikant größer als für Männer ist (Häufigkeit: 2,8 x häufigere kardiovaskuläre Mortalität bei Frauen als bei Männern mit 1,85).

Körperliche Betätigung

Risikofaktoren für Diabetiker

FAVA et al. ermittelten, dass für die signifikant schlechtere prozentuale Überlebensrate von Diabetikern nach Herzinfarkt gegenüber Nicht-Diabetikern in erster Linie die Hyperglykämie verantwortlich ist: Nur bei jenen Diabetikern war eine gesteigerte Mortalität zu beobachten, die im Vergleich zu normnahe eingestellten Diabetikern und den natürlich normoglykämischen nicht-diabetischen Infarkt-

Patienten eine deutliche Blutglucose-Erhöhung aufwiesen. Die Autoren erklären dies mit einer Störung der Rheologie bei anhaltender Hyperglykämie. Ob die daraus resultierende Thromboseneigung oder auch die Plaques-Entstehung durch die für Typ-2-Diabetiker typischen Gerinnungsstörungen (siehe oben) bzw. durch die Folgen der „diabetischen Dyslipoproteinämie“ (siehe oben) noch verstärkt werden [TEMELKOVA-KURKTSCHIEV et al.], ist eine Frage, die sich nur für den Einzelfall befriedigend beantworten läßt.

Der „Schädling Glucose“

Bei den die Arteriosklerose mitbedingenden Gerinnungsstörungen liegen ähnliche Verhältnisse vor wie beim metabolischen Syndrom [TSCHÖPE]. Die hämostasiologisch begründete Unterbrechung des nutritiven Blutflusses bestimmt den klinisch Prognose-weisenden Endpunkt des Organinfarktes, der als Haupttodesursache der Diabetiker anzusehen ist. Zusätzlich ist eine zunächst weniger gefährlich scheinende Mikrothrombosierung der kapillären Endstrombahn Bestandteil der diabetischen Mikroangiopathie und verstärkt die wesentlich erhöhte Vulnerabilität der infarzierten Organe, z.B. des Herzens (siehe unten). Bei Typ-2-Diabetikern werden mit der Entdeckung des Diabetes bei subtiler klinischer Untersuchung fast stets auch degenerative Gefäßveränderungen erkennbar, wie sich ja auch bei der UKPDS-Studie zeigte. Bei der Arteriosklerose handelt es sich nahezu immer um eine komplizierte Plaque-Architektur, die selbst bei geringgradigen Reizen durch ein Aufreißen (Ruptur) gefährdet ist und durch die korpuskuläre und „Flüssigphasegerinnung“ aktiviert werden und zum sofortigen thrombotischen Verschluß (Infarkt) führen kann. Dies gilt auch, wenn die arteriosklerotisch bedingte Gefäßeinengung hämodynamisch noch nicht höhergradig ist. Dieser Ablauf wird wesentlich dadurch begünstigt, dass die korpuskuläre Blutphase (Thrombozyten und Leukozyten) beim Diabetiker besonders reaktionsfreudig, also hyperreaktiv, ist und das präthrombotische Gerinnungssystem durch eine reduzierte Fibrinolyse nur unzureichend gebremst wird. Dies führt zu einer Herabsetzung der Auslöseschwelle und zu einer Beschleunigung des Gerinnungsvorganges, weswegen das Infarktgeschehen – insbesondere in Kombination mit einer Diabetes-spezifischen Mikroangiopathie – fulminant verläuft. Die Ischämie-Toleranz ist schlecht (Reperfusions-Schädigung) und der Erfolg von Thrombolyse, Bypasschirurgie oder Katheterangioplastie bei Diabetikern deutlich weniger überzeugend. Aus all diesen Gründen kommt es zu einer vermehrten Morbidität und vor allem auch Mortalität.

Gerinnungsstörungen als wichtiger Risikofaktor

Gefäßverengung nicht immer entscheidend

Schlechte Ischämie-Toleranz

TSCHÖPE spricht von dem Typ-2-Diabetes als einer atherothrombotischen Erkrankung, wodurch weitreichende therapeutische Forderungen begründet sind: Endothelschutz, Plaque-Stabilisierung, Antithrombotika. Dabei läßt sich der präthrombotische Zustand durch eine normnahe Blutzucker-Einstellung nur teilweise neutralisieren, auch wenn die mit der postprandialen Hyperglykämie induzierte

Typ-2-Diabetes als atherothrombotische Erkrankung

Gerinnungsaktivierung eher beeinflußbar ist. Eindeutig ist der klinische Effekt von Thrombozyten-Funktionshemmern. Das therapeutische Inventar reicht von Vitamin E über Acetylsalicylsäure, Picotamid bis Ticlopidine bzw. Clopidogrel und erreicht neben einem Schutz vor ischämischen Ereignissen eine verzögerte Retinopathie/ Nephropathie-Progression wie aber auch eine Verlangsamung des strukturellen Arterienwandschadens.

Medikamentöse Prävention

TSCHÖPE u.a. raten dringend zur Prävention mit Acetylsalicylsäure (100 mg tgl.) bei koronarkranken Diabetikern. Trotz der günstigen Ergebnissen der CHAOS-Studie wird die prophylaktische Anwendung von 400 mg Vitamin E tgl. – auch unter dem Einfluss der negativen Ergebnisse der HOPE-Studie – eher zurückhaltend diskutiert.

VOGT empfiehlt zur Prävention koronarer Ereignisse bei Diabetikern 1. Stoffwechsel-Optimierung, 2. Cholesterin-Senkung (wirksamer als bei Nichtdiabetikern), 3. Einsatz von Plättchen-Hemmern (unabhängig vom Diabetes wirksam) und 4. optimale Hochdruck-Behandlung. Dabei ist die Primärprävention bei Diabetikern vergleichbar mit der Sekundärprävention von Nichtdiabetikern. Nach einem frischen Infarkt rät VOGT gemäß den Ergebnissen der DIGAMI-Studie zur Insulin-Behandlung, gegebenenfalls anfänglich mit Insulin-Infusionen.

Makroangiopathie auch an Hirn und Extremitäten

Jeder Typ-2-Diabetiker sollte nach der Diagnose auch auf die Makroangiopathie der hirn- und extremitätenversorgenden Arterien untersucht werden. Bei Vorliegen eines pathologischen Befundes müssen die hirnversorgenden Arterien jährlichen Kontrollen unterzogen werden. Die Gefäßwanddickenbestimmung der Carotiden stellt ein sensibles Maß zur Abschätzung des kardiovaskulären Risikos dar. Früh- und Langzeitverlauf einer Revaskulierung bringen in Abhängigkeit von den prognostischen Faktoren keinen Unterschied zwischen Diabetikern und Nicht-Diabetikern. Bei Vorliegen einer kritischen Ischämie sollten diese Maßnahmen ohne Verzug nach einem risikoorientierten Stufenplan zum Einsatz kommen.

Thioctsäure: intravenös und oral wirksam

Ein besonderes Kapitel stellt die ***diabetische Polyneuropathie*** dar, bei der zwischen einer peripheren symmetrischen, sensiblen oder sensomotorischen Neuropathie, einer vorwiegend proximalen asymmetrischen motorischen Neuropathie (einschließlich der flüchtigen Augenmuskelparesen) und einer autonomen Neuropathie (an Herz-Kreislauf-System, Magen-Darm- und Urogenitaltrakt etc.) unterschieden wird. Bei der Neuropathie bestehen kaum Unterschiede zwischen den beiden Diabetes-Typen. Hier hat sich – neben der alles überragenden Optimierung der Stoffwechsellage – in der Therapie vor allem ein Präparat bewährt, das gegenüber anderen Substanzen eine hohe Wirksamkeit bewiesen hat: Thioctsäure

Tabelle: 55

Therapie der schmerzhaften Polyneuropathie		
Optimierung der Stoffwechselführung		
Thioctsäure i.v. (600 mg tgl.) Fortsetzung oral (600 mg tgl.)	→	Capsaicin-Creme 4 x tgl.
Amitriptylin (50-150 mg tgl.)	→	Carbamazepin (3 x 200 mg tgl.)
(Mexiletin) (Beginn mit 100 mg tgl.)		
[nach ZIEGLER, D]		

(synonym: *Alpha-Liponsäure*). Ausgedehnte Studien von ZIEGLER, GRIES et al., die durch die Ergebnisse der neuesten von der Mayo-Klinik betreuten, noch nicht veröffentlichten sogenannten SYDNEY-Studie voll bestätigt wurden, haben ergeben, dass sowohl die intravenöse als auch die orale Gabe von Thioctsäure gut wirksam ist. Ein Therapieschema (**Tab. 55**) zeigt, dass bei schmerzhafter Neuropathie 600 mg Thioctsäure täglich intravenös über drei Wochen verabreicht werden sollen [ZIEGLER, GRIES et al.], wobei an den Wochenenden Thioctsäure auch als orale Gabe empfohlen wird. Ist eine initiale Infusionstherapie nicht durchführbar, so hat sich alternativ die orale Gabe von 1800 mg Thioctsäure (HR-Form) bewährt [RUHNAU et al.]. Aber auch die orale Langzeitgabe von Thioctsäure [RELJANOVIC et al.] – insbesonders mit der günstigen galenischen Zubereitung der HR (high resorption)-Form – brachte inzwischen ausgezeichnete Ergebnisse. Obwohl die auch für die Neuropathie wichtigste Therapieform in der Optimierung des Kohlenhydrat-Stoffwechsels zu suchen ist, bringt die Thioctsäure mit ihrem anti-oxidativen, die Glucose-Utilisation fördernden, ATP-anreichernden Effekt eine pathogenetisch begründete Behandlungsform, die es bei anderen Präparaten zur Behandlung der diabetischen Neuropathie so nicht gibt. HAAK et al. konnten zeigen, dass Thioctsäure bei Patienten mit diabetischer Polyneuropathie die Mikrozirkulation verbessert. Dies deutet darauf hin, dass die Substanz ihre biologischen Effekte zumindest teilweise über eine Verbesserung der Mikrozirkulation ausübt.

Thioctsäure bessert pathobiochemische Defekte

Auch die kardiale autonome Neuropathie konnte mit Thioctsäure durch eine Besserung der Variabilität der Herzschlagfolge günstig beeinflußt werden [ZIEGLER, SCHATZ et al.]. Thioctsäure erfüllt somit die Kriterien der St. Pauls-Konsensus-Konferenz, die die Anfor-

Besserung auch der autonomen Neuropathie

Tabelle: 56

Polyneuropathie/arterielle Verschlußkrankheit: Differenzierung		
Parameter	PNP	AVK
• Schmerz	in Ruhe	bei Belastung
• Füße	warm, trocken	kühl
• Hautfarbe	normal, rosig	blaß
• Fußpuls	normal	schwach
• Doppler	Blutfluß normal	reduziert

derungen an eine zweckmäßige Therapie der diabetischen Neuropathie festlegt:

- pathogenetisch begründbares Therapieprinzip
- signifikante Symptomreduktion
- Funktionsverbesserung der kleinen und großen Nervenfasern [MEHNERT et al.]

In den Leitlinien der Deutschen Diabetes Gesellschaft wird die Thioctsäure als einzig pathogenetisch begründbare Therapieform für die symptomatische Behandlung empfohlen [HASLBECK et al.].

Schmerztherapie

Wenn weder die Optimierung der Stoffwechsellage noch die Therapie mit Thioctsäure zum Erfolg führen, muß – bei schmerzhafter Neuropathie (**Tab. 55**) – zu Schmerzmitteln, vorzugsweise zu trizyklischen Aminen, Carbamazepin oder Gabapentin, gegriffen werden. Vorübergehend – begrenzt auf vier Wochen – kann man auch Capsaicin-Creme durch den Patienten viermal täglich auf die schmerzenden Partien auftragen lassen, wobei dieser Extrakt der Pfefferschote nicht mit den Augen oder mit Schleimhäuten in Berührung kommen darf.

Zur Problematik des diabetischen Fußes

Eine besondere Problematik bietet sich bei dem so gefürchteten diabetischen Fuß. Die Pathogenese ist der **Abbildung 35** zu entnehmen, wobei an die besondere Bedeutung der polyneuropathischen Komponente zu erinnern ist. Bei fast 9.000 Typ-1- oder Typ-2-Patienten stellten RAMSEY et al. eine jährliche Inzidenz von 2% für die Entstehung eines diabetischen Fußulkus fest. Sie betonen zu Recht die überragende medizinische und sozioökonomische Bedeutung des diabetischen Fußes. Interessant ist, dass ROBERTSHAW et al. neuerdings darauf hinweisen, dass innerhalb des großen Kollektivs der von diesen Autoren betreuten Diabetiker mit Fußulzera eindeutig die neuroischämische Pathogenese (und nicht allein die neuropathische Ursache) im Vordergrund standen. Gelegentlich kommt

Diabetische Handgeschwüre?

es auch zu einer Ulzeration an der Hand des Diabetikers, die vergleichbar mit den diabetischen Fußgeschwüren ist und die leider

Tabelle: 57

Maßnahmen zur Prävention des „diabetischen Fußes"

- Gute Einstellung des Diabetes (Übergewicht abbauen!)
- Weite, für die Zehen genug Raum bietende Schuhe
- Naturfaserstrümpfe (Baumwolle, keine Stopfstellen, Faltenbildung vermeiden)
- Mechanische Entlastung von Druckpunkten an den Füßen (Einlagen, orthopädisches Schuhwerk)
- Schneiden der Fußnägel ohne Verletzung. Eingewachsene Nägel werden chirurgisch behandelt: Hühneraugen und Hornhautverdickungen durch erfahrenen Arzt oder Pediküre
- Konsequente Therapie von Pilzinfektionen der Nägel
- Baden der Füße in handwarmem Wasser (Temperatur prüfen). Gut abtrocknen mit weichen Tüchern
- Hautpuder oder Lanolin. Keine Chemikalien, milde Desinfektionsmittel bei kleinen Verletzungen
- Keine selbständige Pediküre
- Tägliche sorgfältige Inspektion der Füße
- Nicht Barfußlaufen (Verletzungsgefahr, Pilzinfektionen in Schwimmbad, Sauna, Hotelzimmer etc.)
- Tägliche Fußgymnastik, Gehtraining, Spaziergänge

vielfach nicht rechtzeitig erkannt und behandelt wird. Die Ursache hierfür ist eine an der Hand manifestierte Neuropathie [Coppini et al.]. Eine Differenzierung zwischen Polyneuropathie und arterieller Verschlußkrankheit ist **Tabelle 56** zu entnehmen. Besonders wichtig sind die Maßnahmen zur Prävention des diabetischen Fußes (**Tab. 57**). Mit wenig Maßnahmen kann man in Klinik und Praxis bei der Behandlung von Diabetikern so viel Gutes stiften, wie mit der Installierung eines strukturierten Fußunterrichts, der die in **Tabelle 57** aufgezeigten Maßnahmen zur Prävention berücksichtigt. Die so bedeutsame diabetische Polyneuropathie – auch im Hinblick auf die Entstehung des diabetischen Fußes – kann im übrigen mit simplen Maßnahmen diagnostiziert werden (**Tab. 58**). Dabei sei auch auf einfache Methoden zur Prüfung der Berührungsempfindung (mit dem normierten 10g-Nylonfilament Thio-Feel) und der Thermometrie als Suchtests verwiesen.

Unerläßlich: der Fußunterricht

5. Kontrolluntersuchungen

Wann welche Kontrolluntersuchungen?

Um eine gute Einstellung des Diabetes zu gewährleisten und um diabetische Folgeschäden auszuschließen oder zu erkennen, sind bestimmte Kontrolluntersuchungen unerläßlich (**Tab. 59**). Die Kriterien zur Beurteilung der Stoffwechseleinstellung gemäß einer europäischen Consensus-Konferenz sind den **Tabellen 53** und **54** zu entnehmen. Es zeigt sich, dass die Kriterien für eine gute Stoffwechselführung innerhalb eines Jahrzehnts nicht unerheblich

Tabelle: 58

Diabetische Polyneuropathie (*Symptome*)

- Parästhesien auch in Ruhe
- Fuß fühlt sich trocken und warm an
- Gestörtes Temperaturempfinden
- Reduziertes Vibrationsempfinden
- Verminderte Schweißsekretion
- Abgeschwächter Achillessehnenreflex

verschärft wurden (vgl. **Tab. 53** und **54** mit **Tab. 60** aus dem Jahr 1989), was im übrigen auch für die Hypertonie-Grenzwerte gilt (siehe S. 147). Gerade bei älteren Patienten bringt eine gute Diabetes-Einstellung – gewährleistet durch adäquate Kontrolluntersuchungen – viel. Es kommt zur Verbesserung der Lebensqualität, zur Prävention akuter Komplikationen und wegen der längeren Lebenserwartung der alten Patienten auch zur Prävention chronischer

Vorteile einer guten Diabetes-Einstellung

Tabelle: 59

Häufigkeit und Art der Kontrolluntersuchungen durch den Arzt

Bei der ambulanten Betreuung zu erhebende Parameter
- Körpergewicht
- Aktueller Blutzucker-Wert
- Harnzucker
- Kontrolle von Injektionsstellen, Haut, Füßen
- Blutdruck
- Allgemeinzustand
- Glykiertes Hämoglobin (HbA_1/HbA_{1c})

Jährliche Untersuchungen zur Diagnose von Spätschäden
- Mikroalbuminurie
- Urinstatus
- Proteinurie-Bestimmung
- Serum-Kreatinin
- Endogene Kreatinin-Clearance
- Fettstatus
- Ophthalmologische Untersuchung
- Neurologische Untersuchung
- Gefäßstatus
- EKG
- Röntgenthorax
- Zahnärztliche Kontrolle

Tabelle: 60

Kriterien zur Beurteilung der Stoffwechseleinstellung [Consensus der NIDDM - European Policy Group, 1989] (vgl. Tab. 53 und 54)

	gut	*akzeptabel*	*schlecht*
Blut-Glucose nüchtern (mg/dl)	80-120	< 140	> 140
postprandial (mg/dl)	80-160	< 180	> 180
HbA_1 (%)	< 8,5*	8,5-9,5*	> 9,5
Harn-Glucose (%)	0	< 0,5	> 0,5
Gesamt-Cholesterin (mg/dl)**	< 200	< 250	> 250
Triglyceride (mg/dl)	< 150	< 200	> 200
Körper-Massen-Index (kg/m^2) = Body Mass Index (BMI)	< 25	< 27	> 27
Blutdruck (mmHg)	< 140/90**	< 160/95	> 160/95

* gemäß UKPDS und anderen Autoren HbA_{1c} < 7,0 % oder sogar < 6,5 %
** neuerdings werden noch niedrigere Werte angegeben (s. S. 147ff)

Komplikationen (**Tab. 61**) [nach JANKA]. Diese Bemühungen stimmen überein mit der St. Vincent-Deklaration und ihren Forderungen für die Diabetes-Therapie, die von der Internationalen Diabetes-Vereinigung, der WHO und den europäischen Gesundheitsbehörden 1989 aufgestellt wurden (**Tab. 62**). Es ist anzumerken, dass die darin gesetzten Ziele noch längst nicht erreicht sind und dass es lediglich bei der Reduktion von Schwangerschaftskomplikationen auf das Niveau von Nicht-Diabetikerinnen bisher zu befriedigenden Ergebnissen gekommen ist.

St. Vincent-Deklaration

Wie GÖKE, HASCHE u.a. betonen und wie die UKPDS und auch die CODE 2-Studie lehrte (siehe S. 127), lohnt sich die Optimierung der Diabetes-Behandlung auch aus ökonomischen Gründen. Gemäß einem BKK-Positionspapier verursachen gut eingestellte Typ-2-Diabetiker nur DM 2.000,– an jährlichen Kosten, während für schlecht eingestellte Typ-2-Diabetiker ein Aufwand von DM 14.000 bis 17.000 pro Jahr erforderlich ist.

Gute Einstellung ist preiswert

Die Deutsche Diabetes-Gesellschaft empfiehlt den Patienten die Anschaffung des „Gesundheitspaß Diabetes“, in dem nicht nur die

Gesundheitspaß

Tabelle: 61

Ziele der Diabetes-Therapie bei älteren Patienten

Verbesserung der Lebensqualität
- Wohlbefinden
- Gedächtnis
- Merkfähigkeit
- Körperliche Leistungsfähigkeit
- Sehfähigkeit

Prävention akuter Komplikationen
- Infektionsneigung
  Harnwegsinfekte
  Pneumonie
  Hautinfektionen
- Diabetischer Fuß
- Schmerzhafte Neuropathie
- Diabetisches Koma und Präkoma

Prävention chronischer Komplikationen

[nach JANKA]

Ergebnisse von Kontrolluntersuchungen registriert werden, sondern in dem auch Therapieziele formuliert werden und an fällige Kontrollen erinnert wird.

6. Pflegeprobleme

Zur Pflege alter Diabetiker

Abschließend sei noch Stellung genommen zu den Problemen, die sich bei der Pflege alter Diabetiker ergeben. Die Indikationen für die vorübergehende Pflege in der Klinik sind in **Tabelle 63** wiedergegeben. Natürlich handelt es sich dabei um besonders gravierende

Tabelle: 62

St. Vincent-Deklaration 1989

Forderungen für die Diabetes-Therapie
- 1/3 weniger Erblindungen
- 1/3 weniger Nierenversagen
- 1/2 weniger Fußamputationen
- Senkung von Morbidität und Mortalität
  durch koronare Herzerkrankung
- Reduktion von Schwangerschaftskomplikationen
  auf das Niveau von Nicht-Diabetikerinnen

Tabelle: 63

Diabetes mellitus: Indikationen für Pflege
Indikationen für vorübergehende Pflege in der Klinik • Diabetischer Fuß (Stadium III) – Behandlung einer Gangrän – Amputation – Anpassung einer Prothese • Erstversorgung bei Apoplex • Erstversorgung bei Myokardinfarkt • Einleitung von Dialyseverfahren – Peritonealdialyse – Hämodialyse
Indikationen für Pflege im Pflegeheim • Diabetischer Fuß (Stadium II) • Lähmungen nach Apoplex • Hochgradige Polyneuropathie • Hochgradige Herzinsuffizienz – Zustand nach Infarkt – Diabetische Kardiomyopathie • Niereninsuffizienz – Peritonealdialyse
Indikationen für häusliche Pflege • Bettlägerigkeit im hohen Alter • Diabetischer Fuß (Stadium I) • Blindheit (z.B. bei diabetischer Retinopathie) • Folgen der diabetischen Makroangiopathie – Zerebralsklerose – Koronarsklerose • Niereninsuffizienz – Peritonealdialyse

Klinik und Pflegeheim

Krankheitsbilder. Im Pflegeheim (**Tab. 63**) können schon weniger schwer erkrankte Diabetiker betreut werden, während für die häusliche Pflege (**Tab. 63**) dann bereits auch Patienten mit diabetischem Fuß (Stadium I) und Bettlägerigkeit in Betracht kommen. Man sollte sich aber darüber im klaren sein, dass bestimmte Vorbedingungen für die häusliche Pflege unter allen Umständen erfüllt sein müssen (**Tab. 64**): Dies betrifft die Gestaltung der Diät, die richtige und rechtzeitige Verabreichung von Arzneimitteln (Spritz-Eß-Abstand bei Insulin-Therapie), gegebenenfalls die Blutdruckmessung und in jedem Fall die Blut- oder Harnzucker-Selbstkontrollen des pflegebedürftigen Patienten.

Was leistet die häusliche Pflege?

Tabelle: 64

Diabetes mellitus:
Welche Leistungen erfordert die häusliche Pflege?

- Gestaltung der Diät
- Verabreichung von Arzneimitteln
  - Tabletten
  - Insulin-Spritzen
- Gegebenenfalls Blutdruckmessung
- Blut- oder Harnzucker-Kontrolle
- Weitere, der jeweiligen Situation angepaßte Pflegemaßnahmen
  z.B. bei Bettlägerigkeit
  bei Blindheit

Hochrisiko-Erkrankung Typ-2-Diabetes

Resignation ist nicht am Platze

Zusammengefaßt darf gesagt werden, dass der Typ-2-Diabetes alles andere als eine „milde Alterserkrankung" ist. Es handelt sich bei dem Krankheitsbild, dessen Pathogenese, Diagnostik, Therapie und Folgeschäden in diesem Buch dargestellt wurden, zweifellos um eine Hochrisiko-Erkrankung, die zu schweren Stoffwechselentgleisungen, zu Mikro- und Makroangiopathie sowie Neuropathie führen kann. Zu resignieren brauchen allerdings weder der Arzt noch der Patient: Wir haben zahlreiche Möglichkeiten, den verschiedenen Risiken zu begegnen und den Typ-2-Diabetes entsprechend einzustellen.

Ideal: Evidence-based medicine

Unentbehrlich: Knowledge-based medicine

Im Zusammenhang mit der Forderung nach einer „Evidence-based medicine" in der Diabetologie wird von verschiedenen Autoren auf die Möglichkeiten und Grenzen hingewiesen. Natürlich sollen therapeutische Maßnahmen im Idealfall nach harten Endpunkten beurteilt und Evidenz-basiert bewertet werden. CREUTZFELDT, MEHNERT u.a. haben allerdings darauf hingewiesen, dass eine Evidence-based medicine nur in 15% der Fragestellungen möglich ist und man nicht ausschliesslich die „harten Endpunkte" erst nach einer zu langen Wartezeit beurteilen darf. Sogenannte Surrogat-Parameter (z.B. der Blutzucker in der Diabetestherapie) sind eben doch wichtig, da man Endpunkte, wie Tod, Myokardinfarkt, Blindheit, nicht einfach abwarten kann. „Wir müssen als Diabetologen mit Surrogat-Parametern arbeiten [CREUTZFELDT]." Im übrigen verteuert die Evidence-based medicine die Therapie erheblich durch zusätzliche Diagnostik und Kontrollen. Eine Knowledge-based medicine [MEHNERT] bringt also in den meisten Fällen den Einstieg in die Diabetestherapie, ohne allerdings den Idealfall – ein Evidenz-basierte Medizin – aus dem Auge zu verlieren. Ohne die Kooperationsbereitschaft des Patienten und ohne das volle Engagement des Arztes wird dies allerdings nicht möglich sein.

IV. Literaturverzeichnis

Abel ED, Peroni O, Kim JK, Kim YB, Boss O, Hadro E, Minnemaann T, Shulman GI, Kahn BB: Adipose-selective targeting of the GLUT4 gene impairs insulin action in muscle and liver: Nature 409:729-733 (2001)

Akber M, Clegg C, Connor S, Casson IF: Outcome of insulin treatment in type 2 diabetic patients with secondary oral hyperglycaemic failure. Practical Diabetes Int 18(1):10-12 (2001)

Akiyoshi M, Kakei M, Nakazaki M, Tanaka H: A new hypoglycaemic agent, A-4166, inhibits ATP-sensitive potassium channels in rat pancreatic beta-cells. Am J Physiol 268:E185-93 (1995)

Aktas S, Kavakh B, Tuncer K: Effect of acarbose on body mass index in type II diabetes. Diabetologia 40(Suppl.1):1267 (1997)

Alawi H: Vortrag Novo Nordisk-Symposium. DDG-Jahrestagung in Leipzig, 21.05.1998

Ambrosch A, Dierkes J, Lobmann R, Kühne W, König W, Luley C, Lehnert H: Relation between homocysteinaemia and diabetic neuropathie in potients with Type 2 diabetes mellitus. Diabetic Medicine 18:185-192 (2001)

American Diabetes Association: New recommendations about the diagnosis and classification of diabetes mellitus. Diabetes Care 20:1183-1195 (1997)

American Diabetes Association: Type 2 diabetes in children ans adolescents. Diabetes Care 23:381-389 (2000)

Ammon HPT, Häring HU, Kellerer M, Laube H, Mark M: Antidiabetika 2. Aufl., Wissensch. Verlagsanstalt Stuttgart (2000)

Antonucci T, Whitcomb R, McLain R, Lockwood D: Impaired glucose tolerance is normalized by treatment with the thiazolidinedione troglitazone. Diabetes Care 20(2):188-193 (1997)

von Arnim T: Der herzkranke Diabetiker – Besonderheiten im klinischen Bild. In: Herz, Gefäße und Diabetes. Mehnert H.(Hrsg). Medikon Verlag, München S. 133-142 (1997)

Arnold L, Mann JI, Ball MJ: Metabolic effects of alterations in meal frequency in type 2 diabetes. Diabetes Care 20:1651-1654 (1997)

Avilés-Santa L, Sindling J, Raskin P: Effects of Metformin in Patients with Poorly Controlled, Insulin-Treated Type 2 Diabetes Mellitus. Ann Intern Med, 131:182-188 (1999)

Bachmann W: Kombinationstherapie: Orale Antidiabetika mit Insulin bei Typ-2-Diabetes. CF-Journal 4:36-38 (2001)

Bachmann W, Sieger C, Haslbeck M, Lotz N: Combination of insulin and glibenclamide in the treatment of adult-onset-diabetes (type 2). Diabetologia 21:245-249 (1981)

Badian M, Korn A, Lehr KH, Malerczyk V, Waldhäusl W: Absolute bioavailability of glimepiride (Amaryl) after oral administration. Drug Metabol Drug Interact 11(4):331-339 (1994)

Bailey CJ: Biguanides and NIDDM. Diabetes Care 15:755-772 (1992)

Bakkali-Nadi A, Malaisse-Lagae F, Malaisse WJ: Insulinotropic action of meglitinide analogs: concentration-response relationship and nutrient dependency. Diabetes Res 27:81-87 (1994)

Bakris G, Dole J, Porter L, Huang C, Freed M: Rosiglitazone improves blood pressure in patients with type 2 diabetes mellitus. Diabetes 49(S1):A96, Abs 388 (2000)

Bakris G, Weston W, Rappaport E, Freed M: Rodiglitzone produces long-term reduction in urinary albumin excretion in type 2 diabetes. Diabetologia 42(S1):A230, Abs 865 (1999)

Balkau B, Shipley M, Jarrett RJ, Pyörälä K, Forhan A, Echwège E: High blood glucose concentration is a riski factor for mortality in middle-aged nondiabetic men.. 20-year follow-up in the Whitehall Study, the Paris Prospective Study and the Helsinki Policemen Study. Diabetes Care 21(3):360-357 (1998)

Barrett-Connor E, Ferrara A: Isolated postchallenge hyperglycemia and the risk of fatal cardiovascular disease in older woman and men. The Rancho Bernardo Study. Diabetes Care 21(8):1236 (1998)

Bauer MF, Hofmann S, Gerbitz KD: Mitochondrial dysfunction in Diabetes mellitus, interorganellar signaling in age-related disease, editet by Mark P. Mattson: Esevier Science:55-101 (2001)

Bayster III EJ, Stuart CA, Brodows RG, Schwartz S, Graf CJ, Zagar A, Robertson KE: Therapy focused on lowering postprandial glucose, not fasting glucose, may be superior for lowering HbA_{1c}. Diabetes Care 23:1236-1241 (2000)

Becker GW: Persönliche Mitteilung

Bending JJ, Dodds R, Keen H, Viberti GL: Lowering protein intake and the progression of diabetic renal failure. Diabetologia 29:Abstr.516 (1986)

Bethge H, Häring HU: Die Thiazolidindione – ein neues Therapieprinzip beim Typ-2-Diabetes. Arzneimittel Drug Res 48(I),2:97-119 (1998)

Beyer J, Küstner E: Insulintherapie des Typ-2-Diabetes. Diabetologie Informationen 20 Heft 4:326-329 (1998)

Bloomgarden ZT: Conference report: Renal disease, metformin and the adipocyte. Diabetes Care 19:1038-1041 (1996)

Bloomgarden ZT: New and traditional treatment of glycaemia in NIDDM. Diabetes Care 19(3):295-299 (1996)

Blonde L, Rosenstock J, Piper BA, Henry D: Durable Antidiabetic Effect of Glyburide/Metformin Tablets as Second-Line Therapy for Type 2 Diabetes. ADA 61st Scientific Sessions, June 23-36 2001, 423-P (2001)

Bonora E, Kiechl S, Willeit J, Oberhollenzer F, Egger G, Targher G, Alberiche M, Bonadonna RC, Muggeo M: Prevalence of insulin resistance in metabolic disorders. The Bruneck Study. Diabetes 47:1643-1649 (1998)

Bonora E, Muggeo M: Postprandial blood glucose as a risk factor for cardiovascular disease in Type-2-diabetes: the epidemiological evidence. Diabetologia 44:2107-2114 (2001)

Boyko EJ, Fujimoto WY, Leonetti DL, Newell-Morris L: Visceral adiposity and risk of type 2 diabetes – A prospective study among japanese americans. Diaberes Care 23:465-471 (2000)

Brancati FL, Kao WHL, Folsom AR, Watson RL, Szklo M: Incident type 2 diabetes mellitus in african and with adults. J Amer Med Ass 283:2253-2259 (2000)

Brenner BM, Meyer TW, Hostetter TH: Dietary protein intake and the progressive nature of kidney disease. The role of hemodynamically mediated glomerular injury in the pathogenesis of progressive glomerular sklerosis in aging, renal ablation, and intrinsic renal disease. N Engl J Med 307:652-660 (1982)

Bretzel RG: Diabetes mellitus. Prävention und Therapie diabetischer Folgeerkrankungen. Bremen UNI-MED 2000

Bretzel RG: Hypertonie, Mikroalbuminurie und Insulinresistenz bei Diabetes mellitus. Wien Klin Wochenschr 106/24:774-792 (1994)

Bretzel RG: Nephroprotektion bei Diabetes und Metabolischem Syndrom. Ansätze zur primären Prävention bei Typ-II-Diabetes. Vortrag Dresden 29.11.1997

Brüning JC, Gautam D, Burks DJ, Gillette J, Schubert M, Orban PC, Klein R, Krone W, Müller-Wieland D, Kahn CR: Role of brain insulin receptor in control of body weight and reproduction. Science 289:2122-2125 (2000)

Bruns W: Therapie des Insulinmangels bei Typ-2-Diabetes. 7. Reinhardsbrunner Gespräch, 27.03.1999 in Erfurt

Byberg L, McKeigue PM, Zethelius BK, Lithell HO: Birth weight and the insulin resistance syndrome: association of low birth weight with truncal obesity and raised plasminogen activator inhibitor-1 but not with abdominal obesity or plasma lipid disturbances. Diabetologia 43:54-60 (2000)

Byberg J, Zethelius B, McKeigue PM, Lithell HO: Changes in physical activity are associated with changes in metabolic cardiovascular risk factors. Diabetologia 44:2134-2139 (2001)

Carey DG, Cowin GJ, et al: Rosiglitazone increases insulin sensitivity and reduceds factors associated with insulin resistance in type 2 diabetics. Diab Res Clin Pract 50(Suppl.1):P311 (2000)

Ceriello A: The emerging role of postprandial hyperglycemic spikes in the pathogenesis of diabetic complications. Diabet Med 15:188-193 (1998)

Chandalia M, Garg A, Lutjohann D, von Bergmann K, Grundy SM, Brinkley LJ: Beneficial effects of high dietary fiber intake in patients with type 2 diabetes mellitus. N Engl J Med 342:1392-1398 (2000)

Chiasson JL, Josse RG, Hunt JA, Palmason C, Rodger NW, Ryan EA, Tan MH, Wolever TMS: The efficacy of acarbose in the treatment of patients with non-insulin-dependent diabetes mellitus. A multicenter controlled clinical trial. Ann Intern Med 121:928-934 (1994)

Chiasson JL, Josse RG, Gomis R, Hanefeld M, Karasik A, Laakso M: for the STOP-NIDDM Trial Investigators: The STOP-NIDDM Trial: The use of acarbose for the prevention of type 2 diabetes mellitus in subjects with impaired glucose tolerance (IGT). Vortrag EASD-Kongress, Glasgow, 9.9.2001

Chinetti G, Lestavel S, et al: PPAR-α ans PPAR-γ activators induce cholesterol removal from human macrophage foam cells through stimulation of the ABCA1 pathway. Nature Medicine 7:53-58 (2001)

Choudhury S, Hirschberg Y, Filipek R, Lasseter K, McLeod JF: Single dose pharmacokinetics of nateglinide in subjects with hepatic cirrhosis. J Clin Pharmacol 40:634-40 (2000)

Chow CC, Tsang LWW, Sorensen JP, Cockram CS: Comparison of insulin with or without continuation of oral hypoglycemic agents in the treatment of secondary failure in NIDDM patients. Diabetes Care 18:307-314 (1995)

Chow WH, Gridley G, Fraumeni JF jr., Jarvholm B: Obesity, hypertension ans the risk of kidney cancer in men. N Engl J Med 343:1305-1311 (2000)

Chung Y-S, Lee M-D, Lee S-K, Kim H-M, Fitzpatrick LA: HMG-CoA Reductase Inhibitors increase BMD in Type 2 Diabetes Mellitus Patients. J Clin Endocrinol Metab 85:1137-1142 (2000)

Clauson P: Vortrag Novo Nordisk-Symposium. DDG-Jahrestagung in Leipzig, 21.05.1998

Clauson P, Karlander S, Steen L, Efendic S: Daytime glibenclamide and bedtime NPH insulin compared to intensive insulin treatment in secondary sulphonylurea failure: a 1-year follow-up. Diabet Med 13:471-477 (1996)

Conigrave KM, Hu BF, Camargo Jr. CA, Stampfer MJ, Willett WC, Rimm EB: A prospective study of drinking patterns in relation to risk of type 2 diabetes among men. Diabetes 50:2390-2395 (2001)

Coppini DV, Best C: A case of hand ulceration in the diabetic foot clinic – a reminder of hand neuropathy in „at risk“ patients. Diabetic Medicine 17:682-683 (2000)

Coutinho M, Gerstein HC, Wang Y, Yusuf S: The relationship between glucose and incident cardiovascular events. A meta regression analysis of published data from 20 studies of 95 783 individuals followed for 12, 4 years. Diabetes Care 22:233-240 (1999)

Creutzfeldt W: Diskussionsbemerkung. Wissenschaftliches Symposium des Deutschen Diabetes-Forschungsinstitut, Düsseldorf, 12.02.2000,

Daig R, Staiger H, Löffler G: Pathophysiologie des Fettgewebes. Ernährungsumschau 46: 208-214 (1999)

Dambso R: Vortrag Novo Nordisk-Symposium. DDG-Jahrestagung in Leipzig, 21.05.1998

Damsbo P, Clauson P, Marbury TC, Windfeld K: A double-blind randomized comparison of meal-related glycemic control by repaglinide and glyburide in well-controlled type 2 diabetic patients. Diabetes Care 22:789-794 (1999)

Davidson M, Hauptman J, Digirolamo M, Foreyt JP, Halsted CH, Heber D, Heimburger DC, Lucas CP, Robbins DC, Chung J, Heymsfield SB: Weight Control and Risk Factor Reduction in Obese Subjects Treated for 2 Years with Orlistat. JAMA 281:235-242 (1999)

Davies MJ: A change in the diagnostic criteria for diabetes mellitus: What will the impact be? Pract Diab Int 15:227-229 (1998)

DCCT Research Group: The relationship of glycemic exposure (HbA1c) to the risk of development and progression of retinopathy in the diabetes control and complications trial. Diabetes 44:968-983 (1995)

De Fronzo RA, Barzilai N, Simonson DC: Mechanism of metformin action in obese and lean non-insulindepedent diabetic subjects. J Clin Endocrinol 73:1294-1301 (1991)

Derwahl M: Diabetes mellitus - aktuelle Diagnostik. Klinikarzt 9:227-234 (1997)

Diabetes Atherosclerosis Intervention Study Investigators: Steiner G, et al: Effect of fenofibrate on progression of coronary-artery disease in type 2 diabetes: the Diabetes Atherosclerosis Intervention Study, a randomised study: Lancet 357:905-910 (2001)

Diehm C, Schettler G (Hrsg): Das Metabolische Syndrom. Medikon Verlag, München (1995)

Dieterle P, Fehm H, Ströder W, Henner J, Bottermann P, Schwarz K: Asymptomatischer Diabetes mellitus bei normalgewichtigen

Hypertonikern. Dtsch Med Wochenschr 92:2376-2381 (1967)

Dogterom P, Jonkman JHG, Vallance SE: Rosiglitazone: No effect on erythropoiesis or premeture red cell death. Diabetes 48(S1):A98, Abs 424 (1999)

Donovan D, Rosenstock J, Henry D: Response by dose level with Metformin/Glyburide tablets as first-line treatment in type 2 diabetes. Diabetes 49(Suppl.1):1416 (2000)

Dornan TL, Heller SR, Peck GM, Tattersaal RB: Double-blind evaluation of efficacy and tolerability of metformin in NIDDM. Diabetes Care 14:3422-3444 (1991)

Draeger E: Clinical profile of glimepiride. Diabetes Res Clin Pract 28(Suppl):139-146 (1995)

Dunne FP: Audit of the recommendations of care for pregnant women with diabetes mellitus in the West Midlands, UK. Pract Diab Int 15(8):230-232 (1998)

Edwards G, Eckland DJA: Pharmacokinetics of pioglitazone in patients with renal impairment. Diabetologia 8(1):A230 (1999)

Ehtisham S, Barrett G, Shaw NJ: Type 2 diabetes mellitus in UK children – an emerging problem. Diabetic Medicine 17:867-871 (2000)

Einhorn D, Rendell M, Rosenzweig J, Egan JW, Mathisen AL, Schneider RL: Pioglitazone hydrochloride in combination with metformin in the treatment of type 2 diabetes mellitus: A randomized, placebo-controlled study. Clinical Therapeutics 22(12):1395-1409 (2000)

Elbein SC, Wegner K, Kahn SE: Reduced β-cell stimulation to the insulin resistance associated with obesity in members of Caucasian type 2 diabetic kindreds. Diabetic Care 23:221-227 (2000)

Eriksson J, Lindstrom J, Valle T, Aunola S, Hamalainen H, Ilanne-Parikka P, Keinanen-Kiukaanniemi S, Laakso M, Laukohnen M, Lehto P, Lehtonen A, Louheranta A, Mannelin M, Martikkala V, Rastas M, Sundvall J, Turpeinen A, Viljanen T, Uusitupa M, Tuomilento J: Prevention of type 2 diabetes in subjects with impaired glucose tolerance: the Diabetes Prevention Study (DPS) in Finland. Study design and 1-year interim report on the feasability of the lifestyle intervention programme. Diabetologia 42:793-801 (1999)

European Diabetes Policy Group: Exp Clin Endocrinol Diabetes 107:390-420 (1999)

Fava G, Aquilina O, Azzopardi J, Agius Muscat H, Fenech FF: The prognostic value of blood glucose in diabetic patients with acute myocardial infarction. Diabet Med 13:80-83 (1996)

Feinböck CH, Diglas J, Irsigler K: Österreichische Glimepirid-Multicenter-Studie-Endauswertung. Acta Med Austriaca 24(Suppl. 45):6, abstr. 14 (1997)

Ferrannini E, Buzzigoli G, Bonadonna R, Giorico A, Oleggini M, Graziadei L, Pedrinelli T, Brandi L, Bevilaequa S: Insulin-resistance in essential hypertension. N Engl J Med 317:350-357 (1987)

Finegood DT, McArthur MD, Kojwang D, Thomas MJ, Topp BG, Leonard T, Buckingham RE: β-cell mass dynamics in Zucker diabetic fatty rats; rosiglitazone prevents the rese in net cell death. Diabetes 50:1021-1029 (2001)

Fischer S, Hanefeld M, Spengler M, Boehme K, Temelkowa-Kurktschiev T: Europen study on dose-response relationship of acarbose as a first-line drug in non-insulin-dependent diabetes mellitus: efficacy and safety of low and high doses. Acta Diabetol 35, 34-40 (1998)

Fölsch U: Inhibition der intestinalen Alpha-Glukosidasen in der Therapie des Diabetes mellitus. Internist 32:699-707 (1991)

Fonseca V, Rosenstock J, Patwardhan R, Salzman A: Effect of metformin and rosiglitazone combination therapy in patients with type 2 diabetes mellitus. JAMA 283:1695-1702 (2000) plus correction JAMA 284(11):1384 (2000)

Food and Drug Administration: New warning information for rezolin labeling. J Am Med Ass 278:1728 (1997)

Food and Drug Administration: Rezolin labeling updated to recommend more frequent patient monitoring. J Am Med Ass 279:9 (1998)

Frank M: Vortrag Novo Nordisk-Symposium. DDG-Jahrestagung in Leipzig, 21.05.1998

Franke H, Fuchs J: Ein neues antidiabetisches Prinzip. Dtsch Med Wochenschr 80-1449-1453 (1955)

Freed M, Fuell D, Menci L, Heise M, Goldstein B: Effect of combination therapy with rosiglitazone and Glibenclamide on PAI-1 antigen, PAI-1 activity and tPA patients with type 2 diabetes. Diabetes 43(S1):A267, Abs 1024 (2000)

Frost D, Fröhlich B, Beischer W: Subklinische Arteriosklerose bei neudiagnostiziertem Typ-2-Diabetes mellitus: Erfassung nit hochauflösendem Ultraschall durch Messung der Intima-Media-Dicke an der Arteria carotis communis und der Arteria femoralis communis. Dtsch Med Wschr 125:648-654 (2000)

Fuhlendorff J, Carr RD, Kofod H: Repaglinide: unique mechanism of action in normal and metabolic stressed b-cells. Diabetologia 38: Abstr.754 (1995)

Gabler-Sandberger E: Blickpunkt Glimepirid. Zick R(Hrsg). (Blaue Reihe), Aesopus-Verlag, Stuttgart (2001)

Galuska D, Zierath J, Thörne A, Sonnenfeld T, Wallberg-Henriksson H: Metformin increases insulin-stimulated glucose transport in insulin-resistant human skeletal muscle. Diabete Metab 17:159-163 (1991)

Garber AJ, Davidson J, Anderson R, Piper BA: Incidence of reported gastrointestinal and hypoglycemic symptoms with Metformin/Glyburide tablets as first-line therapy in Type 2 diabetes. Diabetes 49(Suppl.1):1498 (2000)

Garber AJ, Duncan TG, Goodman AM, Mills DJ, Rohlf JL: Efficacy of Metformin in Typ II Diabetes: Results of a Double-Blind, Placebo-Responce Trial. The American Journal of Medicine 103:491-97 (1997)

Gatling W, Begley JP: Diagnose diabetes mellitus in clinical practice: is fasting plasma glucose a good initial test? Pract Diab Int 18:89-92 (2001)

Geerlof JS, Lebrizzi R, Carey R: Effect of food on the pharmacokinetics of pioglitazone. Diabetes 49(1):1499 (2000)

Geisen K, Vegh A, Krause E, Papp G: Cardiovascular effects of conventional sulfonylureas and glimepiride. Horm Metab Res 28:496-507 (1996)

Gerstein HC: Editorial. Is glucose a continuous risk factor for cardiovascular mortality? Diabetes Care 22:659-660 (1999)

Göke B: Therapeutische Perspektiven von GLP-1 und IGF-1. Diabetologie Informationen 20 Heft 4:333-334 (1998)

Göke B: Standardtherapie bei Typ-2-Diabetes und neue Entwicklungen. Focus Metabolisches Syndrom. Vortrag Dresden 29.11.1997

Göke B, Arnold R: Inkretinkonzept 1994 - Bedeutung von GLP-1. Diabetes Stoffw 3:233-239 (1994)

Goldberg RB, Einhorn D, Lucas CP, Rendel MS, Damsbo P, Huang WC, Strange P, Brodows RG: A randomized placebo-controlled trial of repaglinide in the treatment of type 2 diabetes. Diabetes Care 21(11):1897-1903 (1998)

Gottesbüren H, Gerdes H, Littmann KP: Schwere Hypoglykämien nach Glibenclamid. Verh Dtsch Ges Inn Med 76:433-435 (1970)

Gutsche H, Köpker W, Boenicke G: Ursachen und Verhütung von Hypoglykämien unter Glibenclamid. Med Welt 20:1876-1879 (1969)

Grant PJ: The effects of high- and medium-dose metformin therapy on cardiovascular risk factors in patients with type II diabetes. Diabetes Care 19:64-66 (1996)

Gress TW, Nieto FJ, Shahar E, Wofford MR, Brancati FL for the Atherosclerosis Risk in Communities Study: Hypertension and antihypertensive therapy as risk factors for type 2 diabetes mellitus. N Engl J Med 342:905-912 (2000)

Görtz A: CODE-2-Studie, so teuer ist Diabetes wirklich. Pressekonferenz Königswinter-Petersberg, 25.08.2000

Gries FA: Die Rolle des Leptin in der Pathogenese des metabolischen Syndroms. 7. Reinhardsbrunner Gespräch, 27.03.1999 in Erfurt

Gu K, Cowie CC, Harris MI: Diabetes in heart disease mortality in US adults. JAMA 281:1291-1297 (1999)

Gumbiner B, Low CC, Reaven PD: Effects of a monounsaturated fatty acid-enriched hypocaloric diet on cardiovascular risk factors in obese patients with type 2 diabetes. Diabetes Care 21:9-15 (1998)

Haak E, Usadel KU, Kusterer K, Amini P, Frommeyer R, Tritschler HJ, Haak T: Effects of alpha-lipoic acid on microcirculation in patients with peripheral diabetic neuropathy. Exp Clin Endocrinol Diab 108:168-174 (2000)

Häring HU, Kellerer M: Ätiologie, Pathogenese und Epidemiologie des Typ-II-Diabetes. In: Diabetologie in Klinik und Praxis, 4. Auflage. Mehnert H, Standl E, Usadel KH (Hrsg). Thieme Verlag, Stuttgart-New York, S. 53-70 (1999)

Haffner SM: Management of dyslipidemia in adults with diabetes. Diabetes Care 21:160-178 (1998)

Hamann A, Matthaei S: Fortschritte der Adipositasforschung. MMP 20:264-270 (1997)

Hammes H-P, Bertram B, Bornfeld N, Gandjour A, Paradeh-Shab F, Danne D, Kroll P, Lemmen KD, Look D: Diagnostik, Therapie und Verlaufskontrolle der diabetischen Retinopathie und Makulopathie. Evidenzbasierte Diabetes-Leitlininen DDG. (Hrsg). Scherbaum WA, Lauterbach KW, Renner R (2000)

Hanefeld M: Aktueller Stand der Behandlung von Lipidstoffwechselstörungen bei Diabetikern. Vortrag Dresden 29.11.1997

Hanefeld M: Metabolisches Syndrom und Typ-II-Diabetes. In: Herz, Gefäße und Diabetes – Das metabolische Syndrom im Blickfeld von Kardiologie und Diabetologie. Mehnert H (Hrsg). Medikon Verlag München, S. 43-64 (1997)

Hanefeld M: Zur Differentialtherapie des Typ-IIb-Diabetes mit oralen Antidiabetika. Aktuel Endokrinol 14:31-33 (1993)

Hanefeld M: Therapie der Dyslipoproteinämie bei Diabetes mellitus. Diabetologie Informationen 20 Heft 4:343-344 (1998)

Hanefeld M, Göke B: Combining pioglitazone with a sulphonylurea or metformin in the management of type 2 diabetes. Exp Clin Endocrinol Diabetes 108(2):256-266 (2000)

Hanefeld M, Koehler C, Henkel E, Fuecker K, Scharper F, Temelkova-Kurktschiev T: Post-challenge hyperglycaemia relates more strongly than fasting hyperglycaemia with carotid intima-media thickness: the RIAD Study. Diabetic Medicine 17:835-840 (2000)

Hanefeld M, Schmechel H, Julius U, Schwanebeck U: Determinants for coronary heart disease in non-insulin-dependent diabetes mellitus: lessons from the diabetes intervention study. Diabetes Res Clin Pract 30(Suppl):S67-S70 (1996)

Hanefeld M, Temelkova-Kurkschiev T: The postprandial state and the risk of atherosclerosis. Diabet Med 14:S6-S11 (1997)

Hanefeld M, Fischer S, Julius U, Schulze J, Schwanebeck U, Schmechel H, Ziegelasch HJ, Lindner J, The DIS Group: Risk factors for myocardial infarction and death in newly detected NIDDM: the Diabetes Intervention Study, 11-year follow-up. Diabetologia 39:1577-1583 (1996)

Hanefeld M, Lenhardt W: Das metabolische Syndrom. Dtsch Gesundh Wesen 36:545-551 (1980)

Hanefeld M, Bouter KP, Dickinson S, Guitard C: Rapid and short-acting mealtime insulin secretion with nateglinide controls both prandial and mean glycemia. Diabetes Care 23:202-7 (2000)

Hansson L, Lindheim LH, Niskanen L, Lanke J, Hedner T, Niklason A, Lvomanmäk K, Dahlöf B, de Faire U, Mörlin C, Karlberg BE, Wester PO, Björck JE for the Captopril Prevention Project (CAPPP) study group: Effect of angiotensin-converting-enzyme inhibition compared with conventional therapy on cardiovascular morbidity and mortality in hypertension: the Captopril Prevention Project (CAPPP) randomised trial. Lancet 353:611-616 (1999)

Hasche H et al: Effects of acarbose treatment in Type 2 diabetic patients under dietary training: a multicentre, double-blind, placebo-controlled, 2 year study. Diab Natur Metab 12:277-285 (1999)

Haslbeck M, Mehnert H: Diagnose und Differentialdiagnose. In: Diabetologie in Klinik und Praxis, 3. Auflage. Mehnert H, Schöffling K, Standl E, Usadel KH ( ). Thieme Verlag, Stuttgart-New York S. 111-141 (1994)

Haslbeck M, Redaèlli M, Parandeh-Shab D, Luft D, Neundörfer B, Stracke H, Ziegler D: Diagnostik, Therapie und Verlaufskontrolle der sensomotorischen diabetischen Neuropathien. Evidenzbasierte Diabetes-Leitlinien DDG. (Hrsg). Scherbaum WA, Lauterbach KW, Renner R (2000)

Hasslacher C, Koselj M, Gall M, Sieber J, Leyck Dieken M: Safety and Efficacy of Repaglinide in 281 Type 2 Diabetic Patients with or without Renal Impairment, Diabetes, Vol 50(Suppl.2):463-P (2001)

Hasslacher C, Gandjour A, Redaèlli M, Bretzel RG, Danne D, Ritz E, Sawicki P, Walter H: Diagnose, Therapie und Verlaufskontrolle der diabetischen Nephropathie. Evidenzbasierte Diabetes-Leitlinien DDG. (Hrsg). Scherbaum WA, Lauterbach KW, Renner R (2000)

Hasslacher CH, Dunne TH, Sawicki PT, Walter H: Frühdiagnose der diabetischen Nephropathie. Deutsches Ärzteblatt 96:C35-C37 (1999)

Hasslacher CH, Wahl P: Häufigkeit und Schwere therapiebedingter Hypoglykämien bei Diabetikern. Dtsch Med Wochenschr 96:1787-1790 (1971)

Hauner H: Pathophysiologische Grundlagen der Insulin-Resistenz. In: Das Metabolische Syndrom. Diehm C, Schettler G (Hrsg). Medikon Verlag, München S. 15-20 (1995)

Hauner H: Stamm-Adipositas im Mittelpunkt von metabolischem Syndrom und Typ-II-Diabetes. In: Herz, Gefäße und Diabetes. Das metabolische Syndrom im Blickfeld von Kardiologie und Diabetologie. Mehnert H (Hrsg). Medikon Verlag, München S.31-42 (1997)

Haupt A, Kausch C, Welsch J, Stumvoll M, Haering HU, Matthaei S: Effect of Glimepiride on insulin (I)-stimulated glycogen synthesis in cultured human skeletal muscle cells (HSMC). Diabetes 50(Suppl.2):A116, abs 464 (2001)

Haupt E, Standl E, Mehnert H: Behandlung mit insulinotropen oralen Antidiabetika (Sulfonylharnstoffen). In: Diabetologie in Klinik und Praxis, 4. Auflage. Mehnert H, Standl E, Usadel KH (Hrsg). Thieme Verlag, Stuttgart-New York S.147-162 (1999)

Haupt E, Panten U: Die Stellung der Biguanide in der Therapie des Diabetes mellitus. Med Klin 92:472-479 (1997)

Haupt E, Hermann R, Benecke-Timp A, Vogel H, Hilgenfeldt J, Haupt A, Walter C: The KID study I: Structural baseline characteristics of the federal insurance for salaried employees institution (BfA) diabetic patients in inpatient rehabilitation. Exp Clin Endocrinol Diabetes 104:370 (1996)

Haupt E, Hermann R, Benecke-Timp A, Vogel H, Hilgenfeldt J, Haupt A, Walter C: The KID study: Impact of inpatient rehabilitation on the metabolic control of type I and type II diabetics – a one-year follow-up. Exp Clin Endocrinol Diabetes 104:420 (1996)

Heal DJ, Aspley S, Prow MR, Jackson HC, Martin KF, Cheetham SC: Sibutramine: A novel anti-obesity drug. A review of the pharmacological evidence to differentiate it from d-amphetamine and d-fenfluramine. Int J Obes 22(Suppl.1):S18-S28 (1998)

Henrichs HR, Breidert M, Willms B: ADA und WHO revidieren Diabetes-Definitionen und Kriterien für die Diagnose. Diabetes Stoffw 6:228-233 (1997)

Heart Outcomes Prevention Evaluation (HOPE) Study Investigators: Effects of ramipril on cardiovascular and microvascular outcomes in people with diabetes mellitus: results of the HOPE study and MICRO-HOPE substudy. Lancet 355:253-259 (2000)

Henry RR, Gumbiner B, Ditzler T, Wallace P, Lyon R, Glauber HS: Intensive conventional insulin therapy for Typ II Diabetes. Diabetes Care 19:21-31 (1993)

Hepp KD, Häring HU: Einführung in die Biochemie und Pathophysiologie des Stoffwechsels. In: Diabetologie in Klinik und Praxis, 4. Auflage. Thieme Verlag, Stuttgart-New York, S.1-31 (1999)

Hermann LS, Melander A: Biguanides: Basic aspects and clinical uses. In: International Textbook of Diabetes Mellitus. Alberti KGMM, De Fronzo RA, Keen H, Zimmet P. Whiley, Chichester, S.773-796 (1992)

Herrmann M, Knirsch W, Krauth R: Glimepirid (Amaryl®) Results of a non-interventional study in Germany. Diabetes Res Clin Pract 50(Suppl):346, abs (2000)

Hirsch A: Bericht der Arbeitsgemeinschaft Psychologie und Verhaltensmedizin der Deutschen Diabetes-Gesellschaft. Diabetologie Informationen 19:282-284 (1997)

Hirsch IB: Metformin added to insulin therapy in poorly controlled type 2 diabetes. Diabetes Care 22:854 (1999)

Hollander P, Elbein S, Hirsch I, Kelley D, McGill J, Taylor T, Weiss S, Crockett S, Kaplan R, Comstock J, Lucas C, Lodewick P, Canovatchel W, Chung J, Hauptman J: Role of Orlistat in the treatment of obese patients with type 2 diabetes. Diabetes Care 21:1288-1294 (1998)

Hollander PA, Schwartz SL, Gatlin MR, Haas SJ, Zheng H, Foley JE, Dunning BE: Importance of Early Insulin Secretion: Comparison of nateglinide and glyburide in previously diet-treated patients with type 2 diabetes. Diabetes Care 24:983-8 (2001)

Holst JJ, Deacon CF: Inhibition of the activity of dipeptidyl-peptidase IV as a treatment for type 2 diabetes. Diabetes 47:1663-1670 (1998)

Holstein A, Nahrwold D, Egberts EH: Glimepirid versus Glibenclamid – Prävalenz schwerer Hypoglykämien in der täglichen Praxis. Abstract und Poster, 34. Jahrestagung der Deutschen Diabetes Gesellschaft 12.-15.5.1999, Frankfurt/Main

Holstein A, Plaschke A, Egberts E-H: Lower incidence of severe hypoglycaemia in type 2 diabetic patients treated with glimepiride versus glibenclamide. Diabetologia 43(Suppl.1):A40, abs 157 (2000)

Horton ES, Clinkingbeard C, Gatlin M, Foley J, Mallows S, Shen S: Nateglinide alone and in combination with metformin improves glycemic control by reducing mealtime glucose levels in type 2 diabetes. Diabetes Care 23:1660-5 (2000)

Hotta K, Funahashi T, Arita Y, Takahashi M, Matsuda M, Okamoto Y, Iwahashi H, Kuriyama H, Ouchi N, Maeda K, Nishida M, Kihara S, Sakai N, Nakajima T, Hasegawa K, Muraguchi M, Ohmoto Y, Nakamura T, Yamashita S, Hanafusa T, Matsuzawa Y: Plasma Concentrations of a Novel, Adipose-Specific Protein, Adiponectin, in type 2 diabetic patients. Arterioscler. Thromb. Vasc. Biol. 20:1595-1599 (2000)

Hu S, Wang S, Fanelli B, Bell PA, Dunning BE, Geisse S, Schmitz R, Boettcher BR: Pancreatic beta-cell K(ATP) channel activity and membrane-binding studies with nateglinide: a comparison with sulfonylureas and repaglinide. J Pharmcol Exp Ther 293:444-52 (2000)

Husseini A, Abdul-Rahim H, Awartani F, Giacaman R, Jervell J, Bjertness E: Type 2 diabetes mellitus, impaired glucose tolerance and associated factors in a rural Palestinian village. Diabetic Medicine 17:746-748 (2001)

Idris I, Gray S, Donnelly R: Protein Kinase C activation: isozyme-specific effects on metabolism and cardiovascular complications in diabetes. Diabetologia 44:659-673 (2001)

Imperatore E, Riccardi G, Iovine C, Revellese AA, Vaccaro O: Plasmafibrinogen: A new factor of the metabolic syndrome. A population-based study. Diabetes Care 21:649-654 (1998)

Isomaa B, Almgren P, Tuomi T, Forsén B, Lahti K, Nissén M, Taskinen M-R, Groop L: Cardiovascular Morbidity and Mortality Associated with the Metabolic Syndrome. Diabetes Care 24:683-689 (2001)

Iwamoto Y, Kosaka K, Kuzuya T, Akanuma Y, Shigeta Y, Kaneka T: Effects of Troglitazone. A new hypoglycemic agent in patients with NIDDM poorly controlled by diet therapy. Diabetes Care 19(2):151-156 (1996)

Järvinen HY, Kauppila M, Kujansuu E, Lahti J, Marjanen T, Niskanen L, Rajala S, Ryysi L, Salo s, Seppälä P, Tulokas T, Viikari J, Karjalainen J, Taskinen MR: Comparison of Insulin Regimens in Patients with non-insulin-dependent diabetes mellitus. N Engl J Med 327:393-397 (1992)

Janand-Delenne B, Savin B, Habib G, Broy M, Vague P, Lassmann-Vague V: Silent myocardial ischemia in patients with diabetes – who to screen. Diabetes Care 22:1396-1400 (1999)

Janka HU: Blutzuckersenkung/antiatherogene Effekte. Vortrag anläßlich des 17. Diabetesseminars für Ärzte der Diabetesakademie Bad Mergentheim e.V., 17.04.1999

Janka HU: Epidemiologie und Pathogenese der Arteriosklerose bei Diabetes. Diabetologie Informationen 20 Heft 4: 339-340 (1998)

Janka HU, Redaèlli M, Gandjour A, Giani G, Hauner H, Michaelis D, Standl E: Epidemiologie und Verlauf des Diabetes mellitus in Deutschland. Evidenzbasierte Diabetes-Leitlinien DDG. (Hrsg). Scherbaum WA, Lauterbach KW, Renner R (2000)

Janka HU, Standl E, Stiegler H, Standl R: Angiopathien bei Diabetes mellitus. In: Diabetologie in Klinik und Praxis, 3. Auflage. Mehnert H, Schöffling K, Standl E, Usadel KH (Hrsg). Thieme Verlag, Stuttgart-New York S.418-460 (1994)

Janka HU, Balletshofer B, Becker A, Gick MR, Hartmann J, Jung D, Mäckelmann S, Möltner A: Das metabolische Syndrom als potenter kardiovaskulärer Risikofaktor für vorzeitigen Tod bei Typ-II-Diabetikern. Die Schwabinger Studie II. Untersuchung nach neun Jahren. Diabetes Stoffw 1:2-7 (1992)

Johnson JA, Majumdar SR, Simpson SH, Toth EL: Decreased Mortality Associated with the Use of Metformin Compared to Sulfonylurea Monotherapy in type 2 diabetes. Diabetologia 44(Suppl.1):A112 (2001)

Johnston P, Peter U, Coniff RF, Krol A, Davidson JA, Hafner S: Long-term titrated-dose a-Glucosidase inhibition in non-insulin-requiring hispanic NIDDM patients. Diabetes Care 21(3):409-415 (1998)

Jones NP, Mather R, Owen S, Parwardhan R: Rosiglitazone: Long-term efficacy in combination with metformin or as monotherapy. Diab Res Clin Pract 50(Suppl.1):P307 (2000)

Jovanovic L, Jain R, Greco S, Hale P, Khurtoryansky N, Santiago O: Repaglinide/Pioglitazone Combination Therapy of Type 2 Diabetes, Diabetes, Vol 50(Suppl. 2) 1830-PO (2001)

Julius U: Synopsis der Ergebnisse der Diabetes-Interventionsstudie. 7. Reinhardsbrunner Gespräch, 27.03.1999 in Erfurt

Kahn ES, Andrikopoulos S, Verchere CB: Islet Amyloid. A long-recognized but underappreciated pathological feature of type 2 diabetes. Diabetes 48:241-253 (1999)

Kaneko T: Clinical evaluation of an insulin-resistance improving agent, AD-4833, in patients with non-insulin-dependent diabetes mellitus (NIDDM) on diet therapy alone - A placebo-controlled double-blind clinical study. Jpn J Clin Exper Med 74:1491-1514 (1997)

Kaneko T: Clinical evaluation of an insulin-resistance improving agent, AD-4833, in patients with non-insulin-dependent diabetes mellitus (NIDDM) on treatment with an SU drug – A placebo-controlled double-blind clinical study. Jpn J Clin Exper Med 74:1515-1539 (1997)

Kaneko T: Clinical usefulness of long-term treatment with AD-4833 of patients with non-insulin-dependent diabetes mellitus (NIDDM) – Late phase II study on long-term treatment. Jpn J Clin Exper Med 74:1557-1588 (1997)

Katsuki A, Sumida Y, Gabazza EC, Murashima S, Furuta M, Araki-Sasaki R, Horiy, Yano y, Adachi Y: Homeostasis model assessment is a reliable indicator of insulin resistance during follow-up of patients with type 2 dibetes: Diabetes Care 24:362-265 (2001)

Kawamori R, Matsuhisa M, Konoshita J, Mochizuki K, Niwa M, Arisaka T, Ikeda M, Kubota M, Wada M, Kanda T, Ikebuchi M, Thodo R, Yamasaki Y, AD-4833 Clamp-OGL Study Group: Pioglitazone enhances splanchnic glucose uptake as well as peripheral glucose uptake in non-insulin-dependent diabetes mellitus. Diabetes Res Clin Pract 41:35-43 (1998)

Keilson L, Mather S, Walter YH, Subramanian S, McLeod JF: Synergistic effects of nateglinide and meal administration on insulin secretion in patients with type 2 diabetes mellitus. J Clin Endocrinol Metab 85:1081-6 (2000)

Keller H: Referat. Tagung der Deutschen Diabetes-Union am 13.11.1999 in Rastatt

Keller M: Xenical – ein neues Medikament zur Gewichtsreduktion. D-Journal 136:9-12 (1999)

Kellerer M, Häring HU, Rett K: Insulin-Resistenz im Rahmen des metabolischen Syndroms. Pathophysiologische Grundlagen sowie Konsequenzen für Diagnostik und Therapie. In: Herz, Gefäße und Diabetes. Das metabolische Syndrom im Blickfeld von Kardiologie und Diabetologie. Mehnert H (Hrsg). Medikon Verlag, München S.25-30 (1997)

Kellerer M: Modulation der Insulinsignalübertragung und mögliche Mechanismen der Insulinresistenz. Diabetes Stoffw 6:263-267 (1997)

Kellerer M, Lammers R, Häring HU: Insulin signal transduction: possible mechanisms for insulin resistance. Exp Clin Endocrinol Diabetes 107:97-106 (1999)

Kelly D: Effect of orlistat in overweight type 2 diabetic patients receiving insulin: 18th International Diabetes Federation Congress, Mexico City (2000)

Kerner W: Therapie der Hypertonie bei Diabetes mellitus Typ II. Vortrag am 22.11.1997 in Leipzig

Kerner W, Fuchs C, Redaèlli M, Böhm BO: Definition, Klassifikation und Diagnostik des Diabetes mellitus. Evidenzbasierte Diabetes-Leitlinien DDG. (Hrsg.) Scherbaum WA, Lauterbach KW, Joost HG (2001)

Kipnes M, Rendell M, Egan JW, Mathisen AL, Schneider RL: Pioglitazone hydrochloride in combination with SU therapy improves glycemic control in the treatment of patients with type 2 diabetes mellitus: a randomised, placebo-controlled study. Submitted for publication

Klotz U, Sailer D: Arzneimittelinteraktionen – ihre Bedeutung für eine sichere Therapie am Beispiel der neuen Wirkstoffgruppe der Thiazolidindione (Glitazone). Arznei.-Forsch./Drug Res. 51, Heft 2 (2001)

Köhler C, Temelkowa-Kurktschiev T, Schaper F, Fücker K, Hanefeld M: Prävalenz von neuentdecktem Typ-2-Diabetes, gestörter Glukosetoleranz und gestörter Nüchternglucose in einer Risikopopulation: Daten der RIAD-Studie nach Anwendung neuer Diagnosekriterien für Diabetes. Dtsch Med Wschr 124:1057-1061 (1999)

Kohner E: „Die UKPDS“. Vortrag anläßlich der Jahrestagung der Bayerischen Diabetologen. Rottach-Egern, 06.11.1998

Knick B, Knick J: Diabetologie, 4. Auflage. Kohlhammer, Stuttgart-Berlin-Köln (1997)

Kreider M, Miller E, Patel J: Rosiglitazone is safe and well tolerated as monotherapy or combination therapy in patients with tape 2 diabetes mellitus (T2DM). Diabetes 48(S1):A117, Abs 506 (1999)

Kretzschmar R: Sibutramin: Neues Adipositasmedikament mit dualem Wirkansatz. Vortrag 14. Jahrestagung der Deutschen Adipositas-Gesellschaft (DAG), Osnabrück 1.-3. Oktober 1998

Kumar S, Boulton AJM, Beck-Nielsen H, Berthezene F, Muggeo M, Persson B, Spinas GA, Donoghue S, Lettis S, Stewart-Long P, for the Troglitazone study group: Troglitazone, an insulin action enhancer, improves metabolic control in NIDDM patients. Diabetologia 39:701-709 (1996)

Landgraf R: Vortrag Novo Nordisk-Symposium. DDG-Jahrestagung in Leipzig, 21.05.1998

Landgraf R, Bilo HJG: Repaglinide vs glibenclamide: a 14-week efficacy and safety comparison. 57th Scientific Sessions of the American Diabetes Association, Boston, MA, USA (1997)

Landgraf R, Frank M, Bauer C, Leyck Dieken M: Prandial Glucose Regulation with Repaglinide, International Journal of Obesity, Vol 24(Suppl. 3), 538-544 (2000)

Landstedt-Hallin L, Arner P, Lins P-E, Bolinder J, Olsen H, Groop L, Scandinavian Insulin-Sulfonylureas Study Group Research Team: The role of sulfonylurea in combination therapy assessed in a trial of dulfonylurea withdrawal. Diabetic Medicine 16:827-834 (1999)

Laube H: Acarbose und Miglitol in der Diabetestherapie. Vortrag anläßlich des 17. Diabetesseminar für Ärzte der Diabetesakademie Bad Mergentheim e.V., 17.04.1999

Laube H, Mehnert H: Ernährungstherapie. In: Diabetologie in Klinik und Praxis. Mehnert H, Standl E, Usadel KH (Hrsg), 4. Auflage. Thieme Stuttgart-New York 120-144 (1999)

Laube H: Das metabolische Syndrom - Herausforderung zur Krankheitsprävention. Diabetes Praxis 22:5-7 (1998)

Laube H, Uhlmann M, Linn Th, Spengler M: Acarbose improves insulinsensitivity in obese patients with IGT. Diabetologia 40(Suppl.1):1261 (1997)

Lean MEJ: Sibutramine - a review of clinical efficacy. Int J Obes 21:S30-S36 (1997)

Lebovitz HE: a-Glucosidase inhibitors as agents in the treatment of diabetes. Diabetes Reviews 6:132-145 (1998)

Lebovitz HE, Dole JF; Patwardhan R, Rappaport EB, Freed M: Rosiglitazone monotherapy is effective in patients with type 2 diabetes. J Clin Endocrin Metabolism 86(1):280-8 (2001)

Lebovitz HE, Salzman A: Rosiglitazone liver safety update. Diabetes 49(S1):A39, Abs 159 (2000)

Lechleitner M, Weitgaser R: Verbesserung der glykämischen Kontrolle und Gewichtsabnahme bei Patienten mit DM Typ 2 unter Langzeittherapie mit Glimepirid. Acta Med Austriaca 26(Suppl 50):16 (1999)

Lee A, Morley J: The effect of acarbose on body weight regulation. Diabetologia 40(Suppl.1):1048 (1997)

Lee WL, Cheung AM, Cape D, Zinman B: Impact of diabetes on coronary artery disease in woman an men – a meta-analysis of prospective studies. Diabetes Care 23:962-968 (2000)

Lehmann JM, Moore LB, Smith-Oliver TA, Wilkison WO, Kliewer SA: An antidiabetic thiazolidinedione is a high affinity ligand for peroxisome proliferator-activated receptor gamma (PPRGamma). J Biol Chem 270(22):12953-12956 (1995)

Lehto S, Rönnemaa T, Pyörälä K, Laakso M: Cardiovascular risk factors clustering with endogenous hyperinsulinaemia predict death from coronary heart disease in patients with type 2 diabetes. Diabetologia 43:148-155 (2000)

Leihener D: Persönliche Mitteilung

Lefèbvre PJ, Scheen AJ: The postprandial state and risk of cardiovascular disease. Diabetic Medicine 15(Suppl.4):563-568 (1998)

Liao D, Shofer JB, Boyko EJ, McNelly M, Leonetti DL, Kahn SE, Fujimoto WY: Abnormaol glucose tolerance and increased risk for cardiovascular disease in Japanese-Americans with normal fasting glucose. Diabetes CARE 24: 39-44 (2001)

Liebermeister H, Sammler A: Schwierigkeiten mit dem Insulinspritzen bei älteren Diabetikern. Diabetes J 5:234-236 (1988)

Liebl A: Aktuelle Ergebnisse aus der CODE-2-Studie: Was kostet ein offener Fuß, was ein Schlaganfall bei Diabetikern? Symposion anläßlich der Eröffnung des Diabetes- und Stoffwechselzentrums Tegernsee an der Wallberg-Klinik Rottach-Egern, 10.02.2001

Liebl A, Neiss A, Spannheimer A, Reitberger U, Wagner T, Görtz A: Kosten des Typ-2-Diabetes in Deutschland. Ergebnisse der CODE-2-Studie. Dtsch Med Wschr 20:585-589 (2001)

Liebl H: Die CODE-2-Studie. Vortrag 5. Kirchheim-Forum, 08/09.10.1999, Wiesbaden

Lindahl B, Weinhall B, Asplund K, Hallmanns G: Screening for impaired glucose tolerance – Results from a population based study in 21.057 individuals. Diabetes Care 22:1988-1992 (1999)

Löffler G: Das Fettgewebe als endokrines Organ. In: HU Klör (Hrsg.). Adipositas – Genese, Diagnose, Therapie. Medikon Verlag München, 33-38 (2000)

Löffler G: Pathophysiologie des Fettgewebes. Deutsche Apotheker-Zeitung 138:049-2052 (1998)

Löwel H, Stieber J, Koenig W, Thorand B, Hörmann A, Gostomzyk J, Keil U: Das Diabetes-bedingte Herzinfarktrisiko in einer süddeutschen Bevölkerung: Ergebnisse der MONICA-Augsburg-Studien 1985-1994. Diabetes Stoffw 8:11-21 (1999)

Lotz N: Möglichkeiten der Kombinationstherapie mit oralen Antidiabetika bzw. Insulin. Vortrag anläßlich des 17. Diabetesseminars für Ärzte der Diabetesakademie Bad Mergentheim e.V., 17.04.1999

Lucas CP, Rendell MS, Sosenko JM, Goldberg RB, Brodows RG, Einhorn D: A placebo-controlled, double-blind, randomized, three-month maintenance study of repaglinide in the treatment of patients with Type II diabetes. Novo Nordisk study AGEE/DCD/033/USA: Data on file (1994)

Ludvik B: Neue Therapieoptionen mit Troglitazone und Amylin. Diabetologie Informationen 20 Heft 4:330-332 (1998)

Lupi R, Del Guerra S, Marselli L, et al: Expression of peroxisome proliferator-activated mRNA in isolated human pancreatic islets. Diabetes 49(1):1032 (2000)

Madigan C, Ryan M, Owens D, Collins P, Tomkin GH: Dietary unsaturated fatty acids in type 2 diabetes – higher levels of postprandial lipoprotein on a linoleic acid-rich sunflower oil diet compared with an oleic acid-rich olive oil diet. Diabetes Care 23:1472-1477 (2000)

Mahankali A, Miyazaki Y, Matsuda M: Effect of pioglitazone on glucose tolerance and insulin sensitivity in diet-controlled type 2 diabetic subjects. Diabetes 49(1):470 (2000)

Mäkimattila S, Nikkilä K, Yki-Järvinnen H: Causes of weight gain during insulin therapy with and without metformin in patients with type 2 diabetes. Diabetologia 42:406-412 (1999)

Maggie CY, Shao-Chin L, Gary TC, June KY, Wing-Yee S, Yasmeen H, Barnett AH, Mackay IR, Critchley J, Cockram CS, Chan J: Familial Early-Onset Type-2-Diabetes in Chinese Patients. Diabetes Care 24:663-671 (2001)

Mann J: Therapie der Hypertonie bei Diabetes mellitus. Diabetologie Informationen 20 Heft 4:341-342 (1998)

Mannucci E, Ognibene A, Cremasco F, Bardini G, Menucci A, Pierazzuoli E, Ciani S, Messeri G, Rotella CM: Effect of metformin and glucagon-like peptide 1 (GLP-1) and leptin levels in obese nondiabetic subjects. Diabetes Care 24: 489-494 (2001)

Mannucci E, Ognibene A, Cremasco F, Bardini G, Menucci A, Pierazzuoli E, Ciani S, Fanelli A, Messeri G, Rotella CM: Glucagon-like peptide (GLP)-1 and leptin concentrations in obese patients with Type 2 diabetes mellitus. Diabetic Medicine 17:713-719 (2000)

Marbury TC, Hatorp V, Damsbo P, Müller PG: Repaglinide can be given in a flexible preprandial dosing regimen in patients with type 2 diabetes. Poster EASD-Meeting Barcelona (Abstract A1), Sept. 1998

Marre M, Allavoine T: Response Rate in Second-Line Therapy of a New Fixed Combination Metformin/Glibenclamid Product. Diabetes Research and Clinical Practice. Vol 50(Suppl.1):343-344 (2000)

Marrero D, Knowler W: The Diabetes Prevention Program (DPP). Vortrag EASD-Kongress, Glasgow, 12.9.2001

Marx N: Ein kardiovaskuläres Profil. Was leisten Glitazone? Diabetes medical expert 2:17-27 (2001)

Massi-Benedetti M, Herz M, Pfeiffer C: The effects of acute exercise on metabolic control in type II diabetic patients treated with glimepiride or glibenclamide. Horm Metab Res 28:451-455 (1996)

Matfin G, Rut A, Rebuck A: Rosiglitazone added to Glibenclamide improves glycemic control in type 2 diabetes patients poorly controlled on maximum-dose Glibenclamide alone. Poster 0581A presented at the international congress of endocrinology (ICE), Sydney (2000)

Mathisen A, Geerlof J, Houser V, et al: The effect of pioglitazone on glucose control and lipid profile in patients with type 2 diabetes. Diabetologia 8(1):A227 (1999)

Matthaei S: Pathogenese des Typ-2-Diabetes mellitus. Diabetologie Informationen 20 Heft 4: 321-324 (1998)

Matthaei S: Pathogenese des metabolischen Syndroms. Vortrag Hamburg 4.12.1997

Matthaei S, Hamann A, Klein HH, Benecke H, Kreymann G, Flier JS, Greten H: Association of metformin effect to increase insulin-stimulated glucose transport with potentiation of insulin-induced translocation of glucose transporters from intracellular pool to plasma membrane in rat adipocytes. Diabetes 40:850-857 (1991)

Matthaei S, Stummvoll M, et al: Pathophysiology and pharmacological treatment of insulin resistance. Endocrine Reviews 21:585-618 (2000)

Matthaei S, Stummvoll M, et al: Thiazolidindione (Insulinsensitizer). Deutsches Ärzteblatt 98(14):A912-918 (2001)

Matthews DR, Bakst A, Weston W, Hemyari P: Rosiglitazone decreasis insulin resistance and improves beta-cell function in patients with type 2 diabetes. Diabetologia 42(S1):A229, Abs 858 (1999)

May C: Wirksamkeit und Verträglichkeit von einschleichend dosierter Acarbose bei Patienten mit nichtinsulinpflichtigem Diabetes mellitus (Typ-II-Diabetes) unter Sulfonylharnstofftherapie. Diabetes Stoffw 4:3-8 (1995)

McAuley KA, Williams SM, MAnn JI, Walker RJ, Lewis-Barned NJ, Temple LA, Duncan AW: Diagniosing Insulin Resistance in the General Population. Diabetes Care 24:460-464 (2001)

McGarry JD, Dobbins RL: Fatty acids, lipotoxicity and insulin secretion. Diabetologia 42:128-138 (1999)

McLelland J: Recovery from metformin overdose. Diabet Med 2:410-411 (1985)

Mehnert H: Therapie des Diabetes mellitus. In: Pharmakotherapie im Alter, 3. Auflage. Platt D, Mutschler E (Hrsg), WVA, Stuttgart S. 225-245 (1999)

Mehnert H: Metformin in der Diabetestherapie. Internist 39:222-228 (1998)

Mehnert H: Diabetes: Status quo und Ausblick. Euroforum Düsseldorf 22.-23.01.2001

Mehnert H (Hrsg): Herz, Gefäße und Diabetes. Das metabolische Syndrom im Blickfeld von Kardiologie und Diabetologie. Medikon Verlag, München (1997)

Mehnert H: Diabetes mellitus as a clinical model of the process of aging. Lecture held at the Conference on Healthy Aging at the United Nations. New York, April 22 1996. Eur J Med Res 2:441-444 (1997)

Mehnert H: Acarbose in der Diabetestherapie. Internist 36:1190-1195 (1995)

Mehnert H: Ernährungstherapie bei Diabetes mellitus. In: Diabetologie in Klinik und Praxis, 3. Auflage. Mehnert H, Schöffling K, Standl E, Usadel KH (Hrsg). Thieme Verlag, Stuttgart-New York S. 161-210 (1994)

Mehnert H: Orale Antidiabetika. Bayer Internist 19:335-346 (2000)

Mehnert H, Kuhlmann H: Hypertonie und Diabetes mellitus. Dtsch Med J 19:567-571 (1968)

Mehnert H, Nowak W: Diabetische Neuropathie, aktuelle Hinweise, Kompendium für Ärzte und Apotheker. 2. Auflage (2000)

Mehnert H, Seitz W: Weitere Ergebnisse der Diabetesbehandlung mit blutzuckersenkenden Biguaniden. Münch Med Wochenschr 100:1849-1851 (1958)

Mehnert H, Sewering H, Reichstein W, Vogt H: Früherfassung von Diabetikern in München 1967/68. Dtsch med Wschr 93:2044-4050 (1968)

Meigs JB, Mittleman MA, Nathan DM, Tofler GH, Singer DE, Murphy-Sheeby PM, Lipinska I, DÀgostino RB, Wilson PWF: Hyperinsulinemia, hyperglyemia and impaired hemostasis – the Framingham offspring study. J Amer Med Ass 283:221-228 (2000)

Meißner HP: Flexible orale Diabetestherapie des Typ-2-Patienten. Symposium „Aktuelle Diabetestherapie", 20.02.1999 in Ludwigshafen

Meißner HP: Vortrag Novo Nordisk-Symposium. DDG-Jahrestagung in Leipzig, 21.05.1998

Meneilly GS, Ryan EA, Radziuk J, Lau DCW, Yale JF, Morais J, Chiassoin JL, Rabasa-Lhoret R, Maheux P, Tessier D, Wolevert T, Josse RG, Elahi D: Effect of acarbose on insulin sensitivity in elderly patients with diabetes. Diabetes Care 23:1162-1167 (2000)

Mertes H: Safety and efficacy of acarbose on the treatment of type 2 diabetes: data from a 5-year surveillance study. Diab Res & Clin Pract 52:193-204 (2001)

Mertes M: Efficacy and safety of acarbose in the treatment of type 2 diabetes: Data from 2 years surveillance study. Diabetes Res Clin Pract 40:63-70 (1998)

Miles J: Role of orlistat (Xenical®) in overweight metformin-treated type 2 diabetes patients: 17th International Diabetes Federation Congress, Mexico City (2000)

Miyazaki Y, Mahankali A, Matsuda M, et al: Effect of pioglitazone on abdominal fat distribution and insulin sensitivity in patients with type 2 diabetes mellitus (T2DM). Diabetes 49(1):1245 (2000)

Mocanu NM, Baxter GF, Lawrence CL, Standen NB, Yellon DM: The sulfonylurea glimepiride does not abolish myocardial protection afforded by either ischemic preconditioning or diazoxide. Circulation 102:II-288, abs 1409 (000). Sci Sess. Am Heart Assoc, New Orleans (Nov 2000)

Mogensen CE: Combined high blood pressure and glucose in type 2 diabetes: double jeopardy. Br Med J 317:693-694 (1998)

Mooy JM, De Vries H, Grootenhuis PA, Bouter LM, Heine RJ: Major stressful life events in relation to prevalence of undetected type 2 diabetes. The Hoorn Study. Diabetes Care 23:197-201 (2000)

Moses R, Slobodniuk R, Boyages S, Colagiuri S, Kidson W, Carter J, Donnelly T, Moffitt P, Hopkins H: Effect of repaglinide addition to metformin monotherapy on glycemic control in patients with type 2 diabetes. Diabetes Care 22(1):119-124 (1999)

Moses R, Slobodniuk R, Boyages S, Colagiuri S, Kidson W, Carter J, Donnelly T, Moffitt P, Hopkins H: Additional treatment with repaglinide provides significant improvement in glycemic control in NIDDM patients poorly controlled on metformin. 57th Scientific Sessions of the American Diabetes Association, Boston, MA, USA (1997)

Müller G: The molecular mechanism of the insulinmimetric/sensitzing activity of the antidiabetic sulfonylurea drug Amaryl. Molecular Medicine 6:907-933 (2000)

Müller G, Satoh Y, Geisen K: Extrapancreatic effects of sulfonylureas - a comparison between glimepiride and conventional sulfonylureas. Diabetes Res Clin Pract 28(Suppl):S115-S137 (1995)

Murakami K, Tobe K, Ide T, Mochizuki T, Ohashi M, Akanuma Y, Yazaki Y, Kadowaki K: A novel insulin sensitizer acts as a coligand for peroxisome proliferator-activated receptor-a (PPAR-a) and PPAE-g. Effect of PPAE-a activation on abnormal lipid metabolism in liver of zucker fatty rats. Diabetes 47:1841-1847 (1998)

Mutschler E, Schäfer-Körting M: Arzneimittelwirkungen, 7. Auflage, Wissensch. Verlagsgesellsch., Stuttgart S.341 (1996)

Nagaev I, Smith U: Insulin resistance and type 2 diabetes are not related to resistin expression in human fat cells or skeletal muscle. Bioch. Biophys. Res. Com. 285:561-564 (2001)

Nagi DK, Ali VM, Yudkin JS: Effect of Metformin on intact proinsulin and des 31,32 proinsulin concentrations in subjects with non-insulin-dependent (type 2) diabetes mellitus. Diabet Med 13:753-757 (1996)

Nathan DM: Some answers, more controversy, from UKPDS. Lancet 352:832-833 (1998)

Nauck M: Glucagon-like peptide (GLP-1) as a new therapeutic approach for type 2 diabetes. Exp Clin Endocrinol Diabetes 105:187-195 (1997)

Nolan J, Jones NP, Patwardhan R, Deacon L: Rosiglitazone taken once daily provides effective glycaemic control in patients with type 2 diabetes mellitus. Diabetic Medicine 17(4):287-294 (2000)

Norhammer AM, Rydén L, Malmberg K: Admission plasma glucose – independent risk factor for long term prognosis after myocardiaol infarction even in nondiabetic patients. Diabetes Care 22:1827-1831 (1999)

Olefsky JM: Treatment of insulin resistance with peroxysome proliferator-activated receptor gamma agonists. The Journal of Clinical Investigation 106(4):467-472 (2000)

Östgren CJ, Lindblad U, Ranstam J, Malander A, Rastam L: Associations between smoking and β-cell function in a non-hypertensive and non-diabetic population. Diabetic Medicine 17:445-450 (2000)

Orth SR, Ritz E: Rauchen - ein Risikofaktor für die Progression primärer und sekundärer Nierenerkrankungen. Diabetes Stoffw 7:60-64 (1998)

Owens DR: Repaglinide - Prandial Glucose Regulator: A new class of oral antidiabetic drugs. Diabet Med 15(Suppl.4):S28-S36 (1998)

Palitzsch AD, Nusser J, Arndt H, Enger I, Zietz B, Hügl S, Cuk A, Schäffler A, Büttner R, Frick E, Rath H, Schölmerich J, Diabetomobil-Studiengruppe: Die Prävalenz des Diabetes mellitus wird in Deutschland deutlich unterschätzt – eine bundesweite epidemiologische Studie auf der Basis einer HbA_{1c}-Analyse. Diab Stoffw 8:189-200 (2000)

Parulkar AA, Pendergras ML, Granda-Ayala R, Vonseca VA: Nonhypoglycemic effects of thiazolidinediones. Ann Intern Med 1345:61-71 (2001)

Paschke R: Genetische Heterogenität des Diabetes mellitus Typ II und genetische Prädisposition für diabetische Folgeerkrankungen des Diabetes mellitus Typ II. Vortrag am 22.11.1997 in Leipzig

Patwardhan R, Porter L, Jones NP: Long-term efficacy of rosiglitazone as monotherapy or combination therapy in patients with type 2 diabetes. Abstract 449 + Poster presented at the Endocrine Society's 82nd Annual Meeting Toronto, Canada 21-24 June 2000

Patel J, Andeson RJ, Rappaport E: Rosiglitazone monotherapy improves glycaemic control in patients with type 2 diabetes: a twelve-week, randomised, placebo-controlled study. Diabetes Obesity & Metabolism 1(3):165-172 (1999)

Perry IJ, Wannamethee SG, Shaper AG: Prospective study of serum gamma glutamyltransferase and risk of NIDDM. Diabetes Care 21:732-737 (1998)

Perry RC, Shankar RR, Fineberg N, McGill J, Baron AD: HbA_{1c} measurement improves the detection of type 2 diabetes in high-risk individuals with nondiagnostic levels of fasting plasma glucose. Diabetes Care 24: 465-471 (2001)

Pfeiffer A et al, Diabetologia, Supplement EASD (2001)

Pfeiffer D: Besonderheiten der Diagnostik und Therapie der koronaren Herzerkrankung und arteriellen Verschlußkrankheit bei Diabetes mellitus. Vortrag am 22.11.1997 in Leipzig

Philipp T: Genetik und Pathogenese der diabetischen Nephropathie. Diabetologie Informationen 20 Heft 4:337-338 (1998)

Philipp T: Ätiologie und Therapie der diabetischen Nephropathie. Vortrag am 22.11.1997 in Leipzig

Phillips LS, Grunberger G, Miller E, et al: Once- and twice-daily dosing with rosiglitazone improves glycemic control in patients with type 2 diabetes. Diabetes Care 24:308-315 (2001)

Piehlmeier W, Renner R, Schramm W, Kimmerling T, Garbe S, Proetzsch R, Fahn J, Piwernetz K, Landgraf R: Screening of diabetic patients for microalbuminuria in primary care – The PROSIT-Project. Exp. Clin. Endocrinol. Diabetes 107:244-251 (1999)

Poirier P, Bogaty P, Garneau C, Marois L, Dumesnil J-G: Diastolic Dysfunction in normotensive men with well-controlled Type 2 Diabetes. Diabetes Care 24:5-10 (2001)

Ponssen HH, Elte JWF, Lehert P, Schouten JP, Bets D: Combined Metformin and Insulin Therapy for Patients with Type 2 Diabetes Mellitus. Clinical Therapeutics. Vol 22, No.6:709-718 (2000)

Porter L, Freed M, Jones NP, Biswas N: Rosiglitazone improves beta-cell function as measured by proinsulin/insulin ratio in patients with type 2 diabetes. Diabetes 49(S1):A122, Abs 495 (2000)

Ramsey SD, Newton K, Blough D, McCulloch DK, Sandhu N, Reiber GE, Wagner EH: Incidence, outcomes and cost of foot ulcers in patients with diabetes. Diabetes Care 22(3):382-387 (1999)

Raskin P, McGill J, Hale P; Khurtoryansky N, Santiago O: Repaglinide/Rosiglitazone Combination Therapy of Type 2 Diabetes, Diabetes, Vol 50(Suppl. 2) 516-P (2001)

Raskin P, Rappaport E, Cole ST, Yan Y, Patwardhan R, Freed M: Rosiglitazone short term monotherapy lowers fasting and post-prandial glucose in patients with type 2 diabetes. Diabetologia 43(3):278-284 (2000)

Ratzmann KP: Flexible orale Diabetestherapie des Typ-2-Patienten. Vortrag Potsdam, 16.01.1999

Reaven GM, Banting Lecture: Role of insulin resistance in human disease. Diabetes 37:1593-1607 (1988)

Reljanovic R, Reichel G, Rett K, Lobisch M, Schuette K, Möller W, Tritschler HJ, Mehnert H and the ALADIN II Study group: Treatment of diabetic polyneuropathy with the antioxidant thioctic acid (a-lipoic acid). A two year multicenter randomised double-blind placebo controlled trial. Free Radical Research (in press)

Renner R: Insulintherapie des Typ-1- und Typ-2-Diabetes. Bayer Internist 19:347-354 (1999)

Renner R: Vortrag Novo Nordisk-Symposium. DDG-Jahrestagung in Leipzig, 21.05.1998

Riddle M, McDaniel P, Bugos C: First-dose C-peptide response and risk of hypoglycaemia are lower with glimepiride than gliburide. Diabetes 6:A129, abs 518 (2001)

Riddle MC: Combined therapy with a sulfonylurea plus evening insulin: safe, reliable an becoming routine. Horm Metab Res 28:430-433 (1996)

Robbins D: Stepped-care therapy. Vortrag Kongress der American Diabetes Association. San Diego, USA, 20.6.1999

Robertshaw L, Robertshaw D, Whyte I: Audit of time taken to heal diabetic foot ulcers. Practical Diabetes Int 18(1):6-9 (2001)

Robinson AC, Burke J, Robinson ST, Johnston DG, Elkeles RS: The effects of metformin on glycemic control in serum lipids in insulin-treated NIDDM-patients with suboptimal metabolic control. Diabetes Care 21:701-705 (1998)

Rossak C (Hrsg): Angewandte Diabetologie. UNI-MED-Verlag Bremen, London, Boston (2000)

Rosak C: Rosiglitazon in der Therapie des Typ-2-Diabetes. Vortrag 13.4.99, 105. Kongreß der Deutschen Gesellschaft für Innere Medizin, Wiesbaden

Rosak C, Böhm BO: Behandlung mit Insulin. In: Diabetologie in Klinik und Praxis, 4. Auflage. Mehnert H, Standl E, Usadel KH (Hrsg). Thieme Verlag, Stuttgart-New York S.182-211 (1999)

Rosenstock J, Donovan D, Piper BA: Effect of Metformin/Glyburide Tablets on Postprandial Plasma Glucose in Type 2 Diabetes. ADA 60th Scientific Sessions, June 9-13 2000, 1528-PO (2000)

Rosenstock J, Gatlin M, Mallows S, Bush C: Nateglinide Improves Glycemic Control Alone and in Combination with Troglitazone in Patients with Type 2 Diabetes. Diabetes 49(Suppl.1):A123[498-P] (2000)

Rosenstock J, Schwartz SL, Clark CM JR, Park GD, Donley DW, Edwards MB: Basal Insulin Therapy in Type-2-Diabetes. Diabetes Care 24:631-636 (2001)

Ross S, Hint J, Josse R: Acarbose significantly improves glucose-control in NIDDM-subjects, results of the Multicenter Canadian Trial. Diabetes 41:193 A (1992)

Rosskamp R, Wernicke-Panten K, Draeger E: Clinical profile of the novel sulfonylurea glimepiride. Diabetes Res Clin Pract 31(Suppl):33-42 (1996)

Ruhnau KJ, Meissner HP, Finn JR, Reljanovic M, Lobisch M, Schütte C, et al: Effects of 3-week oral treatment with the antioxidant thioct acid in symptomatic diabetic polyneuropathy. Diabetic Medicine 16:1040-1043 (1999)

Salzman A, Murphy K: Rosiglitazone: Cardiac safety with long-term treatment in patients with type 2 diabetes. Diab Res Clin Pract 50(Suppl.1):P309 (2000)

Saydah SH, Loria CM, Eberhardt MS, Brancati FL: Subclinical states of glucose intolerance and risk of death in the US. Diabetes Care 24: 447-453 (2001)

Schaper F, Hanefeld M: Behandlung von Fettstoffwechselstörungen bei Diabetes. Ein effektiver und integraler Beitrag zur Prävention der Makroangiopathie. CF-Journal 4:36-38 (2000)

Schatz H (Hrsg): Diabetologie Kompakt. Blackwell Wissenschafts-Verlag Berlin, Wien (2001)

Schatz H: Insulintabelle, Stand Herbst 1997. Diabetologie Informationen 19 (1997), Anlage

Schatz H, Maier V, Hinz M, Nierle C, Pfeiffer EF: The effect of tolbutamide and glibenclamide on the incorporation of [3H] Leucine and on the conversion of proinsulin to insulin in isolated pancreatic islets. FEBS Lett 21:14-16 (1972)

Schatz H, Mark M, Ammon HPT: Antidiabetika. Diabetes mellitus und Pharmakotherapie, Wissensch. Verlagsanstalt Stuttgart, S.212 (1986)

Schernthaner G: Kritische Analyse der antidiabetischen Therapie mit Metformin: Stoffwechselwirkungen, antiatherogene Effekte und Kontraindikationen. Akt Endokrinol 13:44-50 (1992)

Schleicher E: Pathobiochemie diabetischer Folgeschäden. Diabetologie Informationen 20 Heft 4:335-336 (1998)

Schmechel H: Risikomerkmale des metabolischen Syndroms. 7. Reinhardsbrunner Gespräch, 27.03.1999 in Erfurt

Schusdziarra V: Das Medikament Xenical: Pharmakologie und Wirkungsweise. Hoffmann La Roche Symposium „Adipositas erfolgreich in der Praxis behandeln". Medica, Düsseldorf, 19.11.1998

Schusdziarra V: Adipositas – Moderne Konzepte für ein Langzeitproblem: 1. Auflage-Bremen: Uni-MED, ISBN 3-89599-451-0, (2000)

Schwandt P: Dyslipidämie bei metabolischem Syndrom. Vortrag am 1.5.99 in Nürnberg. Symposium „Metabolisches Syndrom und Typ-2-Diabetes"

Shaw JE, Hodge AM, de Courten M, Chittson P, Zimmet PZ: Isolated post-challenge hyperglycaemia confirmed as a risk factor for mortality. Diabetologia 42:1050-1054 (1999)

Simmons D, Thompson CF, Volklander D: Polynesians: prone to obesity and Type 2 diabetes mellitus but not hyperinsulinaemia. Diabetic Medicine 18:193-198 (2001)

Sjöström L, Rissanen A, Andersen T, Boldrin M, Golay A, Koppeschaar H, Krempf M for the European Orlistat Study Group: Randomised placebo-controlled trial of orlistat for weight loss and prevention of weight regain in obese patients. Lancet 352:167-172 (1998)

Speechly DP, Buffenstein R: Greater appetite control associated with an increased frequency of eating in lean males. Appetite 33:285-297 (1999)

Standl E, Janka HU, Mehnert H: Behandlung mit nicht-insulinotropen oralen Antidiabetika. In: Diabetologie in Klinik und Praxis, 4. Auflage. Mehnert H, Standl E, Usadel KH (Hrsg). Thieme Verlag, Stuttgart-New York S.163-181 (1999)

Standl E, Wicklmayr M: Muskelarbeit und Sport. In: Mehnert H, Standl E, Usadel KH (Hrsg). Diabetologie in Klinik und Praxis, 4. Auflage. Thieme Verlag, Stuttgart-New York S.274-284 (1999)

Standl E: Orale Diabetestherapie. Diabetologie Informationen 20 Heft 4:325 (1998)

Standl E, Balletshofer B, Dahl B, Weichenhain B, Stiegler H, Hörmann A, Holle R: Predictors of 10 year macrovascular and overall mortality in patients with NIDDM: the Munich General Practitioner Project. Diabetologia 39:1540-1545 (1996)

Standl E: Pathophysiologie des metabolischen Syndroms und des Typ-II-Diabetes. In: Herz, Gefäße und Diabetes - Das metabolische Syndrom im Blickfeld von Kardiologie und Diabetologie. Mehnert H (Hrsg). Medikon Verlag München S. 15-24 (1997)

Standl E, Fuchs CH, Parandeh-Shab F, Janka HU, Landgraf R, Lengeling H-F, Philipp T, Petzold R, Sawicki P, Scherbaum WA, Tschöpe D: Management der Hypertonie beim Patienten mit Diabetes mellitus. Evidenzbasierte Diabetes-Leitlinien DDG. (Hrsg). Scherbaum WA, Lauterbach KW, Renner R (2000)

Steppan CM, Bailey ST, Bhat S, Brown EJ, Banerjee RR, Wright CM, Patel HR, Ahima RS, Lazar MA: The hormone resistin links obesity to diabetes. Nature 409:307-312 (2001)

Stiegler H, Standl R, Standl E: Hirn- und Extremitäten-versorgende Arterien. In: Diabetologie in Klinik und Praxis. Mehnert H, Standl E, Usadel KH (Hrsg). Thieme, Stuttgart-New York, 4. Auflage 384-406 (1999)

Stiegler H, Standl E: Risikofaktoren und Gangarten der arteriellen Verschlußkrankheit bei Diabetes mellitus. In: Das Metabolische Syndrom. Diehm C, Schettler G (Hrsg). Medikon Verlag München S. 59-80 (1995)

Strian F, Waadt S: Psychosoziale Aspekte und Krankheitsbewältigung. In: Diabetologie in Klinik und Praxis, 3. Auflage. Mehnert H, Schöffling K, Standl E, Usadel KH (Hrsg). Thieme Verlag, Stuttgart-New York S.697-707 (1994)

Sulkin TV, Bosman D, Krentz AJ: Contraindications to metformin therapy in patients with NIDDM. Diabetes Care 20:925-928 (1997)

Suter M: Diabetes und Vitaminernährung, D-Journal 150:6-14 (2001)

Swinburn BA, Metcalf PA, Ley SJ: Long-Term (5-Year) Effects of a Reduced-Fat Diet Intervention in individuals with Glucose Intolerance. Diabetes Care 24:619-624 (2001)

Tai ES, Lim SC, Tan BY, Chew SK, Heng S, Tan CE: Screening for diabetes mellitus – a two-step approach in individuals with impaired fasting glucose improves detection of those at risk for complications: Diabetic Medicine 17:771-775 (2000)

Temelkova-Kurktschier TS, Koehler C, Leonhardt W, Schaper F, Henkel E, Siegert G, Hanefeld M: Increased intimal-medial thickness in newly detected type 2 diabetes. Diabetes Care 22:333-338 (1999)

Tillil H: Genetik des Typ-2-Diabetes mellitus. Diabetologie Informationen 20 Heft 4:318-320 (1998)

Toeller M, Klischan A, Heitkamp G, Schumacher W, Milne R, Buyke A, Karamanos B, Gries FA: Nutritional intake of 2868 IDDM-patients from 30 centres in Europe. Diabetologia 39:929-939 (1996)

Toeller M: Ernährungstherapie bei Diabetes. Therapiewoche 35:732-739 (1985)

Toeller M: Ernährung und Gesundheit. Die große Herausforderung für Prävention und Therapie: Diabetes mellitus als Modellbeispiel. CF-Journal 4:36-39 (2000)

Tomkin GH: Editorial - Diabetic vascular disease and the vising star of Protein Kinase C. Diabetologia 44:657-658 (2001)

Toplak H: Adipositas - Stellenwert der intestinalen Resorptionshemmung mit Orlistat. Mediziner 3:38-43 (1999)

Tschöpe D: Gerinnungsstörung und Progressionshemmung der Arteriosklerose bei Diabetes mellitus. Diabetologie Informationen 20 Heft 4:345-346 (1998)

Tschöpe D: Gerinnungsstörungen bei metabolischem Syndrom und Diabetes mellitus. In: Herz, Gefäße und Diabetes. Das metabolische Syndrom im Blickfeld von Kardiologie und Diabetologie. Mehnert H (Hrsg). Medikon Verlag, München S.117-132 (1997)

Tschöpe D: Gerinnungsstörungen bei Typ-2-Diabetes mit Metabolischem Syndrom: Konsequenzen für die Therapie. Vortrag Dresden, 29.11.1997

Tuomilehto J, and the Decode study group an behalf of the European Diabetes Epidemiology Group: Glucose tolerance and mortality: comparison of WHO and American Diabetes Association diagnostic criteria. The Lancet 354:617-621 (1999)

Turner RC: Verlautbarung zur UKPDS. Diabetes Stoffw 7:216 (1998)

Turner RC: Perspective of investigators of UKPDS study. Vortrag Kongress der American Diabetes Association. San Diego, USA, 19.6.1999

UKPDS Group: Intensive blood glucose control with sulfonyl-ureas or insulin compared with conventional treatment and risk of complications in patients with type 2 diabetes (UKPDS 33). Lancet 352:837-853 (1998)

UKPDS Group: Effect of intensive blood glucose control with metformin on complications in overweight patients with type 2 diabetes (UKPDS 34). Lancet 352:854-965 (1998)

UKPDS Group: Tight blood pressure control and risk of macrovascular and microvascular complications in type 2 diabetes: UKPDS 38. Br Med J 317:703-713 (1998)

UKPDS Group: Efficacy of atenolol and captopril in reducing risk of macrovascular and microvascular complications in type 2 diabetes: UKPDS 39. Br Med J 317:713-720 (1998)

UKPDS Group: Cost effectiveness analysis of improved blood pressure control in hypertensive patients with type 2 diabetes: UKPDS 40. Br Med J 317:720-726 (1998)

UKPDS Group: UKPDS Overview of a 6 years' therapy of type II diabetes: a progressive disease. Diabetes 44:1249-1258 (1995)

Vaccaro O, Ruffa G, Imperatore G, Iovino V, Rivellese AA, Riccardi G: Risk of diabetes in the new diagnostic category of impaired fasting glucose. A prospective analysis. Diabetes Care 22:1490-1493 (1999)

Velasquez EM, Mendoza SG, Wang P, Glueck Ch J: Metformin therapy ist associated with a decrease in plasma plasminogen activator inhibitor 1, lipoprotein (a), and immunoreactive insulin levels in patients with the polycystic ovaric syndrome. Metabolism 48:454-457 (1997)

Viñambres C, Villanueva-Peñacarrillo ML, Valverde I, Malaisse WJ: Repaglinide preserves nutrient-stimulated biosynthetic activity in rat pancreatic islets. Pharmacol Res 34:83-85 (1996)

Vogt A: Diabetes – eine Herzkrankheit. Vortrag am 24.11.01 in Berlin

Volk A, Maerker E, Rett K, Häring HU, Overkamp D: Glimepiride - Effects on peripheral insulin sensitivity. Diabetologia 43(Suppl.1):A39, abs 154 (2000)

Volk A, Renn W, Overkamp D, Mehnert H, Maerker E, Jacob S, Balletshofer B, Häring HU, Rett K: Insulin action and secretion in healthy, glucose tolerant first degree relatives of patients with type 2 diabetes mellitus. Influence of body weight. Exp Clin Endocrinol Diabetes 107:140-147 (1999)

Waadt S, Duran G, Waadt M, Herschbach P, Strian F: Quality of life in patients with type II diabetes mellitus. In: Concepts for the ideal diabetes clinic. Standl E, Lefebre P (Hrsg). De Gruyter, Berlin-New York p.361-374 (1993)

Walker AB, Naderali EK, Chattington PD, Buckingham RE, Williams G: Differential vasoactive effects of the insulin sensitizers rosiglitazone (BRL 49653) and troglitazone on human small arteries in vitro. Diabetes 47(5):810-814 (1998)

Wannamethee SG, Shaper AG, Walker M: Changes in physical activity, mortality, and incidence of coronary heart disease in older men. Lancet 351:1603-1608 (1998)

Wannamethee SG, Shaper AG: Weight change and duration of overweight and obesity in the incidence of type 2 diabetes. Diabetes Care 22:1266-1272 (1999)

Wareham NJ, Byrne CD, William R, Day NE, Hales CN: Fasting proinsulin concentrations predict the development of type 2 diabetes. Diabetes Care 22:262-270 (1999)

Way JM, Görgün CZ, Tong Q, Uysal KT, Brown KK, Harrington WW, Oliver Jr. WR, Wilson TM, Kliewert SA, Hotamisligil GS: Adipose tissue resistin expression is severely suppressed in obesity and stimulated by peroxisome proliferator-activated receptor γ agonists. J. Biol. Chem. 276:25651-25653 (2001)

Weck M: Adipositas – wichtiger pathogenetischer Faktor im Rahmen des metabolischen Syndroms. In: Das Metabolische Syndrom. Diehm C, Schettler G. Medikon Verlag, München S.39-58 (1995)

Wei M, Gibbons LW, Mitchell TL, Kampert JB, Blair SN: Alcohol intake and incidence of type 2 diabetes in men. Diabetes Care 23:18-22 (2000)

Williams C, Iqbal S, Zawacki CM, YU D, Brown MB, Herman WH: Effect of selective screening for gestational diabetes. Diabetes Care 22:418-421 (1999)

Williamson DF, Thompson TJ, Thun M, Flanders D, Pamuk E, Byers T: International weight loss and mortality among overweight individuals with diabetes. Diabetes Care 23:1499-1405 (2000)

Willms B, Ruge D: Comparison of acarbose and metformin in patients with type 2 diabetes mellitus insufficiently controlled with diet and sulphonylureas: a randomized, placebo-controlled study. Diabetic Medicine 16:755-761 (1999)

Winkler K, Friedrich I, Nauck M, Wieland H, Maerz W: Pioglitazone reduces dense LDL-particles in patients with type-2-diabetes. Diabetes 50(2):592-P (2001)

Wirth A, Platon J: Effect of Orlistat on body weight and co-morbidities in clinical practice: the XXL-primary health care observational trial. International Journal of Obesity 25(Suppl.2):23-24 (2001)

Wolffenbuttel BHR, Sels JPJE, Rondas-Colbers GJWM, Menheere PPCA, Nieuwenhuijzen Kruseman AC: Comparison of different insulin regiments in elderly patients with NIDDM. Diabetes Care 19:1322-1326 (1966)

Wolffenbuttel BHR, Gomis R, Squatrito S, Patwardhan R: Addition of low-dose rosiglitazone to sulphonylurea therapy improves glycaemic control in type 2 diabetic patients. Diabetic Medicine 17(1):40-47 (2000)

World Health Organization, Technical Report Series 646: WHO Expert Committee on Diabetes mellitus, Geneva (1980)
World Health Organization, Technical Report Series 727: Diabetes mellitus, Geneva (1985)

World Health Organization: Definition, diagnosis and classification of diabetes mellitus and its complications. Report of a WHO consultation. Part 1: Diagnosis and classification of diabetes mellitus. Geneva 1999

World Health Organization – International Society of Hypertension Evidelines for the Management of Hypertension, Guidelines Subcommittee. J Hypertension 17:151-183 (1999)

Wu MS, Johnston P, Sheu WWHH, Hollenbeck CB, Jeng CY, Goldfine ID, Chen YDI, Reaven GM: Effect of metformin on carbohydrate and lipoprotein metabolism in NIDDM patients. Diabetes Care 13:1-8 (1990)

Yamazaki Y, Kawamori R, Wasada T, Sato A, Omori Y, Eguchi H, Tominaga M, Sasaki H, Ikeda M, Kubota M, Ishida Y, Hozumi T, Baba S, Uehara M, Shichiri M, Kaneko T: Pioglitazone (AD-4833) ameliorates insulin resistance in patients with NIDDM Tohoku. J Exp Med 183:173-183 (1997)

Yki-Järvinnen H: Combination therapies with Insulin in Type-2-Diabetes. Diabetes Care 24:758-767 (2001)

Yki-Järvinnen H, Dressler A, Ziemen M: Less nocturanal hypoglycaemia and better post-dinner glucose control with bedtime Insulin Glargine compared with bedtime NPH-Insulin during Insulin combination therapie in type2 diabetes. Diabetes Care 23:1130-1136 (2000)

Young PW, Buckle DR, Cantello BCC, Chapman H, Clapham JC, Coyle PJ, Haigh D, Hindley RM, Holder JC, Kallender H, Latter AJ, Lawrie KWM, Mossakowska D, Murphy GJ, Cox LR, Smith SA: Identification of high-affinity binding sites for the insulin sensitizer rosiglitazone (BRL-49653) in rodent and human adipocytes using a radioiodinated ligand for peroxisomal proliferator-activated receptor gamma. J Pharmacol Exp Ther 284(2):751-759 (1998)

Younis N, Burnham P, Patwala A, Weston PJ, Vora JP: Beta blocker prescribing differences in patients with and without diabetes following a first myocardial infarction. Diabetic Medicine 18:159-161 (2001)

Yusuf S et al: The heart outcomes prevention evaluation study investigators: Effects of an angiotensin-converting-enzyme inhibitor, ramipril, on cardiovascular events in high-risk patients. The Ne3w England Journal of Medicine 342(3):145-153 (2000)

Zander M, Taskiran M, Toft-Nielsen M-B, Madsbad S, Holst JJ: Additive Glucose-Lowering Effects of Glucagon-Like Peptide-1 and Metformin in Type-2-Diabetes. Diabetes Care 24:720-725 (2001)

Zick R, Schnitger F: Acarbose-Leitfaden für die Praxis. Kirchheim Verlag, Mainz (2001)

Ziegler D, Hanefeld M, Ruhnau KJ, Meissner HP, Lobisch M, Schütte K, Gries FA, The ALADIN Study Group: Treatment of symptomatic diabetic peripheral neuropathy with the anti-oxidant a-lipoic acid. A 3-week multicentre randomized controlled trial (ALADIN Study). Diabetologia 38:1425-1433 (1995)

Ziegler D, Schatz H, Conrad F, Gries FA, Ulrich H, Reichel G, The DEKAN Study Group: Effects of treatment with the anti-oxidant a-lipoic acid on cardiac autonomic neuropathy in non-insulin-dependent diabetic patients. Diabetes Care 20:369-373 (1997)

Zisman A, Peroni OD, Abel ED, Michael MD, Mauvais-Jarvis F, Lowell BB, Wojtazewski JFP, Hirshman MF, Virkamaiki A, Goodyear LJ, Kahn CR, Kahn BB: Targeted disruption of the glucose transporter 4 selectively in muscle causes insulin resistance and glucose intolerance. Nat Med 6:924-928 (2000)

V. Glossar wichtiger nationaler und internationaler Studien

Einführung

In einem ausführlichen Glossar sind zusätzlich zu dem Literaturverzeichnis die wichtigsten mit der Diabetologie in Zusammenhang stehenden Studien der letzten Jahre aufgelistet worden. In Abwandlung eines bekannten Wortes könnte man sagen: „Studien sind zur Beurteilung der wissenschaftlichen und insbesondere therapeutischen Situation nicht alles; aber ohne verläßliche Studien ist alles nichts". Und in der Tat: Gerade diesem Abschnitt des Buches vermag der interessierte Leser besonders viele Informationen zu entnehmen, um die Validität der getroffenen Aussagen zu überprüfen und sich ein kompletteres Bild über die derzeitige Situation in der Diabetologie zu machen.

Der Schwerpunkt dieses Glossars liegt auf Diabetes-Studien, die in der Literatur mit ihren Titeln überwiegend in Form von Abkürzungen erscheinen. Das Glossar enthält darüber hinaus Herz-Kreislauf-Studien, in denen diabetologische (und lipidologische) Fragestellungen berücksichtigt wurden.

Zusammengestellt wurde das Studien-Glossar von der Lexikon-Redaktion des Medikon Verlages und unter Mitwirkung von Frau Dr. Tanja Lange, Lübeck.

Hellmut Mehnert

A

(AAS) = Asian Acarbose Study Group
Diabetes Care 21: 1058-1061 (1998)

ABCD = Appropriate Blood Pressure Control in Type-II-Diabetes
Online J Curr Clin Trials Doc No 104: 6250 (1993), Diabetologia 39:1646-1654 (1996), Am J Cardiol 82: 9R-14R (1998), N Engl J Med 338:645-652 (1998), Muscle Nerve 21:72-80 (1998), Am J Hypertens 10:152-161 (1997), N Engl J Med 343:1969 (2000)

ACIP = Asymptomatic Cardiac Ischemia Pilot
Circulation 93: 2097-2105 (1996)

ACTION II = Aminoguanidine Clinical Trial in Overt Type 2 Diabetic Nephropathy
Control Clin Trials 20:493-510 (1999)

AD-4833 Clamp-OGL Study Group
Tohoku J Exp Med 183: 173-183 (1997), Diabetes Res Clin Pract 41: 35-43 (1998)

ADEP = Atherosclerotic Disease Evolution by Picotamide
Br J Clin Pharmacol 42: 782-785 (1996), Haematologica 83: 701-707 (1998)

ADMIT = Arterial Disease Multiple Intervention Trial
JAMA 284:1263-1270 (2000)

AFCAPS/TexCAPS = Air Force/Texas Coronary Atherosclerosis Prevention Study
Pharmacoeconomics 15: 47-74 (1999), Am J Med 107:36S-39S (1999)

AIDA = Atorvastatin in Diabetes with Albuminuria Study
(A 3-year double-blind, randomized, placebo-controlled study of atorvastatin as primary prevention of cardiovascular disease in high-risk patients with type II non insulin-dependent diabetes mellitus and micro- or macroalbuminuria)
International, multicenter, double-blind study of atorvastatin with a planned follow-up of 3 years. Six hundred patients will be included, and the occurrence of first cardiovascular events will be assessed. The study, sponsored by Parke Davis, has started in February 1997, and is expected to be completed by the year 2001. Atherosclerosis 134:A46 (1997)

AIDSPIT = Artificial Insulin Delivery Systems – Pancreas and Islet Tranplantation Study
7th AIDSPIT Workshop, Igls (1988), Horm Metab Res 28(1):42-63 (1996), Horm Metab Res 29(1):A1-A19 (1997), Horm Metab Res 30(1):A1-A24 (1998), Diabetologia 42:33-36 (1999)

ALADIN = Alpha Lipoic Acid in Diabetic Neuropathy
Diabetologia 38:1425-1433 (1995), Diab Stoffw 5(Suppl 3):102-110 (1996), Münch Med Wschr 138(Suppl.16):1-27 (1996), Diabetes 46(Suppl 2):S62-S66 (1997), Diab Stoffw 6(Suppl.1):Abstr. 10 (1997), Free Radic Res 31:171-179 (1999), Diabetes Care 22:1296-1301 (1999)

ALCAR Foot Ulcer Study = Acetyl-L-Carnitine Foot Ulcer Study
Diabetologia 40(Suppl 1):Abstr. 2184 (1997)

ALLHAT = Antihypertensive and Lipid Lowering to Prevent Heart Attack Trial
Hypertension 25:1356 (1995), Ann Int Med 124:123-126 (1996), Am J Hypertens 9:342-360 (1996)

AMBIT = Ambulante Insulin-Therapie
Diabetologia 39(Suppl 1):Abstr.767 (1996), Diab Stoffw 6(Suppl 3): Abstr.25-26, 26 (1997)

ARIC = Atherosclerosis Risk in Communities Study
Am J Hypertens 9:342-360 (1966), Thromb Haemost 70:380-385 (1993), Thromb Haemost 70:762-767 (1993), Thromb Haemost 72:551-556 (1994), Diabetes 43(Suppl 1):150A (1994), Stroke 125:66-73 (1994), Circulation 91:284-290 (1995), Diabetes Res Clin Pract 30: 211-221 (1995), J Electrocard 29:189-198 (1996), Diabetes Care 19: 414-418 (1996), Diabetes Care 19: 480-485 (1996), Angiology 48: 279-290 (1997), Diabetes Care 20: 935-942 (1997), Diabetologia 40:963-970 (1997),Ann Epidemiol 7:407-416 (1997), JAMA 279: 119-124 (1998), Am J Epidemiol 150:1055-1067 (1999), Circulation 100:736-742 (1999), Diabetes Care 22:767-772 (1999), Diabetes Care 22:1077-1083 (1999), Ann Intern Med 133:81-91 (2000)

ASPEN = Atorvastatin Study for the Prevention of Endpoints in NIDDM
(A 4-year, double-blind, placebo-controlled study of atorvastatin as prevention of coronary heart disease endpoints in patients with type II non insulin-depen-

dent diabetes mellitus)
The ongoing study is sponsored by Parke Davis. Double blind, placebocontrolled, randomized, 4-year, multicenter study to assess the efficacy of once daily 10 mg atorvastatin versus placebo on cardiovascular endpoints in patients with non-insulin-dependent type II diabetes mellitus.

B

BABY-DIAB = Detection of Humoral Immune Responses to Islet Antigens in Early Childhood
(Perinatal autoimmunity in offspring of diabetic parents)
Diabetes 45:967-973 (1996), Diabetes Care 19:1456-1457 (1996), Diab Stoffw 5(Suppl):Abstr. 41, 133 (1996)

Barbados Eye Study
Arch Ophthalmol 111:1064-1070 (1993), Arch Ophthalmol 115:1572-1576 (1997), Ophthalmology 106:35-41 (1999)

BARI = The Bypass Angioplasty Revascularization Investigation
N Engl J Med 335: 217-225 (1996), Circulation 96:1761-1769 (1997), Circulation 96:2162-2170 (1997), N Engl J Med 336: 92-99 (1997), Circulation 98: 1279-1285 (1998), Am Heart J 138:S387-S393 (1999), Circulation 99: 633-640 (1999), J Am Coll Cardiol 33: 1627-1636 (1999), Semin Interv Cardiol 4:191-199 (1999), J Am Coll Cardiol 35:1122-1129 (2000), J Am Coll Cardiol 35:1122-1129 (2000), Circulation 101:2682-2689 (2000), Am J Cardiol 87:675-679 (2001)

BCS = Beaver County Study (Physical activity, insulin sensitivity, and the lipoprotein profile in young adults)
Am J Epidemiol 127:95-103 (1988)

BDNS = Bergamo Diabetic Nephropathy Study
Diabetologia 40(Suppl 1):Abstr 1773 (1997)

BDS = Belfast Diet Study
(Macrovascular disease and hyper-glycaemia: 10-year survival analysis in type 2 diabetes mellitus)
Diabetic Medicine 14:663-672 (1997)

Becaplermin Gel Studies Group
Am J Surg 176:68S-79S (1998)

BENEDICT = Bergamo Nephrologic Diabetes Complications Trial
Randomized, double-blind, placebo-controlled trial to investigate: A. Primary prevention of diabetic nephropathy, i.e. prevention of the onset of microalbuminuria and B. Secondary prevention of diabetic nephropathy, i.e. prevention of the progression of microalbuminuria to macroalbuminuria. Investigators: P. Ruggenenti and G. Remuzzi: Mario Negri Institute for Pharmacological Research, Negri Bergamo Laboratories, Via Gavazzeni 11, 24125 Bergamo, Italy.
The ongoing study is sponsored by Knoll AG.
J Hypertens Suppl 16: S95-S97 (1998)

Benelux-UK Insulin Lispro Study Group
Diabetes Care 20:1827-1832 (1997)

BIGPRO = Biguanides and Prevention of the Risk of Obesity
Diabetes Care 19:920-926 (1996), Journ Annu Diabetol Hotel Dieu 321-37 (1998)

Bombay Hypertension Study Group
J Assoc Physicians India Suppl 1:52-62 (1998)

BIPS = Bezafibrate Infarction Prevention Study
(Usefullness of beta-blocker therapy in patients with non-insulin-dependent diabetes mellitus and coronary artery disease)
Am J Cardiol 71:909-915 (1993), J Clin Epidemiol 48:757-765 (1995), Am J Cardiol 77:1273-1277 (1996), Eur Heart J 17:Abstr P1851 (1996), Eur Heart J 18: Suppl. Abstr 1465 (1997)

BRILLIANT = Blood Pressure, Renal Effects, Insulin Control, Lipids, Lisinopril and Nifedipine Trial
Diabetologia 38(Suppl.1):Abstr. 849 (1995), J Human Hypertension 10:185-192 (1996)

BRS = Berlin Retinopathy Study
Akt Endokrin Stoffw 12:220-223 (1991), Diabetes Care 17:1390-1396 (1994)

C

CALM = Candesartan And Lisinopril Microalbuminuria
BMJ 321:1440-1444 (2000), Rev Med Liege 56:126-128 (2001)

CAPPP = The Captopril Prevention Project:
a prospective intervention trial of angiotensin converting enzyme inhibition in the treatment of hypertension.
J Hypertens 8: 985-990 (1990), Rev Med Liege 54: 197-199 (1999)

CARDS = Collaborative Atorvastatin Diabetes Study
Double blind placebo controlled study of atorvastatin as prevention of coronary heart disease in patients with non-insulin dependent diabetes mellitus. This ongoing study is sponsored by the British Diabetic Association, the National Health Service and Parke Davis.
Chairman of the Steering Committee: Prof. Brian Pentecost, The British Heart Foundation, 14 Fitzhardinge Street, London W1H 4DH, Tel. 0171-935 01 85

CARE = Cholesterol And Recurrent Events Trial
Am J Cardiol 68:1436-1446 (1991), Am J Cardiol 75:621-623 (1995), Am J Cardiol 76:98C-106C (1995), Am J Cardiol 76:899-905 (1995), Dtsch Med Wschr 121(Suppl Heft 17):1-4 (1996), N Engl J Med 335:1001-1009 (1996), Circulation 94(Suppl I):A0069,A2339,A3152,A3156,A3159 (1996), Europ Heart J18(Suppl):Abstr.1465 (1997), Circulation 98: 2513-2519 (1998), Pharmacoeconomics 15: 47-74 (1999)

CASS = Coronary Artery Surgery Study Registry
Am J Cardiol 68:729-734 (1991), Am J Cardiol 74:334-339 (1994), Diabetes Care 20:1381-1387 (1997), Am Heart J 135:1055-1062 (1998)

CCHP = Corpus Christi Heart Project
(The relation of diabetes to the severity of acute myocardial infarction survival in Mexican-Americans and non-Hispanic whites)
Diabetes 43:897-902 (1994)

CD5 Diabetes Project Team
J Diabetes Complications 7: 224-232 (1993)

CDFS = Childhood Diabetes in Finland Study
Diabetologia 35:70-76 (1992), Diabetologia 36:1303-1308 (1993), Diabetes 42:1786-1789 (1993), Diabetologia 37:381-387 (1994), Diabetic Med 11:656-662 (1994), J Clin Endocrinol Metab 84:1534-1539 (1999), J Clin Endocrinol Metab 85:1126-1132 (2000)

CEDS = Catalan Epidemiology Diabetes Study
(Incidence of type I diabetes mellitus in Catalonia, Spain)
Diabetologia 35:267-271 (1992)

CERCT = Canadian-European Randomized Control Trial
(Cyclosporin-induced remission of IDDM after early intervention: association with enhanced insulin secretion)
Diabetes 37:1574-1582 (1988), Diabetes 39: 204-210 (1990), J Intern Med 233: 471-476 (1993), Diabetes 43: 1291-1296 (1994)

(CFSCSD) = Chinese-French Scientific Committee for the Study of Diabetes
Diabete Metab 21: 433-439 (1995)

CHAOS = Cambridge Heart Antioxidant Study
Eur Heart J 16(Abstract Suppl):Nr.225 (1995), Lancet 347:776-777 (1996), Lancet 347:781-786 (1996), Internist 38:168-176 (1997), Fortschr Med 115(14):59-60 (1997)

CHS = Cardiovascular Health Study
JAMA 279: 585-592 (1998), Am J Cardiol 87:413-419 (2001)

Chile IDDM Study Group
Diabetologia 38: 378-379 (1995)

CIS = Coronary Intervention Study
Z Kardiol 88: 270-282 (1999)

CPEP = Calcium for Preeclampsia Prevention Study Group
Am J Obstet Gynecol 179:1032-1037 (1998)

CLOC = Computer-Linked Outpatient Clinic Study
Diabetes Educ 21:313-319 (1995)

CODIAB-INSERM-Zeneca Pharma Study Group
Diabetes 43: 63-67 (1994), Acta Ophthalmol Scand 73: 293-298 (1995), J Clin Epidemiol 49: 679-685 (1996), J Diabetes Complications 12:88-95 (1998)

CRYFS = Cardiovascular Risk in Young Finns Study
(The role of insulin in clustering of serum lipids and blood pressure in children and adolescents)
Diabetologia 38:1042-1050 (1995), Am J Epidemiol

146:64-77 (1997), Arteroscler Thromb Vasc Biol 17:820-825 (1997)

CSG = Capsaicin Study Group
(Treatment of painfull diabetic neuropathy with topical capsaicin)
Arch Intern Med 151:2225-2229 (1991)

CSG = Collaborative Study Group
(Effect of angiotensin-con-verting inhibition on diabetic nephropathy)
Am J Kidney Dis 20: 569-573 (1992), J Am Soc Nephrol 3: S97-103 (1992), N Engl J Med 329: 1456-1462 (1993), Kidney Int 46: 1688-1693 (1994), Am J Kidney Dis 26: 904-909 (1995), J Am Soc Nephrol 5: 1775-1781 (1995), Diabetes Care 19: 1051-1061 (1996), Kidney Int 50: 1651-1658 (1996), Kidney Int 54: 193-202 (1998), Nephrol Dial Transplant 13: 2547-2552 (1998), Am J Kidney Dis 34:809-817 (1999), Nephrol Dial Transplant 15:487-497 (2000)

CSII = (German Humalog) Continuous Subcutaneous Insulin Infusion Study Group
Diabetes Care 22:784-788 (1999)

D

DAIS = Diabetes Atherosclerosis Intervention Study
Diabetologia 39:1655-1661 (1996), Cathet Cardiovasc Diagn 44:249-256 (1998), J Am Diet Assoc 98:1155-1158 (1998), Am J Cardiol 84:1004-1010 (1999), Lancet 357:905-910 (2001)

DAISI = Dutch Acarbose Intervention Study in IGT
The ongoing study is sponsored by Bayer. Chairman: Prof. R.J. Heine, Professor of Internal Medicine, Academish Ziekenhuis V.U., De Boelelaan 1117, 1081 HV Amsterdam, The Netherlands

DAISY = Diabetes Autoimmunity Study in the Young
Diabetologia 39:807 (1996)

DAMAD = Dipyridamole and Aspirin in Microaneurysms of Diabetics Study
(Diabetic microangiopathy modification with aspirin versus dipyridamole)
Diabetes 38:491-498 (1989)

(DARG) = Diabetes and Acarbose Research Group
Diabetes Res Clin Pract 38:33-40 (1997)

DCA 2000 Study Group
Diabetes Metab 23:195-201 (1997)

DCCT = Diabetes Control and Complications Trial
Diabetes 35:530-545 (1986), Clin Chem 33:2267-2271 (1987), Diabetes Care 10:1-19 (1987), J Clin Endocrinol Metab 65:30-36 (1987), Diabetes 37:476-481 (1988), Diabetes Care 11:567-573 (1988), Diabetes Care 11:725-732 (1988), Controlled Clin Trials 10:83-96 (1989), Diabetes Educ 15:236-241 (1989), Diabetes Care 13:427-433 (1990), Am J Med 90:450-459 (1991), Diabetes Care 15: 282-287 (1992), Diabetes Care 15:886-894 (1992), Diab Stoffw 1:286-289 (1992), Acta Diabetol 30:115-117 (1993), Diabete Metab 19:329-331 (1993), Diabetes 42:1549-1554 (1993), Diabetes 42:1555-1558 (1993), Diabetes Care 16:1453-1458 (1993), Diabetes Care 16:1515-1516 (1993), Diabetes Care 16:1517-1520 (1993), Diabetes Educ 19:509-512 (1993), Diabet Med 10:687 (1993), Diab Stoffw 2:403-407 (1993), . J Am Diet Assoc 93:758-64,767 (1993), J Am Diet Assoc 93:768-772 (1993), J Diabetes Complications 7:214-215 (1993), N Engl J Med 329:977-986 (1993), N Engl J Med 329:1035-1036 (1993), Schweiz Med Wochenschr 123:2387-2389 (1993), Diabetes Care 17:326-338 (1994), Diabetes Care 17:761-764 (1994), Diabet Med 11:220-228 (1994), Diabetes Reviews 2:277-291 (1994), Diabetologia 37(Suppl 1):A26 (1994), Diab Stoffw 3:81-83 (1994), Int J Obesity 18:820-835 (1994), Int J Obes Relat Metab Disord 18:829-835 (1994), J Am Diet Assoc 94:1392-1397 (1994), J Clin Exp Neuropsychol 16:303-316 (1994), Ann Intern Med 122:561-568 (1995), Am J Cardiol 75:894-903 (1995), J Qual Clin Pract 15:89-97 (1995), N Engl J Cardiol 333:1251-1255 (1995), Kidney Int 47:1703-1720 (1995), Ann Neurol 38:869-880 (1995), Ann Intern Med 124:379-388 (1996), Diabetes 45:1289-1298 (1996), Diabetes Care 19:876-879 (1996), JAMA 276:1409-1415 (1996), Nurs Clin North Am 31:725-735 (1996), Diabetes 46:271-286 (1997), Diabetologia 40:S88-S90 (1997), Diabetologia 40(Suppl 1):Abstr. 2389 (1997), Ann Intern Med 128:517-523 (1998), Arch Ophthalmol 116:874-886 (1998), Diabetes Res Clin Pract 42:77-83 (1998), Diabetologia 41:416-423 (1998), JAMA 280:140-146 (1998), Diabetes 48:870-880 (1999), Rev Med Liege 55:187-189 (2000), Rev Med

Liege 55:372-375 (2000), Diabetes Care 23:1084-1091 (2000), Surv Ophthalmol 45:459-460 (2001)

(DCEDPG) = Diabetes Care and Education Dietetic Practice Group
J Am Diet Assoc 98:62-70 (1998), J Am Diet Assoc 95:460-467 (1995)

(DCFDRT) = Diabetes Care From Diagnosis Research Team
Br Med J 317:1202-1208 (1998)

DECODE = Diabetes Epidemiology: Collaborative analysis of Diagnostic Criteria in Europe
BMJ 317:371-375 (1998), Diabetes Care 22:1667-1671 (1999), Diabetologia 42:647-654 (1999), Lancet 353:68-69 (1999), Lancet 354:617-621 (1999), BMJ 318:532-533 (1999), Diabetes Metab 26:282-286 (2000)

DEKAN = Deutsche Kardiale Autonome Neuropathie-Studie
J Diabet Complication 6:49-57 (1992), Clin Autonom Res 5:323 (1995), Diabetes Care 20:369-373 (1997), Diab Stoffw 6(Suppl.1):Abstr. 10 (1997)

DENIS = Deutsche Nikotinamid Interventions-Studie
Diabete Metabol 19:100-104 (1993), Diabete Metabol 19:105-109 (1993), Diabet Stoffw 3:397-403 (1994), Monatsschr Kinderheilk 143(Suppl I):S26-S32 (1995), Fortschr Med 113:365-367 (1995), Diab Stoffw 5(Suppl):Abstr. 40, 87 (1996), Diabetologia 40:573-577 (1997), Diabetes 47:980-984 (1998), Horm Metab Res 31:657-661 (1999)

DERI = Diabetes Epidemiology Research International Mortality Study
(Synonyme Schreibweise: DERIMS)
Diabetes 37:1113-1119 (1988), Diabetes Metab Rev 6:63-69 (1990), Diabetes 39:858-864 (1990), Diabetes Care 14:55-60 (1991), Diabetes Care 14:55-60 (1991), Am J Epidemiol 133:577-584 (1991), Diabet Med 9:571-573 (1992), Am J Epidemiol 142:612-618 (1995), Diabetes Care 19:1344-1347 (1996), Diabetologia 39:710-716 (1996), Diabetologia 40:212-216 (1997)

(DFMS) = Diabetes and Fetal Maturity Study Group
Obstet Gynecol 86:826-829 (1995)

(DGRS) = Dutch and German Repaglinide Study Group
Diabetes Care 22:463-467 (1999)

DHS = Diabetes Hypertension Study
(Prevalence of hypertension among diabetic patients and its relation to vascular risk)
J Hum Hypertens 5:237-243 (1991)

DIABALT = Epidemiology of Insulin-Dependent Diabetes Mellitus Around the Baltic Sea
Horm Metab Res 28:340-343 (1996), Diabetologia 40:187 (1997)

DIAB-HYCAR = Diabète non Insulino-dépendant, Hypertension, Micro on Macroalbuminurie, évènements Cardiovasculaire et Ramipril
Lancet 346:1638 (1995), Diabetologia 39:1662-1667 (1996), Diabetes Care 23 Suppl 2:B40-B48 (2000)

Diabiopsies group
J Am Soc Nephrol 10:1253-1263 (1999)

DiaCAN Multicenter Study Group = Diabetic Cardiovascular Autonomic Neuropathy
Diabete Metab 19:143-151 (1993), Diabet Med 10 Suppl 2:82S-86S (1993)

DIACOMP = Diamond Complication Study
(Global Study of IDDM Complications)
Diabetologia 40(Suppl 1):Abstr.2387 (1997), Ginekol Pol 68:127-136 (1997)

DIADEM Study
Metabolism 46:31-34 (1997)

DIAMANTE = Diabetic Nephropathy in IDDM-Patients in Spain
(Synonyme Schreibweise: Estudio Diamante)
Diabetologia 40(Suppl 1): Abstr.2036 (1997), Diabetes Res Clin Pract 38:129-137 (1997)

(DICET) = Diabetes Integrated Care Evalutation Team
BMJ 308:1208-1212 (1994)

DIEP = Diabetes In Early Pregnancy Study
Diabetes Care 15:613-619 (1992), Diabetes Care 18:631-637 (1995), Diabetes Care 21:1978-1984 (1998)

DIGAMI = Diabetes Mellitus Insulin-Glucose-Infusion in Acut Myocardial Infarction
J Am Coll Cardiol 27: Abstr 908 (1966), Eur Heart J 17:Abstr 757 (1966), Diabetes Care 17:1007-1014 (1994), Eur Heart J 16:Abstr 552 (1995), J Am Coll Cardiol 26:57-65 (1995), Eur Heart J 17:1337-1344 (1996), Br Med J 314:1512-1515 (1997), Cardiovasc Res 34:248-253 (1997), Circulation 99:2626-2632 (1999), Eur Heart J 21:733-739 (2000)

DIMOS group
Ter Arkh 69:71-75 (1997)

(DIO)= Diabete Insuline Orale group
Lancet 356:545-549 (2000)

DIS = Diabetes Interventions-Studie
Dt Gesundh Wesen 39:1889-1994 (1984), Monogr Atheroscler 13:98-103 (1985), Klin Med 42:127-137 (1987), Nutr Metab Cardiovasc Dis 1:135-140 (1991), Diabetes Care 14:308-317 (1991), Diab Stoffw 1(Suppl):Abstr. S 192 (1992), Diab Stoffw 2(Suppl):Abstr S186 (1993), Diabetes 43:960-967 (1994), Diab Stoffw 4:349-356 (1995), Atherosclerosis X, Excerpta Medice, Elsevier Science 520-525 (1995), Diab Stoffw 5:39-45 (1996), Diab Stoffw 5(Suppl):Abstr.83 (1996), Hanefeld M: Das Metabolische Syndrom, Gustav Fischer, 228-232 (1996), Diabetologia 39:1577-1583 (1996)

DISS = Diabetes Incidence Study in Sweden
Diabetic Med 9:422-427 (1992), Diabetes 41:1022-1027 (1992), Horm Metab Res 28:344-347 (1996), Diabetes Res Clin Pract 33:129-133 (1996)

DNCT = Diabetes Nutrition and Complication Trial
(of the Spanish Diabetes Association). Spanischer Name: GSEDNu = Grupo de la Sociedad Española de Diabetes para el estudio de la Nutrición
Av Diabetol 9:129-134 (1994), Horm Metab Res 29:450-453 (1997), Diabetes Care 20:1078-1080 (1997)

(DNS) = Diabetic Nephropathy Study Group
Kidney Int 47:1176-1181 (1995)

DNSG = Diabetes and Nutrition Study (Group)
Diab Nutr Metab 1:145-149 (1988), Diab Stoffw 1(Suppl):Abstr.124-125 (1992), Diab Nutr Metab 8:1-4 (1995), Nephrol Dial Transplant 11:1755-1761 (1996), Diabetes Res Clin Pract 32:157-163 (1996), Nephrol Dial Transplant 12:427-429 (1997), Nephrol Dial Transplant 13:1807-1810 (1998

DOMS = Duesseldorf Obesity-Mortality Study
Diab Stoffw 6(Suppl.I):15 (1997); Submitted for publication in: American Journal of Epidemiology. Titel: Assessment of Excess Mortality in Obesity

DOM-USA-5 Study Group
Clin Ther 20:438-453 (1998)

DPP = Diabetes Prevention Program
DPP has been started in the United States in 1996. Diabetes 1996 Electronic Highlights Bulletin, No. 3, June 10, 1996, p. 4-7, Nippon Rinsho 54:2643-2648 (1996). Addresse: L. Rossi, Diabetes Research Center, 1575 Blondell Avenue, Suite 200, N.Y. 10461. Tel. 718 405 8274, Fax. 718 405 8291, Diabetes Care 22:623-634 (1999), Diabetes Care 22:1757-1758 (1999), Diabetes Care 23:1619-1629 (2000)

DPS = Diabetes Prevention Study in Finland
Horm Metab Res 31:616-619 (1999), Diabetologia 42:793-801 (1999)

DPT-1 = Diabetes Prevention Trial-Type I
Transplant Proc 27:3377 (1995), Diab Stoffw 5(Suppl):Abstr.39 (1996), J Clin Endocrinol Metab 85:1255-1260 (2000), J Pediatr Endocrinol Metab 1:619-622 (2001)

DRAP = Diabetic Retinopathy Awareness Program
Ann Epidemiol 10:432-440 (2000)

DRDS = Diabetic Renal Disease Study
Acta Diabetologia 28:143 (1991)

DRECAN = Dresden Cardiovascular Risk and Nutrition Study
Klin Lab 38:499-505 (1992), Eur J Epidemiol 10:307-315 (1994); Hanefeld M: Das Metabolische Syndrom, Gustav Fischer, 257-259 (1996)

DRSG = Diabetic Retinopathy Study (Research Group)
Am J Ophthalmol 81:383-396 (1976), Am J Ophthalmol 85:82-105 (1978), Ophthalmology 85:654 (1978), Invest Ophthalmol 21:210-226 (1981), Ophthalmology 88:583-600 (1981), Ophthalmology 94:754-760 (1987), Trans Am Ophthalmol 88:179-185 (1990), Soc Sci Med 34:793-981 (1992)

DRVS = Diabetic Retinopathy Vitrectomy Study
Ophthalmology 95:1307-1320 (1988), Arch Ophthalmol 108:958-964 (1990)

DSDC = Danish Study of Diabetes in Childhood
Diabet Med 9:834-839 (1992), Diabet Med 11:155-161 (1994), J Diabetes Complications 8:164-165 (1994), Cytokine 7:727-733 (1995), Eur J Immunogenet 24:377-383 (1997), J Interferon Cytokine Res 17:87-93 (1997), Hum Genet 99:177-185 (1997), Diabetes 47:281-283 (1998), Hum Mutat 14:67-70 (1999), Diabet Med 16:79-85 (1999), J Diabetes Complications 14:295-300 (2000), Diabetologia 43:800-808 (2000), Diabetes 49:876-878 (2000), Hum Mutat 15:295-296 (2000)

(DSDCGP) = Danish Study Diabetes Care in General Practice
Scand J Prim Health Care Suppl 2:49-53 (1993)

(DSMGD) = Definition of Screening Methods for Gestational Diabetes Study Group
Am J Obstet Gynecol 179:179-185 (1998)

(DTTP) = Diabetes Treatment and Teaching Programmes Working Group
Nephrol Dial Transplant 12:1890-1899 (1997)

E

EASD Islet Study = European Association for the Study of Diabetes-Islet Study
Book of Abstracts, B-17 (1994), Diabetes Metab 25 Suppl 4:V-XVI (1999)

EBDG = Brazil Study of Gestational Diabetes
Diabetologia 40(Suppl 1):Abstr.872 (1997)

EDC = Epidemiology of Diabetes Complication Study
Am J Epidemiol 133:381-391 (1991), Am J Epidemiol 143:431-441 (1996), Int J Epidemiol 27:976-983 (1998)

EDCCS = Eye Disease Case-Control Study
Arch Ophthalmol 114:545-554 (1996)

EDES = European Diabetes Epidemiology Study
Proceeding of the EDESG, Abstr. 103 (1989), Venice

EDIC = Epidemiology of Diabetes Interventions and Complications
Diabetes 48:383-390 (1999), Diabetes Care 22:99-111 (1999)

EDICTA
J Hypertens 17:1917-1923 (1999)

EDIP = Early Diabetes Intervention Program
Diabetes Care 24:465-471 (2001)

EDIS = Employment and Diabetes Italian Study
Diabetologia 39(Suppl 1):Abstr.765 (1996)

EDIT = Early Diabetes Intervention Trial
EDIT, which started in 1994, is a prospective, randomized, double-blind, placebo-controlled, multicenter study in 631 subjects with non-diabetic fasting hyperglycemia. EDIT seeks primarily to determine whether deterioration in glycemic tolerance can be delayed or prevented by antihyperglycemic therapy using an alpha-glucosidase inhibitor (acarbose) or a biguanide (metformin), alone, or in combination. Three year follow up data on the rate of progression to non-insulin dependent diabetes mellitus will be available in 1999.
Diabetic Med 13:927-937 (1996), Muscle Nerve 19:140-146 (1996), Neurology 46:85-91 (1996), Muscle Nerve 19:1504-1505 (1996), Diabetologia 40(Suppl 1):Abstr.58 (1997), Diabetes 49Suppl 1 : 450 (2000)
Internet: http://www.dtu.ox.ac.uk/index.html?maindoc=/ukpds/
E-mail: edit@drl.ox.ac.uk; Webmaster@drl.ox.ac.uk

EFDS = European Fat Distribution Study
(Fasting serum insulin in relation to components of the metabolic syndrome in European Healthy Men)
Am J Epidemiol 130:53-65 (1989), Metabolism 44:35-40 (1995)

(EFFS) = Endocrine Fellows Foundation Study Group
Diabetes Care 18:701-707 (1995)

EMS = European Microalbuminuria (Captopril) Study
(Effect of captopril on progression to clinical proteinuria in patients with insulin-dependent diabetes mellitus and microalbuminuria)
JAMA 271:275-279 (1994)

ENDIT = European Nicotinamide Diabetes Intervention Trial
Diabet Metabol 19:538-545 (1993), Forschr Med 113:365-367 (1995), Horm Metab Res 28:361-364 (1996), J Pediatr Endocronol Metab 9:381-386 (1996), Diabetologia 40:573-577 (1997), Pediatr Clin North Am 44:269-284 (1997), Diabetologia 40(Suppl 1):Abstr.258 (1997), J Pediatr Endocrinol Metab 14 Suppl 1:619-622 (2001)

EPILOG
(Diabetes mellitus, glycoprotein IIb/IIIa blockade, and heparin: evidence for a complex interaction) Circulation 97:1912-1920 (1998)

EPISTENT = Evaluation of platelet IIb/IIIa inhibitor for stenting trial
Circulation 100:2477-2484 (1999), Am Heart J 139:S46-52 (2000), J Womens Health Gend Based Med 9:741-746 (2000)

ESPRIT = European Study for the Prevention of Renal Disease in Type 1 Diabetes
Kidney Int 51:1624-1628 (1997), Nephrol Dial Transplant 15:239-243 (2000), Diabetes 50:843-850 (2001)

Essen-Study (I und II)
Diabetes Care 17:561-566 (1994), Am J Med 103:483-490 (1997)

ETDRS = Early Treatment Diabetic Retinopathy Study
Arch Ophthalmol 103:1796-1806 (1985), Ophthalmology 94:761-774 (1987), Ophthalmol Clin 27:254-264 (1987), Ophthalmol Clin 27:265-272 (1987), Ophthalmology 98:739-740 (1991), Ophthalmology 98:(Suppl)757-765 (1991), Ophthalmology 98(Suppl.5):766-785 (1991), Ophthalmology 98:786-805 (1991), Ophthalmology 98(Suppl):823-833 (1991), Ophthalmology 98:834-840 (1991), JAMA 268:1292-1300 (1992), Ann Epidemiol 3:9-17 (1993), Arch Ophthalmol 114:1079-1084 (1996), Arch Ophthalmol 115:873-877 (1997), Invest Ophthalmol Vis Sci 39:233-252 (1998), Am J Ophthalmol 127:137-141 (1999), Am J Ophthalmol 128:612-617 (1999), Arch Ophthalmol 117:1600-1606 (1999)

EUCLID = EURODIAB Controlled Trial of Lisinopril in Insulindependent Diabetes
Diabetologia 40(Suppl.1):Abstr. A500 (1966), Diabetes Res Clin Pract 31:93-102 (1996), Lancet 349:1787-1792 (1997), Diabetes 47:1507-1511 (1998), Lancet 351:28-31 (1998)

EURODIAB = European Diabetes Study
Diabetologia 41:882-890 (1998), Exp Clin Endocrinol Diabetes 107:512-521 (1999), Diabetes Care 22 Suppl 2:B21-B28 (1999), Diabetologia 42:68-75 (1999), Diabet Med 17:351-359 (2000), Diabetologia 43:348-355 (2000), Diabet Med 18:59-67 (2001

EURODIAB-ACE-Study = European Diabetes ACE Study
Lancet 339:905-909 (1992), Diabetologia 38:823-830 (1995), Diab Stoffw 5(Suppl):Abstr.116 (1996), Diabetologia 40(Suppl 1):Abstr.2635 (1997), Diabetologia 41:245-246 (1998), Diabetologia 41:1151-1156 (1998), Lancet 355:873-876 (2000)

EURODIAB-IDDM-Complications-Study = European Diabetes Insulin Dependent-Diabetes Mellitus Complication Study
Diab Stoffw 2(Suppl):Abstr. S.202 (1993), Diabetologia 37:278-285 (1994), J Diabetes Complications 8:166-173 (1994), Diabetologia38:437 (1995), Diabetologia 38:599-603 (1995), Diabetologia 38:823-830 (1995), Diabetes Care 19:219-225 (1996), Diabetes Care 19:423-430 (1996), Diab Stoffw 5(Suppl):Abstr.100 (1996), Diabetologia 39:929-939 (1996), Diabetologia 40:698 (1996), Akt Ernähr Med 22(1):2-3 (1997), Ophthalmology 104:252-260 (1997); Diab Stoffw 6:189-198 (1997), Diabetologia 40:698-705 (1997), Diabetologia 40(Suppl 1):Abstr.1441,2256,2983 (1997), Diab Stoffw 6:(Suppl 1)17 (1997), Diab Stoffw 6(Suppl 1):Abstr. 17,20 (1997), Diabet Med 15:418-426 (1998), Int J Epidemiol 27:976-983 (1998), Diabet Med 16:41-48 (1999)

European Diabetes/NIDDM Policy Group
Diabet Med 11:899-909 (1994), Diabet Med 12:724 (1995), Exp Clin Endocrinol Diabetes 106:240-269 (1998), Diabetes Nutr Metab 12:345-378 (1999), Exp Clin Endocrinol Diabetes 107:390-420 (1999), Diabet Med 16:716-730 (1999), Diabet Med 16:253-266 (1999)

European Study Group of HOE 901 in type 1 diabetes
Diabetes Care 23:157-162 (2000)

EVADIAC = Évaluation dans le Diabéte du Traitement par Implants Actifs
(Evaluation of Active Implants in Diabetes)
Lancet 343:514-515 (1994), Diabetes Care 18:388-392 (1995), Horm Metab Res 28(1):A01, P4 (1996), Horm Metab Res 29(1):A05 (1997)

F

FACET = Fosinopril Amlodipine Cardiovascular Events Trial
(in hypertensive patients with non-insulin dependent diabetes mellitus)
Circulation 96(Suppl I):A4286 (1997), Am J Cardiol 82:15R-19R (1998), Diabetes Care 21:597-603 (1998), Diabetes Care 21:655-657 (1998), Am J Cardiol 83:819-820 (1999)

(FAS) = Finnish Acargbos Study Group
Diabet Med 17:20-25 (2000)
(FDP) = Finnish Diabetes Prevention Study
Br J Nutr 83 Suppl 1:S137-S142 (2000)

(FDS) = Fremantle Diabetes Study
Diabetes Res Clin Pract 52:63-71 (2001)

FES = Framingham Eye Study
(Diabetic retinopathy and cardio-vascular disease in type II diabetes)
Am J Epidemiol 128:402-409 (1988)

FHS = Fasting Hyperglycemia Study
Diabetologia 36(Suppl I):A176 (1993), Diabetes 44(Suppl I):A160 (1995), Metabolism 46:44-49 (1997), Metabolism 46:50-55 (1997), Metabolism 46:56-60 (1997)
Internet: http://www.drl.ox.ac.uk/Pages/FHS.html
E-mail: Webmaster@drl.ox.ac.uk

FHS = Framingham Heart Study
Ann Intern Med 74:1-12 (1971), Am J Cardiol 34:29-34 (1974), Diabetes 23:105-111 (1974), JAMA 241:2035-2038 (1978), Circulation 59:8-13 (1979), Diabetes Care 2:120-126 (1979), J Clin Nutr 32:1238-1245 (1979), Circulation 67:968-977 (1983), J Cardiac Rehab 4:267 (1984), Am J Med 80(Suppl 5A):3-9 (1986), JAMA 258:1183-1186 (1987), Diabetes 38:504-509 (1989), Horm Metab Res Suppl Series 22:46-48 (1990), N Engl J Med 322:1561-1566 (1990), Am J Cardiol 68:85-89 (1991), Diabetes 41:202-208 (1992), Am Heart J 125:1148-1154 (1993), Circulation 90:179-185 (1994), Hypertension 24:585-590 (1994), Circulation 96:44-49 (1997), Hypertension 30:1025-1028 (1997), Diabetes Care 20:1388-1395 (1997), Circulation 98:946-952 (1998), Arch Intern Med 159:1785-1790 (1999), Circulation 99:2251-2254 (1999), Am J Cardiol 86:309-312 (2000), Am J Crit Care 9:147-151 (2000), Curr Cardiol Rep 3:184-190 (2001)
http://www.dtu.ox.ac.uk/index.html?maindoc=/ukpds/

FIELD = Fenofibrate Intervention and Event Lowering in Diabetes Study
Randomized study on the effect of micronized fenofibrate on coronary mortality and morbidity in diabetic subjects at risk of cardiovascular disease. The ongoing study is sponsored by Group Fournier, France.
New Approaches in Management of Dyslipidemia, 16-19, 66th Congress of the EAS, Florence, July 1996

Finnish Trial to Reduce IDDM in the Genetically at Risk Study Group
Diabetes 49:1657-1665 (2000)

(FMITS) = Finnish Multicenter Insulin Therapy Study
J Clin Endocrinol Metab 82:4037-4043 (1997)

FMS = Finnish Multicenter Study
(Doxazosin effects on insulin and glucose in hypertensive patients)
Am Heart J 121:1307-1311 (1991)

FOS = Framingham Offspring Study
(Lipoproteins, apolipoproteins, and low-density lipoprotein size among diabetics in the FOS)
Arterioscler Thromb 7:483-490 (1987), Metabolism 45:1267-1272 (1996), Circulation 95:825-830 (1997), Ann Intern Med 128:524-533 (1998), Diabetes 49:2201-2207 (2000), Circulation 102:1634-1638 (2000), JAMA 283:221-228 (2000), Diabetes Care 24:1161-1166 (2001)

G

(GCG) = Glimepiride Combination Group
Diabetes Care 21:1052-1057 (1998)

Gemfibrozil Study Group
Acta Diabetol 36:27-33 (1999)

(GETAI) = Grupo de Estudio del Trifusal en la Angina Inestable
Int J Cardiol 46:175-178 (1994)

GETREM = Glucose Evaluation Trial for Remission
Diabetes Metab 23:264-265 (1997)

(GGP) = Genker General Practitioners
Acta Clin Belg 52:360-366 (1997)

GGRG = Glimepiride/Glyburide Research Group
Horm Metab Res 28:426-429 (1996)

(GGTS) = The Glipizide Gastrointestinal Therapeutic System Study Group
Diabetes Care 20:597-606 (1997)

GLAMT = Gamma-Linoleic Acid Multicenter Trial
Diabetes Care 16:8-15 (1993)

(GLEAS) = Global Lower Extremity Amputation Study
Diabet Med 12:14-18 (1995), Br J Surg 87:328-337 (2000)

GL-G Hypoglycemia Study Group
Diabetes Res Clin Pract 19:133-138 (1993)

Glimepiride Study Group
Diabetes Care 19:1194-1199 (1996)

GMSG = Glimepiride Multicentre Study Group
Horm Metab Res 28:419-425 (1996)

GUSTO I = Global Utilization of Streptokinase and Tissue Plasminogen Activator for Occluded Coronary Arteries
J Am Coll Cardiol 28:1661-1669 (1996), J Am Coll Cardiol 30:171-179 (1997)

GUSTO IIb
Eur Heart J 21:1750-1758 (2000), J Am Coll Cardiol 35:1502-1512 (2000)

H

(HDMI) = Hyperlipidaemia in Diabetes Mellitus investigators
J Cardiovasc Risk 6:399-403 (1999)

HDS = Hypertension in Diabetes Study
Prospective randomized, multicentre study designed to find out which antihypertensive treatment should be used routinely in patients with type 2 diabetes to prevent complications. The main results of the HDS will be reported at the September 1998 EASD meeting in Barcelona, Spain
Diabetologia 34:877-890 (1991), Diab Stoffw 2:103-106 (1993), Diabetes 44:1249-1258 (1995), Current Science 183-187 (1995), Diabetes Res Clin Pract 28(Suppl): 151-157 (1995)
Internet: http://www.drl.ox.ac.uk/Pages/HDS.html
E-mail: Webmaster@drl.ox.ac.uk

HDS I = Hypertension in Diabetes Study I
(Prevalence of hypertension in newly presenting type II diabetic patients and the association with risk factors for cardiovascular and diabetic complications)
J Hypertens 11:309-317 (1993)

HDS II = Hypertension in Diabetes Study II
(Increased risk of cardiovascular complications in hypertensive type II diabetic patients)
J Hypertens 11:319-325 (1993)

HDS III = Hypertension in Diabetes Study III
(Prospective study of therapy of hypertension in type 2 diabetic patients)
Diab Med 11:773-782 (1994)

HDS IV = Hypertension in Diabetes Study IV
(Therapeutic requirements to maintain tight blood pressure control)
Diabetologia 39:1554-1561 (1996)

HHS = Helsinki Heart Study
N Engl J Med 317:1237-1245 (1987), Eur Heart J 11(Suppl H):26-31 (1990), Drugs 40(Suppl 1):13-18 (1990), Am J Cardiol 66:24A-27A (1990), Ann Intern Med 23:155-159 (1991), Br J Clin Pharmacol 32:409-415 (1991), Atherosclerosis 89:59-67 (1991), Circulation 85:37-45 (1992), Atherosclerosis 105:191-200 (1994), J Intern Med 235:31-39 (1994), J Intern Med 235:41-49 (1994), Circulation 92:1779-1785 (1995)

HOE 901/3002 Study Group
Diabetes Care 23:1130-1136 (2000)

Honolulu Heart Program
JAMA 257:949-952 (1987), J Intern Med 234:471-478 (1993), Am J Epidemiol 137:1328-1340 (1993), Stroke 25:2370-2376 (1994), Am J Epidemiol

140:398-408 (1994), Am J Epidemiol 139:881-893 (1994), Stroke 25:951-957 (1994), Arterioscler Thromb Vasc Biol 15:2213-2221 (1995), Am J Epidemiol 141:360-368 (1995), Ann Epidemiol 5:33-43 (1995), Diabetes Care 19:587-590 (1996), Hypertension 29:673-677 (1997), Circulation 98:2290-2295 (1998), Diabetes Care 22:1262-1265 (1999)

Hoorn Study
Diabetologia 39:298-305 (1996)

HOPE = Heart Outcomes Prevention Evaluation Study
Rev Med Liege 54:835-836 (1999), MMW Fortschr Med 141:6 (1999), Diabetes Obes Metab 2:1-2 (2000), Diabet Med 17 Suppl 2:9-10 (2000), Diabetes Care 23 Suppl 2:B35-B39 (2000), Lancet 355:253-259 (2000), Lancet 355:1181-1184 (2000), N Engl J Med 342:145-160 (2000), Cleve Clin J Med 67:287-293 (2000), Rev Med Liege 55:121-124 (2000), Can J Cardiol 17 Suppl A:15A-17A (2001), Ann Intern Med 134:629-636 (2001)

HOT = Hypertension Optimal Treatment
Blood Press 3:322-327 (1994), Lancet 351:1755-1762 (1998), Cleve Clin J Med 66:105-111 (1999), J Hypertens Suppl 17:S9-13 (1999), Ned Tijdschr Geneeskd 143:1188-1191 (1999)

Hyogo Pravastatin Study Group
Diabetes Res Clin Pract 27:61-68 (1995)

Hyogo Simvastatin Study Group
Horm Metab Res 27:239-243 (1995)

I

(ICS) = In Control study
Diabetes Educ 20:121-124 (1994)

IGOH Study = Israel Study of Glucose Intolerance, Obesity and Hypertension
[Syn: Israel GOH Study]

IMAS = Italian Microalbuminuria Study
(Arterial hypertension and microalbumiuria in IDDM)
Diabetologia 37:1015-1024 (1994), Diabetologia 40(Suppl 1):Abstr.2145 (1997), Diabetes Care 21:104-110 (1998)

IMDIAB = International Diabetes Immunotherapy Study Group
Diabet Med 11:98-104 (1994), Diabetes Care 17:897-900 (1994), Int J Clin Pharmacol 15:209-213 (1995), Diabetologia 38:848-852 (1995), Lancet 349:1520-1521 (1997), Diabetologia 40(Suppl 1):Abstr.2145 (1997), Eur J Endocrinol 137:234-239 (1997), Diabetes Metab Res Rev 15:181-185 (1999), Diabetologia 43:1000-1004 (2000), Diabetologia 43:1332 (2000)

Implantable Insulin Pump Trial Study Group
Diabetes Care 20:59-63 (1997), Diabetes Care 20:610-613 (1997)

INNOV Study Group
Diabetes Metab 24:137-142 (1998)

INSIGHT = International Nifedipine GITS Study: Intervention as a Goal in Hypertension Treatment
J Hypertens 16:2113-2116 (1998)

IOEZ
Diabetes Care 23:1236-1241 (2000)

IRAS = Insulin Resistance Atherosclerosis Study
Circulation 92(Suppl I):A1050 (1995), Circulation 93:1809-1817 (1996), Arterioscler Thromb Vasc Biol 17:64-71 (1997), Diabetologia 40(Suppl 1):Abstr. 57,114 (1997), Prev Med 26:277-283 (1997), Stroke 28:999-1005 (1997), Arterioscler Thromb Vasc Biol 19:562-568 (1999)

ISGIID = International Study Group on Implantable Insulin Delivery Devices
Diabetes Care 8:308 (1985), ISGIID-Newsletter 1987

Italian Fish Oil Multicenter Study
Am J Clin Nutr 65:1874-1881 (1997)

J

JDS = Japan Diabetes Society study
Diabetes Res Clin Pract. 1994 Apr;23(3):187-93, Diabetes Res Clin Pract 24 Suppl:S75-S81 (1994), Diabet Med. 2000 Jan;17(1):59-63

JEVIN Trial = Jena‘s St. Vincent Trial
(Population-based survey on the quality of diabetes care in Germany)
Diabetologia 39(Suppl):Abstr.201 (1996), Diab Stoffw 5(Suppl):Abstr.113 (1996), Diab Stoffw 6(Suppl 1):Abstr.42-43 (1997), Diabetologia

40(Suppl 1):Abstr.287,2388,2597,2613 (1997), Diabetologia 40:1350-1357 (1997), Diab Stoffw 6:239-244 (1997), Diabetes Res Clin Pract 44:115-121 (1999), Exp Clin Endocrinol Diabetes 107:506-511 (1999)

K

Kochi Working Group on Diabetes Mellitus
Nippon Ronen Igakkai Zasshi 32:747-755 (1995)

KOPS = Kiel Obesity Prevention Study
(Adipositas-Präventions-Studie Kiel)
Diab Stoffw 6(Suppl.I):Abstr. 94 (1997)

Kroc Collaborative Study Group
(Blood glucose control and the evolution of diabetic retinopathy and albuminuria)
Diabetes 34 Suppl 3:5-12 (1985), N Engl J Med 311:365-372 (1985), JAMA 260:37-41 (1988), Diabetes 34(Suppl. 3):31-36 (1995)

Kumamoto Study on optimal diabetes control in type 2 diabetic patients
Diabetes Care 23 Suppl 2:B21-B29 (2000), Diabetes Res Clin Pract 48:201-210 (2000)

L

LDS = Lipids in Diabetes Study
Randomized, multicenter, prospective, primary intervention, clinical outcome trial. Four thousand patients with type 2 diabetes, who have normal or near-normal lipid levels and who are not thought to have had a cardiovascular event, will be recruited in 25 UK clinical centres with sponsorship from Bayer. 1998 with follow up to 2003. Publication of the results is expected in 2004.
Diabetes 48: 1, A362 (1999)
Internet: http://www.dtu.ox.ac.uk/index.html?maindoc=/ukpds/
E-mail: lds@drl.ox.ac.uk; Webmaster@drl.ox.ac.uk

LEA Study = Lower Extremity Amputation Study
(Comparision of the incidence of lower extremity amputation across the world: the Global Lower Extremity Amputation Study, GLEAS)
Diabetic Medicine 12:14-18 (1995)

LIDIA = Latent Insulin-Dependent Diabetes Mellitus in Adults
(Diagnose und Therapieoptimierung des latent insulinpflichtigen Diabetes mellitus im Erwachsenenalter)
Diab Stoffw 5(Suppl):Abstr.45 (1996)

LIFE = Losartan Intervention For Endpoint Reduction in Hypertension
Hypertension 32:989-997 (1998), Am J Hypertens 13:899-906 (2000)

LIPID = Long-Term Intervention with Pravastatin in Ischemic Disease
The results of the LIPID Study, presented on November, 12th 1997 during the 70th Scientific Sessions of the American Heart Association (AHA) in Orlando, demonstrated that pravastatin saves lives and prevents stroke and heart attacks in people who haven heart disease. Because LIPID enrolled people with average or below average cholesterol levels who had either already suffered a heart attack or had a history of unstable angina, the study is the most relevant of ist kind conducted to date because patients enrolled in this study represent the vast majority of people with heart disease.The decision to end the trial was made in May 1997 after an independent monitoring committee advised that there was a clear advantage of treatment with study drug pravastatin over placebo treatment. The LIPID Study was a double-blind, placebo-controlled trial conducted by researchers at 87 sites throughout Australia and New Zealand. The study enrolled more than 9.000 men and women aged 31-75 who had a history of heart attack or unstable angina. The study was funded by a grant from Bristol-Myers Squibb.
Am J Cardiol 76:474-479 (1995), Am J Cardiol 76:899-905 (1995), Am J Cardiol 76:107C-112C (1995), Circulation 92(Suppl I):Abstr.0487,3157, 3160 (1996), Pharmacoeconomics 15: 47-74 (1999), J Am Coll Cardiol 38:56-63 (2001)

LRC-CPPT = Lipid Research Clinics - Coronary Primary Prevention Trial
Circulation 60:427-439 (1979), Circulation 62(Suppl IV):70-76 (1980), JAMA 251:351-364 (1984), JAMA 251:365-374 (1984), JAMA 258:252-264 (1984), Circulation 76:1224-1231 (1987), J Am Coll Cardiol 14:556-563 (1989), Arch Intern Med 152:1399-1410 (1992), JAMA 271:999-1003 (1994), JAMA 272:1439-1441 (1994)

M

Mauritius NCD Study Group
Metabolism 42:1232-1241 (1993), J Diabetes Complications 9:149-157 (1995), Int J Obes Relat Metab Disord 22:171-177 (1998)

MCDS = Mexico City Diabetes Study
Diabetologia 36:1002-1006 (1993), Arch Med Res 25:387-392 (1994), Arch Med Res 26:127-131 (1995), Diabetes Care 19:1138-1141 (1996), Public Health Rep 111 Suppl 2:18-21 (1996), Public Health Rep 111 Suppl 2:11-14 (1996), Arch Med Res 27:19-23 (1996), Arch Med Res 27:367-372 (1996), Diabetologia 40(Suppl 1):Abstr.760 (1997), Diabetologia 40:830-837 (1997), Nutr Rev 57:S71-S76 (1999)

(MCDS) = Miami Cyclosporine Diabetes Study Group
J Diabetes Complications 6:77-88 (1992)

MCS = Microalbuminuria Captopril Study
Diabetologia 39:587-593 (1996), Diabet Med 16:918-925 (1999)

MCS = Microalbuminuria Collaborative Study
(Risk factors for development of microalbuminuria in insulin dependent diabetic patients)
Br Med J 306:1235-1239 (1993), BMJ 311:973-977 (1995)

MCT = Multicenter Canadian Trial
(Acarbose significantly improves glucose-control in NIDDM-subjects)
Diabetes 41:193 (1992)

MDNS = Melbourne Diabetic Nephropathy Study
Br Med J 302:210-216 (1991), J Diabetes Complications 9:308-314 (1995)

(MDUIS) = The Manitoba Diabetic Urinary Infection Study Group
Clin Infect Dis 21:316-322 (1995)

MEDIAS I/II = Verhaltensmedizinische Behandlung und Prävention des Typ-II-Diabetes (BMF-Studie)
Diab Stoffw 5(Suppl):Abstr.63-64,117-118,120,121 (1996), Diabetologia 40(Suppl 1):Abstr.2446 (1997), Maturitas 37:95-104 (2000)

MGPP = Munich General Practitioner Project
Diabetologia 39:1540-1545 (1996)

MGSD = Mediterranean Group for the Study of Diabetes – Multinational Nutrition Study
Diabetologia 40(Suppl 1):Abstr.1512 (1997)

MHS = Minnesota Heart Survey
N Engl J Med 309:1353-1358 (1983), Diabetes Care 14:537-543 (1991), J Am Coll Cardiol 19(Suppl A):20 (1992), JAMA 268:753-759 (1992), Circulation 85:172-179 (1992), Diabetic Med 11:678-684 (1994), Am J Cardiol 75:1096-1101 (1995), N Engl J Cardiol 334:884-890 (1996)

MICRO-HOPE = Microalbuminuria, cardiovascular, and renal outcomes. Heart Outcomes Prevention Evaluation
Diabetes Care 19:1225-1228 (1996), Lancet 355:253-259 (2000)

(MILS) = Multicenter Insulin Lispro Study Group
Diabetes 46:265-270 (1997), Arch Intern Med 157:1249-1255 (1997), Clin Ther 19:1408-1421, Clin Ther 19:62-72 (1997)

Mix50 Study Group
Clin Ther 21:523-534 (1999)

MMS = Multicenter Metformin Study
N Engl J Med 335:541-549 (1995)

MONICA (Schweden) = Northern Sweden MONICA
Metabolism 43:1579-1586 (1994), Stroke 31:1289-1293 (2000)

(MPT) = Malmö Preventive Trial
Diabetologia 41:1010-1016 (1998)

MRFIT = Multiple Risk Factor Intervention Trial
JAMA 248:1465-1477 (1982), Prev Med 15: 254-273 (1986), Am J Public Health 80:954-958 (1990), Circulation 82:1616-1628 (1990), JAMA 263:1795-1801 (1990), J Behav Med 13:263-280 (1990), Prev Med 20:552-659 (1991), World Rev Nutr Diet 66:205-216 (1991), Int J Epidemiol 20:690-697 (1991), Prev Med 20:183-196 (1991), Arch Intern Med 152:56-64 (1992), Ann Intern Med 117:874-875 (1992), JAMA 268:3085-3091 (1992), Am J Cardiol 70:14F-18F (1992), Ann Epidemiol 3:493-499 (1993), Diabetes Care 16:434-444 (1993), Diabetes

Care 16:1331-1339 (1993), Am J Epidemiol 143:1002-1006 (1996), Cancer 79:2171-2177 (1997), JAMA 278:2069-2074 (1997), Int J Epidemiol 27:636-641 (1998), Lancet 351: 934-939 (1998)

MSDM = Multiclinical Study for Diabetic Macroangiopathy
Diabetes 45(Suppl.3):19-23 (1996)

(MSG) = Mexiletine Study Group
Diabetes Care 20:1594-1597 (1997)

MSVDD = Multinational Study of Vascular Disease in Diabetes
siehe: → WHO-MSVD

MUPPED = Munich Primary Prevention and Early Detection on Insulin Resistance Study
Diab Stoffw 5(Suppl):Abstr.99 (1996), Hanefeld M: Das Metabolische Syndrom, Gustav Fischer, 221-222 (1996), (Eingereicht zur Publikation in Diabetes 1997)

N

(NAMS) = North American Microalbuminuria Study Group
Am J Med 99:497-504 (1995)

NEIMS = North-East Italy Microalbuminuria Study
J Human Hypertens 9:131-135 (1995)

Netherlands Kolibrie study group of childhood diabetes
Lancet 356:655-656 (2000)

NGF Study Group = Recombinant human nerve growth factor in the treatment of diabetic polyneuropathy
Neurology 51:695-702 (1998)

NIDDM-PORT = Non Insulin Dependent Diabetes Mellitus –Patient Outcome Research Team
Am J Med 102:38-47 (1997)

NIDDM-Study = Non Insulin Dependent Diabetes Mellitus Study
Clin Ther 17:186-203 (1995)

NKP = North Karelia Project
Scand J Soc Med 11:65-68 (1983), Brit Med J 287:1840-1844 (1983), Acta Med Scand 701(Suppl):66-71 (1985), Int J Epidemiol 18(Suppl 1):109-117 (1989), Ann Med 21:169-173 (1989), Int J Epidemiol 18:595-601 (1989), Int J Epidemiol 20:651-662 (1991)

O

OCD = Oxford Community Diabetes Study
Diabet Med 4:539-543 (1987), Diabet Med 6: 608-613 (1989)

OIDS = Oklahoma Indian Diabetes Study
Diabetes 42:876-882 (1993), Diabetes 43:572-579 (1994)

Oslo Study
Am J Med 69:725-732 (1980), Br Med J 290:811-815 (1985), Br Med J 293:1195-1199 (1986), Acta Endocrinol Suppl Copenh 284:1-38 (1987), Acta Endocrinol 17:10-25 (1988), Diabetes 37:405-412 (1988), Br Med J 304:19-22 (1992), Diabetologia 37:579-584 (1994), Stroke 26:774-777 (1995)

P

PARD = Platelet Aggregation and Coagulation Parameters as Risk Factors for Arterial Occlusions in Diabetics
Horm Metab Res 15:63 (1985), Int Angiol 5:181-195 (1986), N Engl J Med 315:1318-1327 (1986)

PASE = Pacemaker Selection in the Elderly
J Am Geriatr Soc 47:145-150 (1999)

(PDGG) = Pima Diabetes Genes Group
Diabetes 47:821-830 (1998)

PEDCS = Pittsburgh Epidemiology of Diabetes Complications Study I/II/III
Diabetes 38:1456-1461 (1989), Diabetes 39:1116-1124 (1990), Arch Intern Med 150:1218-1222 (1990), J Diab Comp 6:12-18 (1992), Metabolism 48:531-534 (1999)

PHS = Physicians' Health Study
N Engl J Med 318:262-264 (1988), N Engl J Med 321:129-135 (1989), Lancet 340:143-145 (1992), JAMA 268:63 (1992), Arch Intern Med 154:2649 (1994)

PIDDCS = Pittsburgh Insulin-Dependent Diabetes Cohort Study
(Diabetes Complications in glycemic control)
Diabetes Care 12:694-700 (1989)

PIDMMS = Pittsburgh Insulindependent Diabetes mellitus Morbidity and Mortality Study

Pioglitazone 001 Study Group
Diabetes Care 23:1605-1611 (2000)

Pioglitazone 027 Study Group
Clin Ther 22:1395-1409 (2000)

(PMSGD) = Pravastatin Multinational Study Group for Diabetes
Clin Cardiol 17:558-562 (1994)

POINT = Programmable implantable insulin pump in type I diabetes
Lancet 2:866-869 (1988), Diabetes Care 15:877-885 (1992), Int J Artif Organs 18:322-325 (1995)

Ponalrestat Study Group
J Diabetes Complications 12:121-127 (1998)

Post CABG
Circulation 99:3241-3247 (1999), Diabetes 48:1289-1294 (1999)

PPS = Paris Prospective Study
Horm Metab Res 15(Suppl):41-46 (1985), Diabetologia 32:300-304 (1989), Diabete & Metabolisme 17:93-95 (1991), Diabetologia 34:356-361 (1991), Diabetes Care 14:461-469 (1991), Diabetes 40:796-799 (1991), Diabetologia 35:464-468 (1992), Arterioscler Thromb 12:1387-1392 (1992), Br Med J 313:649-651 (1996), Diabetologia 40:1101-1106 (1997), Int J Epidemiol 26:542-550 (1997), BMJ 316:1132-1133 (1998), Diabetes Care 21:360-367 (1998), Circulation 99:1978-1983 (1999)

PPTG = Primary Prevention Trial in Gøteborg
(The role of diabetes mellitus and hypertriglyceridemia as coronary risk factors in treated hypertension)
J Hum Hypertens 8:257-263 (1994), J Intern Med 235:217-227 (1994)

Pramlintide in Type 2 Diabetes Group
Diabetes Care 21:987-993 (1998)

PRISM-PLUS = Platelet Receptor Inhibition in Ischemic Syndrome Management in Patients Limited by Unstable Signs and Symptoms
Circulation 102:2466-2472 (2000)

PROCAM = Prospective Cardiovascular Münster
Am Heart J 116: 1713-24 (1988), Eur J Med Res 2:237-242 (1997), Stroke 29:1562-1566 (1998), Eur Heart J 19 Suppl A: A2-11 (1998), J Clin Endocrinol Metab 85:3101-3108 (2000), Diabet Med 18:355-359 (2001)

PROSIT-Projekt = Proteinurie-Screening- und Interventions-Projekt
Muench Med Wschr 137:52-54 (1995), Muench Med Wschr 137:MMW-Letter 26.6.1995 (1995), Diab Stoffw 6(Suppl 1):Abstr.62 (1997), Exp Clin Endocrinol Diabetes 107:244-251 (1999), Dtsch Med Wochenschr 125:1154-1159 (2000)

PROTECT = Precose Resolution of Optimal Titration to Enhance Current Therapies
Clin Ther 19:282-295 (1997), Clin Ther 20:257-269 (1998)

PURSUIT = Platelet Glycoprotein IIb/IIIa in Unstable Angina: Receptor Suppression Using Integrilin Therapy
Circulation 99:2371-2377 (1999)

R

RDNS = Rochester Diabetic Neuropathy Study
Neurology 41:799-807 (1991), J Clin Epidemiol 46:341-348 (1993), Neurology 43:817-824 (1993), Neurology 45:1115-1121 (1995)

RDNS-HS = Rochester Diabetic Neuropathy Study of Healthy Subjects
Neurology 45:1115-1121 (1995)

RENAAL = Reduction of Endpoints in Non-Insulin-Dependent Diabetes Mellitus with Angiotensin-II-Antagonist Losartan
Double-blind, randomized, placebo-controlled study to evaluate the renal protective effects of losartan in patients with non-insulin dependent diabetes mellitus and proteinuria. This ongoing study sponsored by MSD (USA) started in 1996 and is planned for a duration of approx. 4 years.

Research Group on the Diagnosis of Diabetes Using Glycated Hemoglobin Levels
JAMA 276: 1246-1252 (1996)

RFIS = Risk Factor Intervention Study
J Intern Med 237(2):195-203 (1995), Am J Hypertens 8:337-342 (1995), Angiology 47:963-972 (1996), Am J Cardiol 80:164-169 (1997), J Hypertens 16:705-711 (1998)

RhIGF-I (Recombinant human Insulin like Growth Faktor 1) in IDDM Study Group
Diabetes Care 22:585-592 (1999)

RhNGF Clinical Investigator Group
JAMA 284:2215-2221 (2000)

RIAD = Risk factors in IGT for Atherosclerosis and Diabetes
Deutsch Med Wschr 124:1057-1061 (1999), Diabet Med 17:835-840 (2000)

RIS = Risk Intervention Study Group
Arterioscler Thromb Vasc Biol 16:462-470 (1996)

(RNS) = Roche Neuropathy Study Group
Muscle Nerve 21:1368-1373 (1998)

Rotterdam Study
Ann Intern Med 122:409-414 (1995), Diabetologia 39:1392-1397 (1996), Ophthalmology 103:1271-1275 (1996), Bone 18:545-549 (1996), Diabetes Care 19:157-159 (1996), Int Clin Psychopharmacol 12:217-223 (1997), Am J Epidemiol 145: 24-32 (1997), Neurology 53:1937-1942 (1999), Eur Heart J 20:278-284 (1999), J Clin Endocrinol Metab 84:1002-1006 (1999), Arch Intern Med 160:2934-2938 (2000), Ann N Y Acad Sci 903:457-465 (2000), Eur Heart J 22:1318-1327 (2001), Stroke 32:1532-1538 (2001), Neurobiol Aging 22:407-412 (2001)

RYDST = Romanian Young Diabetics Study Team
Rom J Intern Med 35:99-113 (1997)

S

4S = Scandinavian Simvastatin Survival Study
Am J Cardiol 71:393-400 (1993), Lancet 344:1182-1186 (1994), Lancet 344:1383-1389 (1994), Lancet 345:1274-1275 (1995), Diabetes 44(Suppl 1):35A (1995), Eur Heart J 16(Abstr. Suppl):A653, A2687 (1995), Herz/Kreisl 27:4 (1995), Am J Cardiol 76:64C-68C (1995), Am J Cardiol 76:107C-112C (1995), Diab Stoffw 4:374-378 (1995), Eur Heart J 17:1001-1007 (1996), Arch Intern Med 156:2085-2092 (1996), Circulation 93:1796-1802 (1996), Eur Heart J 17(Abstr. Suppl):A1288, A2946, A2965, A2969, A2970 (1996), Diabetes Care 20:614-620 (1997), N Engl J Med 336:332-336 (1997), Am J Cardiol 79:1387 (1997), Arch Intern Med 159:2661-2667 (1999), Diabetes Care 22:1771-1778 (1999), Diabetologia 42:1293-1301 (1999), Pharmacoeconomics 15: 47-74 (1999)

SAHS = San Antonio Heart Study
Diabetologia 24:272-277 (1983), Am J Epidemiol 122:1-12 (1985), J Hypertension 8(Suppl 7):169-173 (1990), Am J Epidemiol 131:423-433 (1990), Circulation 83:45-51 (1991), Am J Epidemiol 136:1060-1068 (1992), Diabetes 42:154-161 (1993), Am J Epidemiol 144:1058-1065 (1996), Arch Intern Med 156:1994-2000 (1996), Circulation 94:2159-2170 (1996), Public Health Rep 111 Suppl 2:18-21 (1996), Public Health Rep 111 Suppl 2:11-14 (1996), Diabetes Care 20:1087-1092 (1997), Diabetes Care 21:1167-1172 (1998), Arch Intern Med 159:1450-1456 (1999), Br J Nutr 83 Suppl 1:S67-S70 (2000)

SALT = Swedish Aspirin Low-dose Trial

SCDS = Swedish Childhood Diabetes Study
Diabetologia 32:2-6 (1989), Diabetologia 32:7-13 (1989), Diabet Med 8:18-21 (1990), Int J Epidemiol 19:141-146 (1990), Diabetologia 34:176-181 (1991), Diabetologia 34:579-583 (1991), Diabetologia 34:757-762 (1991)

Schwabinger Studie II
(Das metabolische Syndrom als potenter kardiovaskulärer Risikofaktor für vorzeitigen Tod bei Typ-II-Diabetikern)
Diab Stoffw 1:2-7 (1992), Diab Stoffw 2:68-72 (1993)

Schwabing GP-Programm
Diabet Metab 15:352:358 (1989)

Schwabing Insulin Prophylaxis Pilot Trial
Diabetologia 41:536-541 (1998)

(SCS) = Seven Countries Study
Diabetologia 35:760-765 (1992), Diabete Metab 19:121-129 (1993), Diabete Metab 19:121-129 (1993), Diabetes Care 18:1104-1112 (1995), Diabetologia 38:839-847 (1995), Diabetologia 38:839-847

(1995), Ann Med 29:135-141 (1997), Ann Med 29:135-141 (1997)

SDIS = Stockholm Diabetes Intervention Study
Acta Med Scand 224:115-122 (1988), J Intern Med 228:511-517 (1990), J Intern Med 230:101-108 (1991), Diab Res Clin Pract 16:151-156 (1992), N Engl J Med 329:304-309 (1993), Diabetes 43:313-317 (1994), Diabetes Educ 20:503-508 (1994), Diabetologia 39:1483-1488 (1996), Diabetologia 39:1489 (1996)

SDR = Studygroup Diabetes Rijnmond
Neth J Med 50:153-159 (1997)

(SDSG) = Sildenafil Diabetes Study Group
JAMA 281:421-426 (1999)

SENDCAP = St. Mary‚s Ealing Northwick Diabetes Cardiovascular Prevention Study
Diabet Med 13:247-253 (1996), Diabetes Care 21:641-648 (1998)

SENECA = Survey in Europe on Nutrition and the Elderly, a Concerted Action
Proc Nutr Soc 54:617-629 (1996)

SHEP = Systolic Hypertension in the Elderly Program
JAMA 276:1886 (1996), Arch Intern Med 158:741-751 (1998)

SHET = Systolic Hypertension in Europe Trial
N Engl J Med 340:677-684 (1999)

SHHS = Scottish Heart Health Study
J Clin Epidemiol 43:913-919 (1990), Br Heart J 338-342 (1993)

SHIP = Southampton heart integrated care project
Br Med J 318:706-711 (1999)

SHOCK = SHould we emergently revascularize Occluded Coronaries for cardiogenic shocK
J Am Coll Cardiol 36:1097-1103 (2000), J Am Coll Cardiol 36(3 Suppl A):1110-1116 (2000)

SHS = Strong Heart Study (Risk factors for coronary heart disease in diabetic and nondiabetic native Americans)
Diabetes 41(Suppl. 2):4-11 (1992), Am J Cardiol 78:1400-1405 (1996), Acta Diabetol 33:180-184 (1996), Arterioscler Thromb Vasc Biol 16:918-925 (1996), Diabetes 45(Suppl. 3):6-13 (1996), Hypertension 28:256-264 (1996), Arterioscler Thromb Vasc Biol 17:2713-2720 (1997), Diabetologia 40(Suppl 1):Abst.743 (1997), J Womens Health 6:441-449 (1997), Am J Epidemiol 148:869-878 (1998), Diabetologia 41:1002-1009 (1998), Diabetes Care 21:1258-1265 (1998), Am J Epidemiol 147:995-1008 (1998), Circulation 99:2389-2395 (1999), Am J Epidemiol 149:330-338 (1999), Am J Cardiol 86:1090-1096 (2000), Int J Obes Relat Metab Disord 24:849-860 (2000), Diabetes Care 23:181-186 (2000), Circulation 101:2271-2276 (2000), Arterioscler Thromb Vasc Biol 20:830-835 (2000), J Am Coll Cardiol 37:1943-1949 (2001), Am J Cardiol 87:1260-1265 (2001)

SIMSDN group
Acta Diabetol 32:7-12 (1995)

(SISS) = Scandinavian Insulin-Sulphonylurea Study Group Research Team
Diabet Med 16:827-834 (1999)

SLVDS = San Luis Valley Diabetes Study
J Epidemiol 131:57-70 (1990), Am J Epidemiol 131:633-643 (1990), J Hypertension 12:1095-1102 (1994), Diabetologia 40:430 (1997), Prev Med 26:277-283 (1997), Ophthalmology 105:2264-2270 (1998), Am J Public Health 88:1225-1229 (1998), Diabetes Care 21:53-61 (1998), Ann Epidemiol 11:320-327 (2001)

(SMS) = Spanish Multicenter Study Group
Hypertension 26:1093-1099 (1995)

SQG = Swedish Quinapril Group
J Intern Med 244:95-107 (1998)

SRT = Sorbinil Retinopathy Trial
Arch Ophthalmol 108:1234-1244 (1990), Neurology 43:1141-1149 (1993)

SSI-Study = Sardinian School Children Study
Diabetologie 40(Suppl 1):Abstr.309 (1997)

Starr County (Diabetes Education) Study
Diabetes Educ 24:331-339 (1998), Diabetes Educ 25:226-236 (1999), Diabetes Care 24:16-21 (2001)

STDS = St. Thomas's Diabetic Study (Failure of improved glycaemic control to reverse diabetic autonomic neuropathy)
Diabetic Med 3:330-334 (1986)

Steno-2 study
Lancet 353:617-622 (1999), Ugeskr Laeger 161:4277-4285 (1999)

STOP-NIDDM = Study to Prevent Non-Insulin Dependent Diabetes Mellitus
Ongoing Study. Chairman: Prof. Jean-Louis Chiasson, Centre de Reche
Dtsch Med Wochenschr 122:1-4 (1997), Diabetes Care 21:1720-1725 (1998)

STOP Hypertension-2 (Swedish Trial in Old Patients with Hypertension-2) Study Group
J Hypertens 18:1671-1675 (2000)

Study Group for the Development of Pump Therapy in Diabetes
Diabetes Care 23:1232-1235 (2000)

Swedish Multicenter Lispro Insulin Study
Diabetes Metab 26:192-196 (2000)

Syst-Eur = Systolic Hypertension in Europe study
Am J Cardiol 82:20R-22R (1998), N Engl J Med 340:677-684 (1999), J Nephrol 13:232-237 (2000), Cardiovasc Drugs Ther 14:49-53 (2000), J Hypertens 19:511-519 (2001)

T

(TCS) = Three City Study
Diabetes Care 9:343-350 (1986), Diabetes Care 11:17-22 (1988), Diabet Med 10:627-632 (1993)

(TEIS) = Troglitazone and Exogenous Insulin Study Group
N Engl J Med 338:861-866 (1998)

TIMAD = Ticlopidine in Microangiopathy of Diabetes
(Ticlo-pidine in the secondary prevention of early diabetes-related microangiopathy)
Agents and Action 15:230-258 (1984), Arch Ophthalmol 108:1577-1583 (1990)

(TMRGDM) = Thai Multicenter Research Group on Diabetes Mellitus
Diabetes Res Clin Pract 25:61-69 (1994)

TNSG = Transdermal Nicotine Study Group
JAMA 266:3133-3138 (1991)

TRACE = TRAndolapril Cardiac Evaluation Study Group
Eur Heart J 17:429-437 (1996), Am J Cardiol 83:655-659 (1999), J Am Coll Cardiol 34:83-89 (1999), Eur Heart J 20:973-978 (1999), Eur Heart J 20:748-754 (1999), Eur Heart J 21:1937-1943 (2000)

TOAST = Trial of ORG 10172 in Acute Stroke Treatment
Neurology 52:280-284 (1999), Neurology 57:691-697 (2001)

TRANSFERT = Transferring aged type 1 diabetic patients from animal to human insulin
Diabetes Care 21:196-197 (1998), Diabetes Metab 24:419-423 (1998)

TRIMPOL
Cardiovasc Drugs Ther 13:217-222 (1999)

TRIPOD = TRoglitazone In the Prevention Of Diabetes
Control Clin Trials 19:217-231 (1998)

Troglitazone Study Group
Diabetologia 39:701-709 (1996), Diabetes 46:433-439 (1997), Diabetes Care 21:1455-1461 (1998), Diabetes Care 21:1462-1469 (1998), J Clin Endocrinol Metab 83:3169-3176 (1998), Diabet Med 16:147-153 (1999)

(TSG) = Tolrestat Study Group
J Diabetes Complications 7:170-178 (1993)

U

UGDP = University Group Diabetes Program
Diabetes 19(Suppl 2):789-830 (1970), Clin Pharmacol Ther 12:167-191 (1971), JAMA 218:1400-1410 (1971), JAMA 218:1704-1705 (1971), Diabetes 21:976-979 (1972), Diabetes 21:1035-1040 (1972), Schweiz Med Wochenschr 102:848-855 (1972), Am J Med 55:727-732 (1973), Diabetes 24(Suppl 1):65-184 (1975), JAMA 232:813-817 (1975), Clin Pharmacol Ther 19:78-93 (1976), Int J Clin Pharmacol

Biopharm 12(1-2):244-251 (1976), Lakartidningen 74:1365-1366 (1977), JAMA 243:450-457 (1979), N Engl J Med 315:1233-1234 (1986), Diabetologia 36:1057-1063 (1993), Diabet Med 12:277 (1995), Am Heart J 138:S346-S352 (1999)

(UKIAS) = UK Insulin Aspart Study Group
Ann Cardiol Angiol (Paris) 47:569-575 (1998), Diabetes Care 21:1904-1909 (1998)

UK Lispro Study Group
Diabetes Care 22:1607-1611 (1999)

UKPDS = United Kingdom Prospective Diabetes Study
The UKPDS, which was started in 1977, is a prospective randomized clinical trial of therapies of type-2-diabetes. The trial has intensively studied 5.102 patients in 23 centers. The trial is funded in the UK by Medical Research Council, British Diabetes Association, Department of Health, British Heart Foundation and in the USA by the National Eye Institute and the National Institute of Diabetes and Digestive and Kidney Disease as well as by many pharmaceutical companies. The main results were reported at the September 1998 EASD meeting in Barcelona, Spain, providing the major data required to determine how type-2-diabetes should be treated in the future.
UKPDS I: Diabetologia 24:404-411 (1983), UKPDS II: Diabetes 34:793-798 (1985), UKPDS III: Hypertension 7(Suppl II):II8-II13 (1985), UKPDS IV: Diabetic Medicine 5:154-159 (1988), UKPDS V: Diabetic Medicine 5:444-448 (1988), UKPDS VI: Diabetic Research 13:1-11 (1990), UKPDS VII: Metabolism 39:905-912 (1990), UKPDS VIII: Diabetologia 34:877-890 (1991), UKPDS IX: Diabetologia 36:835-842 (1993), UKPDS X: Diabetologia 36:1021-1029 (1995), UKPDS XI: Diabetic Medicine 11:534-544 (1994), UKPDS XII: Diabetic Medicine 11:670-677 (1994), UKPDS 13:
Br Med J 310:83-88 (1995), UKPDS 14: Diabetologia 38:948-952 (1995),
UKPDS 15: Kidney International 48:1907-1911 (1995), UKPDS 16: Diabetes 44:1249-1258 (1995), UKPDS 17: Ann Intern Med 124:136-145 (1996), UKPDS 18: Diabetic Medicine 13:656-662 (1996), UKPDS 19: Diabetologia 39:1505-1511 (1996), UKPDS 20: J Clin Endocrinol Metab 82:654-657 (1997), UKPDS 21: Diabetic Medicine 14:42-45 (1997), UKPDS 22: Diabetes Care 20:1435-1441 (1997), UKPDS 23: Br Med J (in press), UKPDS 24: Ann Intern Med 128:165-175 (1998), UKPDS 25: Lancet 350:1288-1293 (1997), UKPDS 26: Diabet Med 15:297-303 (1998). UKPDS 27: Diabetes Care 20:1683-1687 (1997), UKPDS 28: Diabetes Care 21:87-92 (1998), UKPDS 29: Arch Intern Med 159:1097-1103 (1999), UKPDS 30: Arch Ophthalmol 116:297-303 (1998), UKPDS 31: Diabetes 42:120-121 (1999), UKPDS 32: Diabetes Care 21:271-1277 (1998), UKPDS 33: Lancet 352:837-853 (1998), UKPDS 34: Lancet 352:854-865 (1998), UKPDS 35: BMJ 321:405-412 (2000), UKPDS 36: BMJ 321:412-419 (2000), UKPDS 37: Diabetes Care 22:1125-1136 (1999), UKPDS 38: Br Med J 317:703-713 (1998), UKPDS 39: Br Med J 317:713-720 (1998), UKPDS 40: Br Med J 317:720-726 (1998), UKPDS 41: BMJ 320:1373-1378 (2000), UKPDS 42:Diabetologia 42:1107-1112 (1999), UKPDS 43: Diabetologia 42: in press (1999), UKPDS 44: Diabetes Care 22:960-964 (1999), UKPDS 45: Diabet Med 17:518-523 (2000), UKPDS 46: Diabetes Res Clin Pract Suppl 50: S5-S13 (2000), UKPDS 47: Am Heart J 138:S353-S359 (1999), UKPDS 48: Diabetologia 42:1240-1243 (1999), UKPDS 49: JAMA 281:2005-2012 (1999), UKPDS 50: 50 Diabetologia 44:156-163 (2001), UKPDS 51: Diabetologia 44:298-304 (2001), UKPDS 52: Diabet Med 18:178-184 (2001), UKPDS 53: Diabet Med in press (2001), UKPDS 54: Diabet Med in press (2001), UKPDS 55: Diabetes Care in press (2001)
Weitere Literaturstellen: Journ Annu Diabetol Hotel Dieu123-137 (1993), Diab Stoffw 2:103-106 (1993), Current Science 183-187 (1995), Diabetes Res Clin Pract 28(Suppl):151-157 (1995), Diab Stoffw 5(Suppl 3):77-80 (1996), Diab Stoffw 5:89-92 (1996), Ann Med 28:439-444 (1996), Diabetologia 39:(Suppl 1):156, A44 (1996), Diabetologia 40:S121-S122 (1997), Presse Med 27:2015-2024 (1998), Schweiz Med Wochenschr 128:2043-2046 (1998), Fortschr Med 117:45-46 (1999), Diabetes Metab Res Rev 15:65-71 (1999), Prim Care 26:809-827 (1999), Journ Annu Diabetol Hotel Dieu 243-261 (1999)
Internet: http://www.dtu.ox.ac.uk/index.html?maindoc=/ukpds/
E-mail: Webmaster@drl.ox.ac.uk

UK Trial Group
Diabet Med 17:209-214 (2000)

US Insulin Glargine (HOE 901) Type 1 Diabetes Investigator Group
Diabetes Care 23:1137-1142 (2000)

US Study Group of Insulin Glargine in Type 1 Diabetes
Diabetes Care 23:639-643 (2000)

V

VA-CSDM = Veterans Administration Cooperative Study on Glycemic Control and Complications in Type-II-Diabetes
Diabetes Care 15:1560-1571 (1992), Diabetes 43:59A (1994), Diabetes Care 18:1113-1123 (1995), Ann Intern Med 1:131-135 (1996), Diabetes Care 19:1375-1381 (1996), Arch Intern Med 157:181-188 (1997), Arch Intern Med 158:2485-2490 (1998), Diabetes Care 21:510-515 (1998), Diabetes Care 21:574-579 (1998), Am Heart J 138:S360-S365 (1999), J Diabetes Complications 13:307-313 (1999), Diabetes Care 23:1316-1320 (2000), Diabetes Care 23:1478-1485 (2000)

VA-HIT = Veterans Administration-HDL Intervention Trial
Am Heart J 136:734-740 (1998)

VA-IIPS = Veterans Affairs Implantable Insulin Pump Study
Diabetes Care 19:1237-1242 (1996), JAMA 276:1322-1327 (1996), Am J Surg 176:622-626 (1998), Diabetes Care 21:1596-1602 (1998)

VALUE = Valsartan Antihypertensive Long-term Use Evaluation
Blood Press 7:176-183 (1998), Blood Press 10:83-91 (2001)

W

(WCHS) = Wadena City Health Study
Acta Diabetol 31:187-192 (1994)

WESDR = Wisconsin Epidemiologic Study of Diabetic Retinopathy
Arch Ophthalmol 102:520-526 (1984), Arch Ophthal 102:527-532 (1984), Ophthalmology 91:1464-1474 (1984), Ophthalmology 94:747-753 (1987), JAMA 260:2864-2871 (1988), Arch Ophthalmol 107:237-243 (1989), Arch Ophthalmol 107:244-249 (1989), Diabet Metabol Reviews 5:559-570 (1989), NZ J Ophthal 18:19-22 (1990), Diabetes 39:1445-1450 (1990), Diabetes Care 15: 282-287 (1992), J Diab Comp 6:211-217 (1992), Ophthalmology 102:7-12 (1994), Arch Ophthalmol 112:1217-1228 (1994), Arch Intern Med 155: 745-754 (1995), Diabetes Care 18:258-268 (1995), Ophthalmology 102: 7-16 (1995), J Diabetes Complications 12:246-251 (1998)

West of Scotland Coronary Prevention Study
Am J Cardiol 79:756-762 (1997), Circulation 103:357-362 (2001)

Whitehall Study
(Coronary heart disease risk and impaired glucosetolerance)
J Chron Dis 32:721-728 (1979), Lancet I:1373-1379 (1980), Br Med J 287:867-870 (1983), Br Med J 293:306-307 (1986), Lancet 335:1373-1376 (1990), Circulation 92:1925-1930 (1990), Br Med J 303:89-92 (1991), JAMA 267:70-76 (1992), Diabetes Care 21:360-367 (1998), BMJ 316:100-105 (1998), J Epidemiol Community Health 54:178-184 (2000)

WHO DIAMOND Project Epidemiological data on the world-wide incidence of type I (insulin-dependent) diabetes mellitus
Diabetologia 36:883-892 (1993), Diabetes Res Clin Pract 34 Suppl:S117-S123 (1996), Diabetes Res Clin Pract 34 Suppl:S107-S116 (1996), Diabetes Metab Rev 13:275-291 (1997), Gac Med Mex 133 Suppl 1:151-154 (1997), Diabetes Care 20:232 (1997), Diabetes Care 23:1516-1526 (2000)

WHO-MS = WHO Multinational Study Group
Diabetes Care 20:1266-1272 (1997)

WHO-MSDM = WHO Multinational Study on Diabetes Mellitus
Diabetes Care 6:361-369 (1983)

WHO-MSVDD = WHO Multinational Study of Vascular Disease in Diabetes
Diabetologia 28:615-640 (1985), Diabetologia 33:542-548 (1990), Diabetes Care 14(Suppl 4):8-12 (1991), Diab Complication 8:166-173 (1994), Diabet Med 12: 149-155 (1995), Ann Med 28: 319-322 (1996), Diabetes Care 19:305-312 (1996), Diabetologia 40(Suppl 1):Abstr.1978 (1997)

WHO-QOL = WHO Quality of Life Assessment Study
Quality of Life Research 2:153-159 (1993)

WOSCOPS = West of Scotland Coronary Prevention Study
(Synonyme Schreibweise: WOS)
J Clin Epidemiol 45:849-860 (1992), Am J Cardiol

76:485-491 (1995), Am J Cardiol 76:113C-117C (1995), Am J Cardiol 76:899-905 (1995), Am J Cardiol 79:107C-112C (1995), New Engl J Med 333:1301-1307 (1995), Fortschr Med 113(Suppl):170 (1995), Fortschr Med 114(Suppl):172 (1996), Lancet 348:1339-1342 (1996), Circulation 94(Suppl I):Abstr.2268,2979, 3155,4320 (1996), Münch Med Wschr 138(3):21-34 (1996), Drugs 54:1-8 (1997), Eur Heart J 8(Suppl): Abstr.P1851 (1997), Am J Cardiol 79:756-762 (1997), Circulation 96(Suppl I):A599 (1997)

Z

Zenarestat Study Group
Neurology 53:580-591 (1999)

VI. Stichwortverzeichnis

A

B

C

D

E

F

G

H

I

K

O

P

Q

R

S

T

U

V

W

Z